CB030225

Avaliação em Saúde

Contribuições para Incorporação no Cotidiano

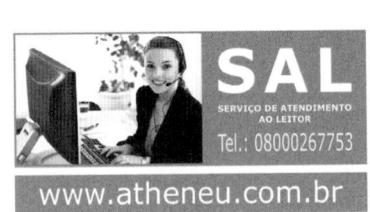

Avaliação em Saúde

Contribuições para Incorporação no Cotidiano

Editores

Oswaldo Yoshimi Tanaka

Edith Lauridsen Ribeiro

Cristiane Andrea Locatelli de Almeida

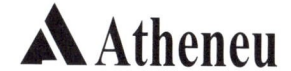

EDITORA ATHENEU

São Paulo —	*Rua Jesuíno Pascoal, 30* *Tel.: (11) 2858-8750* *Fax: (11) 2858-8766* *E-mail: atheneu@atheneu.com.br*
Rio de Janeiro —	*Rua Bambina, 74* *Tel.: (21)3094-1295* *Fax: (21)3094-1284* *E-mail: atheneu@atheneu.com.br*
Belo Horizonte —	*Rua Domingos Vieira, 319 — conj. 1.104*

CAPA: Paulo Verardo

PRODUÇÃO EDITORIAL: MKX Editorial

CIP-BRASIL. Catalogação na Publicação
Sindicato Nacional dos Editores de Livros, RJ

T166a

Tanaka, Oswaldo Yoshimi
Avaliação em saúde : contribuições para incorporação no cotidiano / Oswaldo Yoshimi Tanaka, Edith Lauridsen Ribeiro, Cristiane Andrea Locatelli de Almeida. -- 1. ed. -- Rio de Janeiro : Atheneu, 2017.
il. ; 25 cm.

Inclui bibliografia
ISBN 978-85-388-0776-6

1. Medicina - Prática - Brasil. 2. Saúde. I. Ribeiro, Edith Lauridsen. II. Almeida, Cristiane Andrea Locatelli de. III. Título.

17-40646 CDD: 610.981
CDU: 614.253.1(81)

TANAKA, O.Y.; RIBEIRO, E.L.; ALMEIDA, C.A.L.

Avaliação em Saúde – Contribuições para Incorporação no Cotidiano

Oswaldo Yoshimi Tanaka

Médico Pediatra. Especialização em Saúde Pública. Mestrado, Doutorado e Livre-docência em Saúde Pública pela Faculdade de Saúde Pública da Universidade de São Paulo (FSP-USP). Pós-doutorado na University of Bristol, Inglaterra. Professor Titular do Departamento de Política, Gestão e Saúde da FSP-USP.

Edith Lauridsen Ribeiro

Médica Pediatra, Sanitarista. Mestre e Doutora em Saúde Pública pela Faculdade de Saúde Pública da Universidade de São Paulo (FSP-USP).

Cristiane Andrea Locatelli de Almeida

Psicóloga. Doutora em Saúde Pública pela Faculdade de Saúde Pública da Universidade de São Paulo (FSP-USP). Atua como Pesquisadora e Consultora na área de Avaliação de Serviços, Programas e Políticas Sociais.

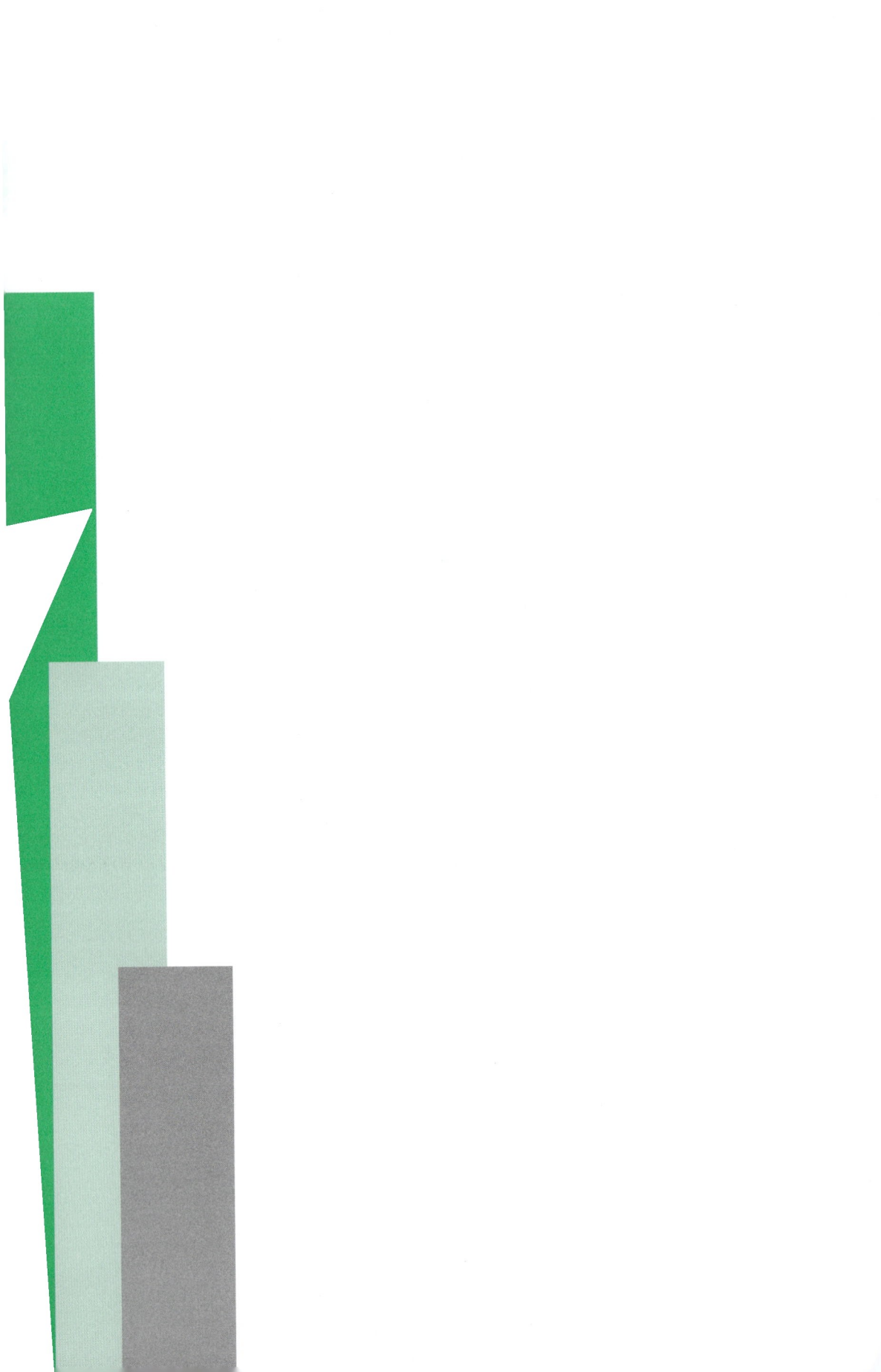

Aquilas Mendes

Economista. Doutor em Ciências Econômicas pela Universidade Estadual de Campinas (Unicamp). Livre-docente pela Universidade de São Paulo (USP) e Pós-graduação em Política e Relações Internacionais pela Lancaster University, Inglaterra. Professor Livre-docente de Economia da Saúde da Faculdade de Saúde Pública (FSP) da USP. Professor Doutor do Departamento de Economia e do Programa de Estudos Pós-graduados em Economia Política da Pontifícia Universidade Católica São Paulo (PUC-SP).

Aylene Emília Moraes Bousquat

Médica. Mestrado e Doutorado pelo Departamento de Medicina Preventiva da Faculdade de Medicina da Universidade de São Paulo (FMUSP). Professora do Departamento de Política, Gestão e Saúde da Faculdade de Saúde Pública (FSP) da USP.

Bruno Ferrari Emerich

Psicólogo. Doutor pela Universidade Estadual de Campinas (Unicamp) em Saúde Coletiva e Supervisor do Programa de Residência Multiprofissional em Saúde Mental da Unicamp.

Carlos Eduardo Menezes Amaral

Psicólogo. Doutorando do Programa de Pós-graduação em Saúde Coletiva pela Faculdade de Ciências Médicas da Universidade Estadual de Campinas (Unicamp).

Cassia Maria Carraco Palos

Cientista Social, Sanitarista. Doutora em Saúde Pública pela Faculdade de Saúde Pública da Universidade de São Paulo (FSP-USP). Professora do Departamento de Saúde Coletiva do Instituto de Saúde Coletiva da Universidade Federal de Mato Grosso (UFMT).

Janise Braga Barros Ferreira

Médica. Professora Doutora do Departamento de Medicina Social da Faculdade de Medicina de Ribeirão Preto da Universidade de São Paulo (FMRP-USP).

João Henrique G. Scatena

Médico, Sanitarista. Doutor em Saúde Pública pela Faculdade de Saúde Pública da Universidade de São Paulo (FSP-USP). Professor do Departamento de Saúde Coletiva do Instituto de Saúde Coletiva da Universidade Federal de Mato Grosso (UFMT).

Juarez Pereira Furtado

Fisioterapeuta. Doutor em Saúde Coletiva e Professor-associado do Departamento de Políticas Públicas e Saúde Coletiva da Universidade Federal de São Paulo (Unifesp).

Juliana Gagno Lima

Nutricionista, Mestre em Saúde Pública pela Escola Nacional de Saúde Pública da Fundação Oswaldo Cruz (ENSP/Fiocruz). Especialista em Saúde da Família e Gestão da Atenção Básica. Professora do Instituto de Saúde Coletiva da Universidade Federal do Oeste do Pará (ISCO/UFOPA).

Laura Camargo Macruz Feuerwerker

Médica. Professora-associada da Faculdade de Saúde Pública da Universidade de São Paulo (FSP-USP), Departamento de Política, Gestão e Saúde.

Ligia Regina de Oliveira

Enfermeira, Sanitarista. Doutora em Saúde Pública pela Faculdade de Saúde Pública da Universidade de São Paulo (FSP-USP). Professora do Departamento de Saúde Coletiva do Instituto de Saúde Coletiva da Universidade Federal de Mato Grosso (UFMT).

Luciana Togni de Lima e Silva Surjus

Terapeuta Ocupacional. Doutora em Saúde Coletiva. Universidade Federal de São Paulo (Unifesp), Campus Baixada Santista, Departamento de Políticas Públicas e Saúde Coletiva.

Lucieli Dias Pedreschi Chaves

Enfermeira. Livre-docente, Professora-associada do Departamento de Enfermagem Geral e Especializada da Escola de Enfermagem de Ribeirão Preto da Universidade de São Paulo (EERP-USP).

Madelene Barboza

Sócia-consultora, Coordenadora da Estratégia Internacional da Move. Consultora com foco em Desenvolvimento Institucional, Saúde e Direitos das Crianças e Adolescentes. Formação em Relações Internacionais pela London School of Economics e Mestranda em Saúde Global na Karolinska Institute, Estocolmo, Suécia.

Marcia Cristina Rodrigues Fausto

Assistente Social. Mestrado e Doutorado pelo Instituto de Medicina Social da Universidade Estadual do Rio Janeiro (UERJ), Escola de Governo em Saúde na Escola Nacional de Saúde Pública da Fundação Oswaldo Cruz (ENSP/Fiocruz).

Marco Akerman

Médico. Especialista em Saúde Pública e Medicina Social pela Universidade Federal de Minas Gerais (UFMG). Mestre e Doutor pela University of London, Inglaterra. Professor Titular do Departamento de Política, Gestão e Saúde da Faculdade de Saúde Pública da Universidade de São Paulo (FSP-USP).

Marcos Drumond Junior

Médico. Especialista em Saúde Pública e Medicina Preventiva e Social pela Universidade Federal de Minas Gerais (UFMG). Mestre e Doutor em Saúde Coletiva pela Universidade Estadual de Campinas (Unicamp). Trabalhou no Centro de Epidemiologia, Pesquisa e Informação (CEPI) e no Programa de Aprimoramento das Informações de Mortalidade (PRO-AIM). Atualmente na Coordenação de Epidemiologia e Informação (CEInfo) da Secretaria Municipal de Saúde de São Paulo.

Maria Lúcia Magalhães Bosi

Professora Titular do Departamento de Saúde Comunitária na Faculdade de Medicina da Universidade Federal do Ceará (UFC).

Marília Cristina Prado Louvison

Médica Sanitarista. Doutora em Saúde Pública. Professora Doutora do Departamento de Política, Gestão e Saúde da Faculdade de Saúde Pública da Universidade de São Paulo (FSP-USP).

Max Felipe Vianna Gasparini

Colaborador da Move. Pesquisador em Avaliação em Saúde, Assistência Social e Garantia de Direitos. Foi avaliador no Processo de Avaliação da Atenção Básica do Sistema Único de Saúde (PMAQ/SUS) e integra o Laboratório de Avaliação de Programas em Saúde da Universidade Federal de São Paulo (Unifesp). Mestrando em Saúde Coletiva pela Universidade de São Paulo (USP) e Bacharel em Serviço Social pela Unifesp.

Nereide Lúcia Martinelli

Nutricionista, Sanitarista. Doutora em Ciências da Saúde pela Faculdade de Medicina da Universidade de São Paulo (FMUSP). Professora do Departamento de Saúde Coletiva do Instituto de Saúde Coletiva da Universidade Federal de Mato Grosso (UFMT).

Paulo Capel Narvai

Graduado em Odontologia. Especialista, Mestre, Doutor e Livre-docente em Saúde Pública. Professor Titular do Departamento de Política, Gestão e Saúde da Faculdade de Saúde Pública da Universidade de São Paulo (FSP-USP).

Paulo Frazão

Graduado em Odontologia pela Universidade de São Paulo (USP). Doutor e Livre-docente pela USP. Professor Titular do Departamento de Política, Gestão e Saúde da Faculdade de Saúde Pública (FSP) da USP.

Paulo Henrique dos Santos Mota

Fisioterapeuta. Mestre pelo Departamento de Medicina Preventiva da Faculdade de Medicina da Universidade de São Paulo (FMUSP) e Doutorando do Departamento de Política, Gestão e Saúde da Faculdade de Saúde Pública (FSP) da USP. Profissional de Ensino e Pesquisa em Atenção Primária à Saúde do curso de Fisioterapia da USP.

Priscila Balderrama

Enfermeira. Doutoranda do Programa de Enfermagem Fundamental da Escola de Enfermagem de Ribeirão Preto da Universidade de São Paulo (EERP-USP).

Ricardo José Soares Pontes

Médico Sanitarista. Mestrado e Doutorado em Medicina Preventiva no Departamento de Medicina Social da Faculdade de Medicina de Ribeirão Preto da Universidade de São Paulo (FMRP-USP). Professor-associado do Departamento de Saúde Comunitária da Faculdade de Medicina da Universidade Federal do Ceará (UFC).

Rogério Renato Silva

Sócio Fundador e Diretor de Pesquisa da Move. Consultor em Planejamento e Avaliação nas áreas de Saúde, Assistência Social e Educação. Atuou como Gestor no Qualis Programa de Saúde da Família da Fundação Zerbini e foi Diretor Executivo do Instituto Fonte. Doutor em Saúde Pública pela Universidade de São Paulo (USP). Psicanalista pelo Centro de Estudos em Psicanálise e Especialista em Avaliação na Western Michigan University, EUA.

Rosana Onocko Campos

Médica, Psicanalista. Mestre e Doutora em Saúde Coletiva pela Universidade Estadual de Campinas (Unicamp). Professora-associada do Departamento de Saúde Coletiva da Faculdade de Ciências Médicas da Unicamp. Atualmente coordena a Comissão de Pós-graduação da Faculdade de Ciências Médicas da Unicamp.

Sílvia Helena Henriques Camelo

Enfermeira. Doutora e Professora Doutora do Departamento de Enfermagem Geral e Especializada, Escola de Enfermagem de Ribeirão Preto da Universidade de São Paulo (EERP-USP).

Sylvia Christina de Andrade Grimm

Graduada em Odontologia. Especialista em Saúde Pública e Epidemiologia para Serviços de Saúde. Doutora em Saúde Pública pela Faculdade de Saúde Pública da Universidade de São Paulo (FSP-USP). Assessora Técnica da Coordenação de Epidemiologia e Informação da Secretaria Municipal de Saúde de São Paulo.

Thiago Lavras Trapé

Psicólogo. Doutor em Saúde Coletiva. Docente do Departamento de Medicina Preventiva e Social da Universidade de São Paulo (USP) e da Faculdade São Leopoldo Mandic.

Verônica Modolo Teixeira

Enfermeira. Pós-graduanda em Auditoria nas Organizações de Saúde na Universidade de Ribeirão Preto (Unaerp).

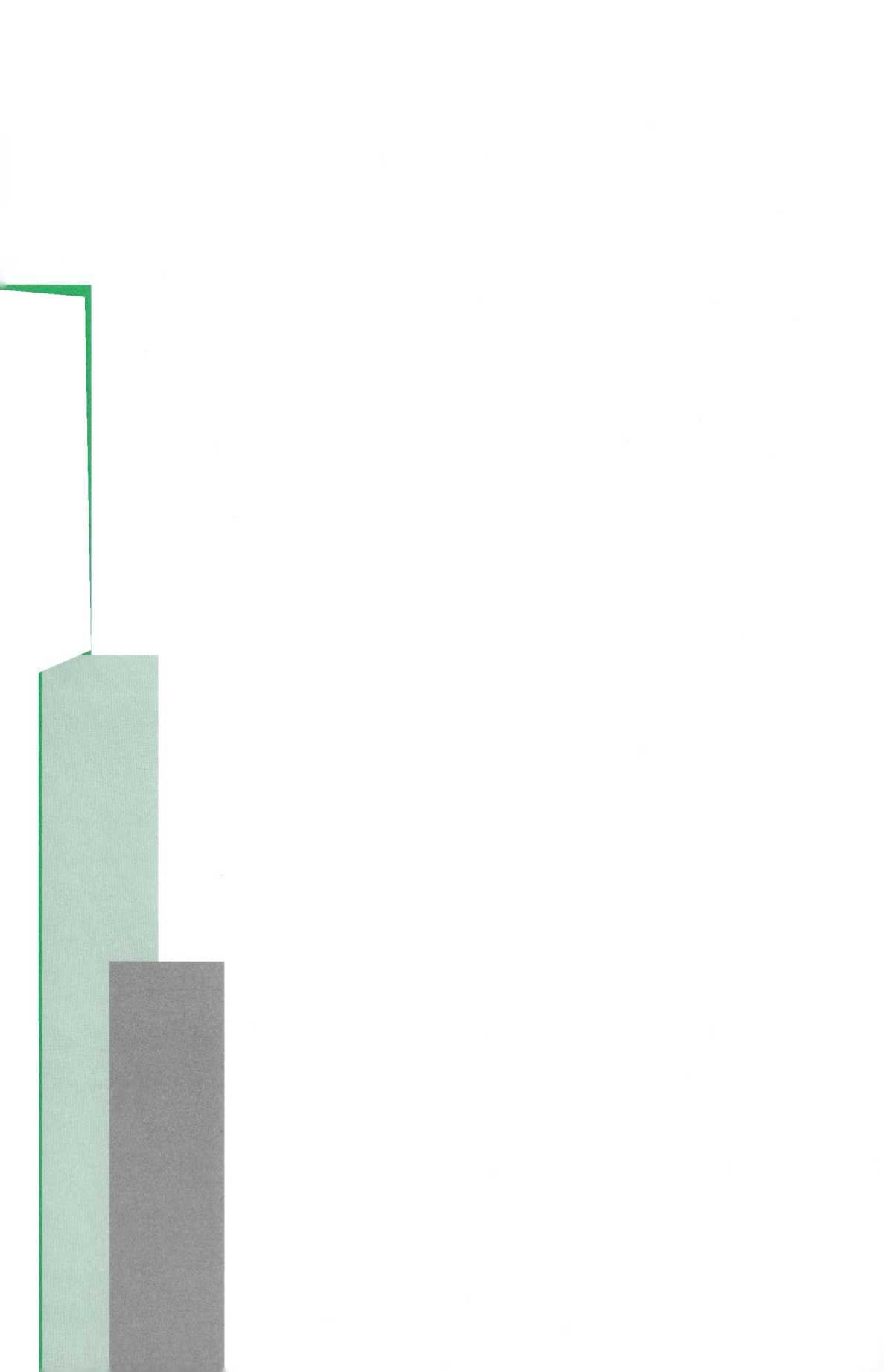

A vida inventa!
A gente principia as coisas,
no não saber por que,
e desde aí perde o poder de continuação
porque a vida é mutirão de todos,
por todos remexida e temperada.
O mais importante e bonito, do mundo, é isto:
que as pessoas não estão sempre iguais,
ainda não foram terminadas,
mas que elas vão sempre mudando.

Grande Sertão: Veredas
Guimarães Rosa

Dedicamos este livro a todos os profissionais e acadêmicos do campo da Saúde envolvidos na construção de um sistema de saúde mais justo e democrático.

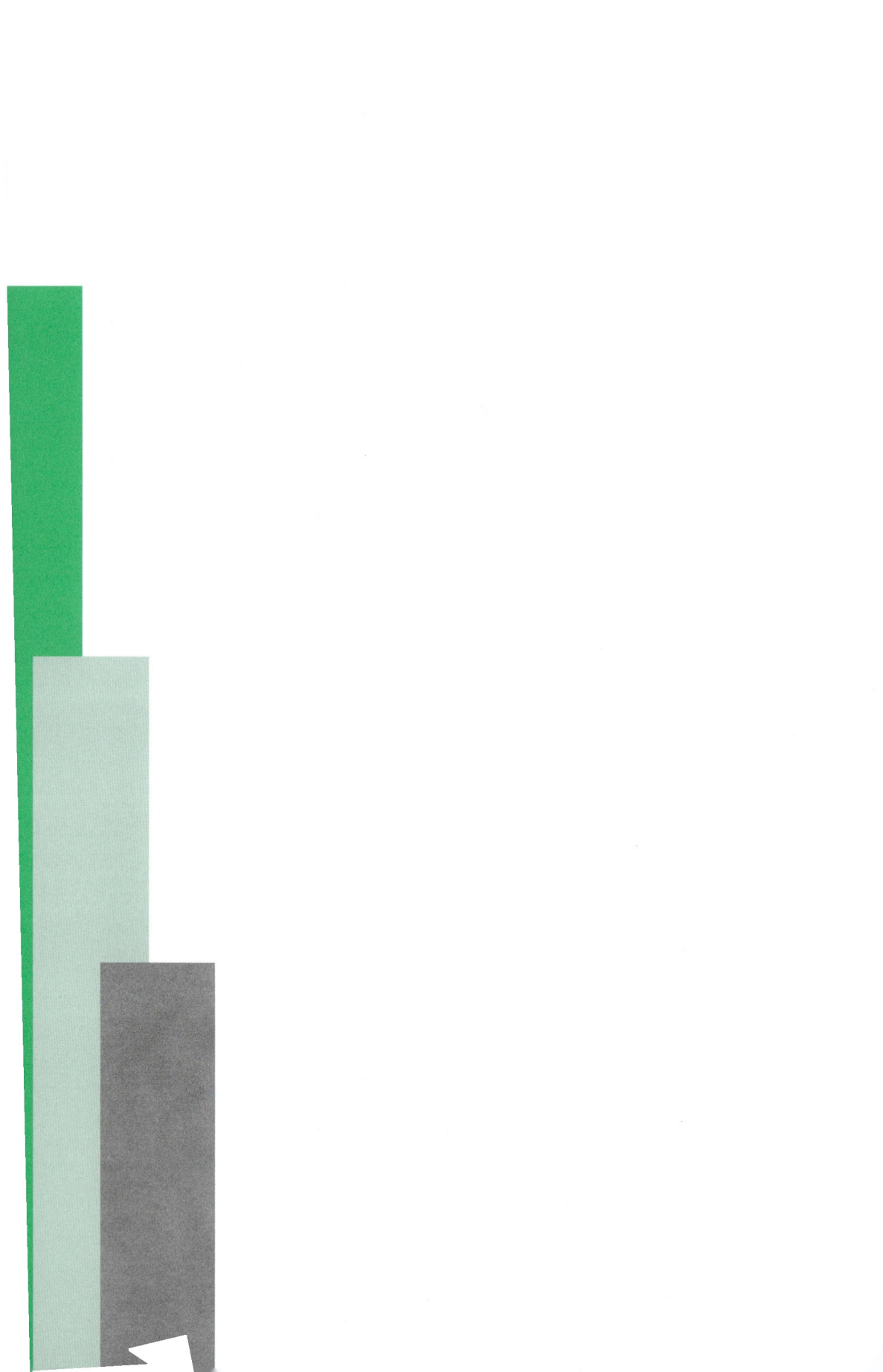

Este livro foi planejado e elaborado com o propósito de estabelecer diálogos com leitores que estudam, trabalham e pesquisam temas relacionados à saúde pública, com ênfase no Sistema Único de Saúde (SUS), o sistema de saúde público brasileiro, e que se propõem a contribuir para o seu contínuo crescimento e aperfeiçoamento, atuando em uma perspectiva coletiva para que essa política social e de saúde se efetive em todos os níveis do sistema, de forma sustentada e cotidiana.

Neste livro, a gestão do sistema está colocada como instância privilegiada de atuação, o conhecimento e experiência em avaliação de políticas e programas de saúde são considerados como elementos potentes para contribuir a favor da necessária e permanente articulação entre os objetivos políticos gerais, a formulação de políticas e programas e sua implementação e efetivação nos sistemas regionais, locais e serviços de saúde.

Hillegonda Maria Dutilh Novaes

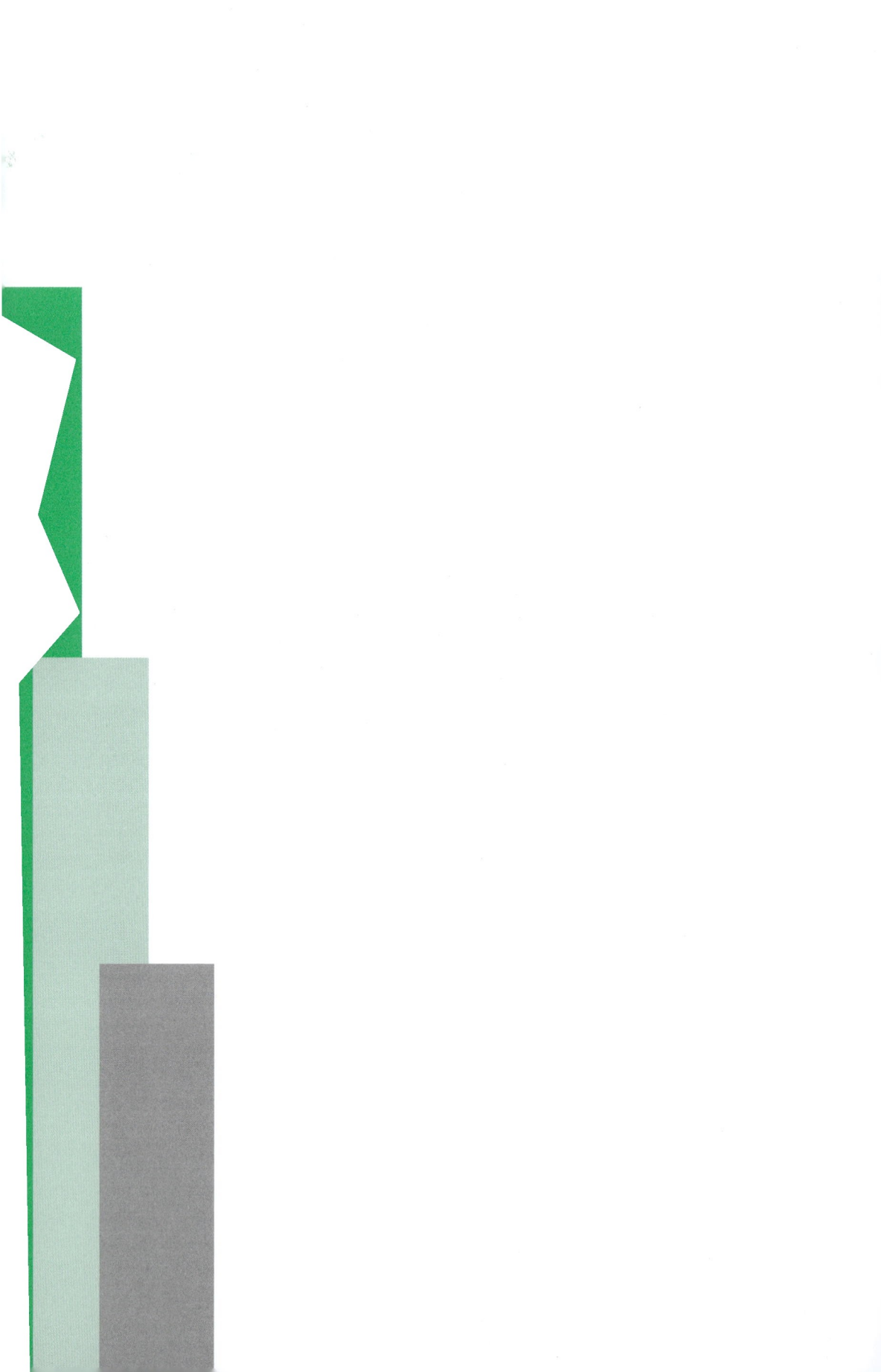

O estímulo inicial para este livro veio de nossas atividades de formação em avaliação junto a profissionais de saúde. Sentíamos falta de um material que apresentasse a prática e o conhecimento acumulado de avaliadores – fossem eles da academia ou dos serviços – em uma linguagem fluida e dialógica, permitindo maior apropriação do tema por parte dos que nele se iniciavam. Muitas vezes, o valor atribuído a modelos complexos de avaliação e o apego à rigidez metodológica nos livros e artigos científicos já publicados afastam ou desviam essas pessoas de aspectos essenciais à avaliação. Deixa-se, por exemplo, de aproveitar um momento oportuno para realizar um processo avaliativo – no qual ele teria maior chance de influenciar uma ação – porque determinado grupo-controle não pôde ser formado ou determinada fonte de dados acessada, o que, em nossa visão, representa uma perda.

Consideramos a avaliação uma estratégia que pode efetivamente melhorar a qualidade da prestação de serviços, tornando as ações de saúde mais racionais, mais pertinentes, e devendo, portanto, ser amplamente disseminada. Ao solicitar dos autores um texto pautado em sua prática concreta, pensamos em ajudar o leitor a aproximar-se de processos avaliativos reais e a desenvolvê-los sem tanto medo de errar, sem a expectativa ou o compromisso de os concluir com verdades imutáveis.

O livro propõe-se a apresentar distintas abordagens e formas de avaliação para que o interessado no tema possa consultá-las, possivelmente de forma não sequencial, e construir imagens sobre como utilizá-las em sua prática cotidiana, promovendo um processo contínuo de aprimoramento de escolhas em benefício do usuário do sistema de saúde.

Alguns capítulos, principalmente os iniciais, estendem-se sobre o esclarecimento de premissas que sustentam o desenvolvimento das práticas avaliativas; outros concentram-se em especificidades que tais práticas assumem a depender de seu objetivo – avaliação em promoção da saúde, atenção primária, saúde bucal e financeira.

Tivemos uma preocupação em aportar, na maioria deles, alternativas metodológicas que trouxessem pistas sobre como e por onde começar, buscando facilitar a aproximação dos profissionais a objetos geralmente complexos na área da Saúde. Nesse sentido, abordam-se a construção participativa de indicadores em um tipo de cuidado específico; algumas possibilidades de emprego de condições traçadoras para avaliar a qualidade da atenção prestada; a utilização de bases de dados secundários e da análise integrada de dados qualitativos e quantitativos, visando ganhar foco e aumentar a utilidade dos processos desenvolvidos. No momento atual, em que se percebe uma tendência de avaliações nacionais se assemelharem a grandes diagnósticos, apostando em extensas coletas de dados e pouca direcionalidade, o destaque a tais instrumentos pareceu-nos fundamental.

Em diversos capítulos, ficou enfatizada a necessidade de que a avaliação identificasse e buscasse a compreensão da interação – e consequente disputa de interesses – existente entre os diferentes atores envolvidos no planejamento, desenvolvimento e utilização do serviço/política/programa avaliado. Apontou-se a importância de que o maior número possível desses atores fosse convidado a participar em alguma medida do processo avaliativo.

Do mesmo modo, destacou-se a interação entre os diversos equipamentos de saúde em um território, valorizando-a como foco de análise. O estudo da constituição das diversas redes de atenção à saúde, bem como sua dinâmica, representa um passo à frente na avaliação da efetividade do atendimento prestado.

Um dos objetivos fundamentais da avaliação é propiciar espaços de reflexão e aprendizagem para os envolvidos. Alguns textos descrevem processos voltados ao preparo dos interessados para o desenvolvimento de avaliações, o que constitui, a nosso ver, um caminho promissor para essa finalidade. O tema meta-avaliação é trabalhado em um deles, introduzindo a questão da qualidade em avaliações.

Esperamos que este livro estimule um maior número de profissionais de saúde a trabalhar com a diversidade de práticas avaliativas à sua frente, identificando possibilidades de uso desses processos em seu cotidiano de trabalho.

Oswaldo Yoshimi Tanaka
Edith Lauridsen Ribeiro
Cristiane Andrea Locatelli de Almeida

Avaliação em Saúde: Novos Tempos, Novas Construções

Oswaldo Yoshimi Tanaka

A avaliação que se desenvolvia há algumas décadas não é cabível nos dias de hoje

Minha formação em avaliação começou na década de 1970, trabalhando como supervisor da saúde infantil com a responsabilidade de implantar o Programa de Assistência à Criança no estado de São Paulo. A avaliação na área da saúde era considerada um componente integrado ao planejamento normativo, compreendido como parte do papel do Estado no governo autoritário.[1,2] O planejamento econômico ditava o planejamento em saúde. E, de forma coerente, a avaliação se propunha normativa, centralizada, *updown*. Seu poder esteve sempre associado à consistência técnica. Um diagnóstico bem executado, com indicadores epidemiológicos claros, tornava possível uma intervenção organizada na situação de saúde. A avaliação, por sua vez, apoiada em um conhecimento biológico bem estruturado, possibilitava conhecer a efetividade da ação trabalhando com conceitos como cobertura e concentração, baseados no controle de doenças infecciosas.[3]

Com o processo de democratização, surgiram novos atores, houve um fortalecimento dos municípios. O contexto social tornou-se mais diversificado, interesses conflitantes tornaram-se manifestos, alterando a lógica de construção de prioridades políticas e, consequentemente, de sua avaliação. O poder técnico foi confrontado e paulatinamente subjugado ao poder político. Considere-se que o país vivia um forte processo de urbanização, com aumento significativo das taxas de miséria, favelização, trabalho insalubre, violência, iniquidade. O estudo do processo saúde-doença tornou-se mais complexo e de difícil compreensão.

As análises de vulnerabilidade e de risco passaram a incluir variáveis individuais, sociais, contextuais. Tornou-se necessária uma compreensão ampliada do objeto em foco, condicionada à incorporação de saberes de outros campos (Ciências Sociais, Nutrição etc), de forma a ampliar as possibilidades de intervenção. Somam-se a isso o processo de transição epidemiológica, a prevalência de doenças crônicas que imputa um peso ainda maior a variáveis associadas ao comportamento e ao meio ambiente.[4]

Concomitantemente aos processos descritos (urbanização e democratização), a incorporação de tecnologia, em especial a imaginologia, provocou uma mudança substancial no campo da clínica médica, que se viu ampliado para muito além da propedêutica médica.

O planejamento em saúde teve de se conformar a contextos sociais diversificados, lidar com variáveis outras que não simplesmente o conhecimento epidemiológico e o clínico. Surge o Planejamento Estratégico na América Latina – estratégia política e cenários.[5]

A identificação de novas variáveis de influência no trabalho em saúde trouxe a interação com o sujeito-usuário para o foco da atenção. Problemas crônicos, patologias recorrentes, dependentes de estilo de vida, vínculo, apoio social, necessitam de um tipo de atenção que não se resume ao provimento de atividades. Ela deve transmitir ao sujeito maior domínio sobre seu processo saúde-doença e a capacidade de fazer escolhas, sejam relativas a tratamento, sejam relativas à prevenção.[6] Acompanhando necessariamente este movimento, a avaliação também teve que mudar.

Avaliação em saúde: iniciando pelo processo

Com base na tríade donabediana[7] – estrutura, processo e resultado –, propomos que a avaliação tenha inicialmente o processo como foco.[8] Processo é aquilo que faz com que as condições previstas para que o serviço de saúde funcione se concretizem na interação. Na medida em que a interação produz algo no sujeito ou na comunidade que extrapola a ação movida pelo serviço, ela representa o dado mais concreto de que a direção para o resultado esperado está sendo seguida. Este é o objetivo da organização e regulação dos serviços, e, portanto, foco da avaliação.

Julgar, na avaliação, a cobertura e concentração de serviços não é mais suficiente. É crucial que o processo seja capaz de apreender a prática da interação profissional-usuário e profissional-serviço e de promover um julgamento de valor com vistas a aprimorar o que está sendo feito. Em todas as esferas do Setor Saúde – central, intermediário, público, privado – há processos sendo executados que devem ser contemplados pela avaliação.

Atores em sua ação concreta e cotidiana são seguramente os mais indicados a propor alternativas de ação. Serão alterações, mesmo que pequenas, na forma como o sujeito usa o serviço ou como o serviço o aborda, em direção a um benefício concreto para o usuário. Eles têm a possibilidade de mostrar o quanto a ação prevista pelo conhecimento científico foi útil, não apenas para a eficiência do serviço, mas para contribuir para a mudança do indivíduo, sua autonomia em buscar melhor equilíbrio entre suas condições pessoais e as condições do meio ambiente às quais está exposto, ou já doente ou em alguma condição de vulnerabilidade.[9]

A avaliação poderá apontar para mudanças que estarão dentro da governabilidade desses agentes, concretizadas em interações singulares e contextualizadas. Ressaltamos, então, a polarização entre uma avaliação normativa, ingênua, e uma avaliação contextualizada, voltada à intimidade e ao cotidiano dos serviços. A avaliação é mais um processo político de disputa de poder do que um processo técnico em que se espera que haja uma melhor forma de executar a ação. Necessariamente, para que possam interferir na tomada de decisão, seus participantes devem estar dispostos a disputar poder.

Identificando intencionalidades

Aquele que solicita uma avaliação tem uma intencionalidade. Não apenas um interesse, curiosidade ou um desejo de verificar o que realmente aconteceu. Só pede uma avaliação quem tem poder. Habitualmente, grande parte da decisão que este ator pretende tomar já está tomada. Sua necessidade é a de somar subsídios que o ajudem a validá-la. Também é frequente que o avaliador seja convidado a conduzir um processo em um campo determinado, em função de seu reconhecido saber neste campo. Torna-se necessário, portanto, identificar e explicitar intencionalidades, do contratante e do avaliador.

Compreende-se que a avaliação não serve para fazer justiça, dizer o que é certo ou descrever tudo. O avaliador escolhe um recorte da realidade para trabalhar, tem um pressuposto/referencial/análise crítica próprios, que deve aportar à avaliação. Não pode, ingenuamente, situar-se apenas como técnico detentor de um conhecimento. Posicionar-se-á politicamente frente ao objeto.

A observação essencial é a de que o avaliador quererá disputar o poder de mudar algo que não está em sua governabilidade, mas desperta seu desejo de mudança. Tal poder não virá espontaneamente ou em função de seus argumentos técnicos. O avaliador terá de ter a iniciativa e a coragem de disputá-lo.[10]

Qualquer situação de interação social está definida na forma como os distintos interesses e poderes, mais ou menos informais, se ajustam, dinamicamente, em processo. Ajuste, não estabilização.

Sobre participação

Cabe aqui enfatizar a importância, na avaliação, da participação do maior número possível de interessados com capacidade real de provocar alterações no processo avaliado. Tratamos a participação não como uma técnica, que facilita a obtenção de dados fidedignos, detalhados, que aprimoram nossa capacidade de análise; mas como uma estratégia de fortalecimento político dos indivíduos, visando possibilitar sua reflexão acerca de formas de mobilizar seus próprios recursos e os recursos de outros, possibilitar que caminhem ampliando a consciência de que não têm poder e por isso precisam formular estratégias.[11]

O avaliador tem de assumir que, em determinado momento, precisará definir, no conjunto, quem são os atores cuja participação é essencial para a mobilização de recursos – sejam financeiros, sejam, por exemplo, associados à promoção da humanização em um atendimento específico – que levem à melhoria do processo avaliado. Fará isso dentro da perspectiva do grupo que foi reunido. É importante lembrar que não estamos aqui tratando de indivíduos isolados, mas também de grupos institucionalizados, sujeitos eleitos ou indicados que formalmente representam outros, sujeitos em níveis hierárquicos que os obrigam à tomada de decisão, enfim, diversas estruturas de poder.

A dinâmica social é densa, com vários microespaços que não podem ser desconsiderados em favor de uma ideia genérica e ilusória de participação irrestrita de todos os atores interessados.[12] Todos os processos estão regidos por uma ordem institucional, regras jurídicas e, principalmente, por uma ordem democrática em um Estado de Direito. Interesses locais, interesses de recortes populacionais, nem sempre serão prioritários a interesses de grupos maiores, da população como um todo. Não se coloca em segundo plano o contexto que envolve o processo participativo.

O incômodo como ponto de partida

Reunidas as pessoas realmente interessadas na avaliação, torna-se importante preservar a diversidade de perspectivas. A avaliação é um espaço de negociação. Se o grupo abdica desse direito para apoiar-se na visão construída por um dos atores (frequentemente o financiador), a qualidade de sua produção estará comprometida.

O passo seguinte no processo será a identificação de incômodos – do avaliador e dos demais participantes da avaliação – frente ao objeto, frente ao que está sendo feito, ao planejado, às expectativas construídas. Tais incômodos nascerão da ideia de que é possível desenvolver a ação em foco de outra forma, melhor forma, com melhores resultados.

Mesmo facilitando um processo, é fundamental que o avaliador tenha clareza de sua posição e não transmita uma "falsa" imagem de isenção.[13] Cabe a ele o papel de ajudar os interessados a enxergar com a maior clareza possível os elementos, perguntas, que merecem uma investigação. Será necessária uma escolha sobre quais incômodos mobilizar, quais disputas enfrentar. Um incômodo retrata o interesse de um ator social. Portanto, não há um incômodo mais legítimo que outro.

Se nenhum incômodo é identificado, torna-se necessário um diagnóstico prévio ao processo avaliativo para melhor apropriação da realidade. Se for possível identificar determinado incômodo, a pergunta seguinte é a de quais atores/instâncias detêm algum poder para modificar a situação nele envolvida, mobilizando recursos. A avaliação ajuda as pessoas a mobilizarem recursos disponíveis – em si mesmas ou nos outros – para fazer pequenos ajustes no processo, de forma a se aproximarem do resultado esperado ou desejado.

O desejo de modificar algo guiará a definição da metodologia a ser escolhida para a avaliação. Os incômodos serão concretizados em perguntas avaliativas, norte do processo. Como dito antes, pessoas diretamente envolvidas no processo de trabalho terão mais elementos para identificar possíveis mudanças práticas. Quanto maior sua participação na avaliação, principalmente na formulação da pergunta avaliativa, maior a chance de identificação do ciclo: quem é o interessado, qual o recurso a mobilizar, qual o parâmetro a definir.

Não se começa necessariamente pelo que é crucial, ou mais degradante ou mais importante, mas por priorizar ajustes de direção e velocidade que se mostrem factíveis e passíveis de serem assumidos por atores que dispõem de recursos a mobilizar.

A escolha de indicadores e parâmetros, bem como o desenho da coleta de dados, será feita de forma a construir um desenho avaliativo em acordo com o desejo de mudança identificado em relação ao objeto, baseado no recorte proposto. A capacidade de encontrar brechas de otimização nas ações já em desenvolvimento e promover acordos de interesse mútuo deve ser encarada pelo avaliador como essencial ao exercício de seu papel. Ele não é mais a pessoa que diz o que tem de ser feito, mas também não é neutro – é ético. Na medida do possível, mantém-se no espectro de intencionalidade do contratante e desenha – em conjunto ou não com o grupo participante, a depender da característica da avaliação – uma metodologia capaz de apoiar algumas das alterações que julga desejáveis.

Qualquer incômodo, como já dito, é legítimo. Construir um olhar para o objeto capaz de produzir soluções para o incômodo requer certo nível de liberdade do grupo de avaliadores. À medida que o grupo se envolve com o processo, aportará conhecimento, ajudará a reordenar, reescreverá o incômodo, aprofundará e reposicionará questões.[14]

Defendemos uma maneira flexível, responsiva, de a avaliação acompanhar o grupo que se encarrega do processo avaliado em suas necessidades de informação e reflexão com vistas a aprimorar sua prática. A flexibilidade proposta se apresenta como em uma "guerra de guerrilhas". Foca os pequenos movimentos – investigativos, avaliativos, produtores de conhecimento – em direções variadas, guiadas pelo processo de aprendizagem da instituição em seu propósito de ação.

Flexibilizando o rigor metodológico

Muitos avaliadores ancoram os processos a seu cargo em uma forte exigência quanto ao rigor metodológico. Optam sempre por desenhos complexos, rebuscados, com base teórica consistente, escolha criteriosa de instrumentos técnicos, indicadores, sustentando a ideia de que seu poder político vem de um conhecimento técnico. Julgam que quanto mais "científico" o desenho, maior a segurança para a afirmação das relações encontradas no processo.

Essa é uma postura que torna as avaliações politicamente pouco poderosas. É bastante necessário que se parta de um desenho metodológico suficientemente consistente para permitir a compreensão de outros interessados acerca do projeto de avaliação e para transmitir a necessária confiabilidade ao processo. Cabe destacar, entretanto, que o caminhar do trabalho no empírico-concreto será mais importante que o rigor metodológico.

Quanto mais rígida uma metodologia, visando à precisão, menos responsiva[13] a avaliação se permitirá ser. A oportunidade é crucial para a avaliação e decorre da forma como se administra o tempo na execução. Ela deve servir aos interesses políticos legítimos dos interessados, daqueles que têm a capacidade de mobilizar recursos para possíveis mudanças. Não se pode manter a

> **DICA – Dados simples**
>
> Com a preocupação de que a avaliação seja sempre bastante robusta, bem elaborada, avaliadores frequentemente utilizam variáveis de síntese como indicadores, tradição que vem da Epidemiologia. Mortalidade infantil, por exemplo, foi, por muito tempo no Brasil, um excelente indicador de síntese de condição socioeconômica. É frequente que se priorize este tipo de indicador aos dados simples.
>
> Entretanto, às vezes, números absolutos de grandeza e magnitude podem ser mais úteis que estes indicadores, a depender dos procedimentos de análise. Dados brutos ou numéricos simples são muito mais acessíveis – estão disponíveis e não precisam ser trabalhados. Talvez não sejam os mais importantes, não estejam necessariamente relacionados aos resultados esperados, mas, se bem escolhidos, podem se constituir em indicativos de quando determinadas providências são necessárias.

exigência do rigor metodológico em detrimento do *timing* de utilização da avaliação para a tomada de decisão. É necessário saber qual a margem técnico-política para flexibilizar o desenho metodológico e ao mesmo tempo garantir fidedignidade, sem perder a oportunidade política. Tanto em abordagens qualitativas como quantitativas, existe uma margem de erro tolerável, para que, mesmo que não se cumpra à risca o desenho metodológico, seja possível inferir relações úteis para a tomada de decisão. Se essa margem de erro for aceitável para o grupo de *stakeholders* que ajudou a formular a pergunta avaliativa, a utilidade da avaliação estará legitimada.

O avaliador é um ator político que precisa de flexibilidade e humildade para que sua perspectiva seja realmente considerada. Coragem para afirmar o caminho a ser seguido pela avaliação e para voltar atrás, revê-lo quando necessário. Existe um "fantasma" de avaliação imparcial e justa que precisa ser controlado. Torna-se necessário priorizar a utilidade da avaliação, como perspectiva política: ela deve ser útil para quem dela participa como interessado e mobilizador de recursos.

Lugar do modelo lógico

O modelo lógico pode e deve ser um elemento da avaliação e assume especial importância no início do processo. Em sua construção, são compatibilizados abordagens, métodos e técnicas de domínio do avaliador, ou do grupo de avaliação, com o conhecimento que já se possui do objeto da avaliação. Ele não é apenas a sistematização e concretização de conhecimento

> **DICA – Métodos mistos**
>
> Uma avaliação no setor Saúde, não apenas no Brasil, deve começar pela abordagem quantitativa.
>
> Para a avaliação de programas nacionais, políticas abrangentes, que lidam fortemente com informações inseridas nas bases de dados do DATASUS, os dados secundários se constituem em um instrumento totalmente acessível, que permite transparência e diálogo com muita gente. Utilizá-lo é muito importante porque facilita qualquer forma de transmissão do processo.
>
> Parte-se, entretanto, do princípio de que esta abordagem será sempre insuficiente. Sua interlocução com a abordagem qualitativa será necessária e enriquecedora.
>
> Os momentos de utilização de uma e outra serão variáveis. Na ausência de um bom diagnóstico e clareza do incômodo, uma entrevista em profundidade com um informante-chave poderá trazer uma compreensão prévia do processo a ser avaliado, permitindo direcionar o restante da coleta de dados, mesmo quantitativos.
>
> Mesmo em sistemas de informação nos quais não apareça o número de pessoas - apenas de procedimentos, é possível utilizar o dado. Trabalhar com magnitude, tendência e razão entre os procedimentos é uma das possibilidades de compreensão dos processos.
>
> A estratificação de municípios por porte populacional permite uma correlação importante com a oferta de serviços no Brasil.

teórico para qualquer objeto, mas tem de ser adequadamente amoldado ao objeto a ser avaliado. Exige uma sistematização – lógica, coerente, sequencial – do programa que está sendo desenvolvido, de forma a estimular o diálogo e a construção conjunta com os *stakeholders* da avaliação e tornar mais claro o desenho que será planejado para a avaliação.

Entretanto, o modelo lógico necessariamente terá de ser flexibilizado durante o processo de execução da avaliação. Na medida em que houver melhor apropriação da pergunta, negociação de parâmetros, explicitação de quais recursos mobilizar, provavelmente aparecerão outros *stakeholders*, outros interesses e outras formas de trabalhar o objeto. O modelo lógico deve propiciar esses ajustes e também daquilo que foi disponibilizado pelo avaliador como método, técnica de avaliação. Sua aproximação com o empírico-concreto exigirá esses ajustes.

Pelo investimento de tempo e esforço em sua elaboração, é frequente que o modelo lógico traga segurança para os participantes e haja certa resistência em alterá-lo. Apesar disso, é bastante importante garantir que ele não se transforme em um fim em si. Deve ser concebido e utilizado como uma primeira *framework* de um projeto em construção que o ultrapasse, que tenha a necessária flexibilidade para tornar a avaliação útil e participativa e que ajude a tomar decisões. Como se considera importante que a avaliação seja um instrumento político de mobilização do outro, será necessário lidar com certo grau de insegurança e abertura para alterações no desenho.

Escolha dos parâmetros deve considerar factibilidade

Medir e comparar são ações base do processo de avaliação. Logo no início, definem-se parâmetros para o julgamento de valor do que foi realizado e para o estabelecimento de metas. Constrói-se, na verdade, uma imagem-objetivo frente a tudo o que se conhece e se pode prever naquele momento.

Será, entretanto, essencial que o parâmetro passe por revisões no decorrer do processo. Na medida em que for se aproximando do objeto, conhecendo as variáveis envolvidas, identificando questões políticas e interesses em jogo, o avaliador deve ter a sensibilidade para rever os parâmetros estabelecidos e substituí-los para que, não apenas situem a posição em que o objeto está, mas possam mobilizá-lo a partir dessa posição. O parâmetro deve deixar de ser imagem-objetivo e passar a ser um objetivo factível para o ator que pode mobilizar algum recurso para a mudança. A imagem-objetivo mostra a luz no fim do túnel, mas é importante apontar uma janela mais próxima para estimulá-lo a andar pelo menos metade do túnel. Um objetivo muito ambicioso é apenas desejo.

Papel da avaliação em um futuro próximo

Existem fragilidades no planejamento do setor Saúde no Brasil. O sistema constituído por três entes autônomos permitiria um planejamento descentralizado, que enfrenta dificuldades para se concretizar. A política de saúde como política social de inclusão chegou no limite com um cenário de crise financeira e um orçamento para a Saúde de $499 habitante/ano, que dificilmente será aumentado. Temos um sistema misto de saúde, um Estado neoliberal cujo objetivo não é o de prover serviços, mas de gastar bem o recurso público. Nesse sentido, de agora em diante, tudo terá de ser avaliado, prioritariamente de forma descentralizada, dada a forma como o sistema está constituído.

A avaliação será instrumento de formulação de políticas, terá um papel político maior e mais sútil do que aquele que teve o planejamento na década de 1980 e será um forte instrumento de poder. Consequentemente, não se poderá utilizar essa ferramenta de forma ingênua, como se a normatização da década de 1990 fosse suficiente para a avaliação no século XXI.

Neste momento, o grande financiador do sistema – nível federal – propõe avaliações externas baseadas em levantamentos extensos, modelo diagnóstico. Não as executa diretamente, lança editais de financiamento e contratação pública. Universidades públicas vêm sendo contratadas com frequência pela facilidade de transferência de recursos e, dessa forma, tal modelo é legitimado por elas.

Nesse tipo de avaliação, o avaliador abre mão de qualquer decisão porque entrega o diagnóstico e o contratante decide como quer, usa todo esse arsenal de informação para estabelecer a política de acordo com o que deseja fazer. As avaliações descentralizadas perdem espaço político porque correm hoje atrás do atraso definido pelos grandes diagnósticos (Programa Nacional de Melhoria do Acesso e da Qualidade da Atenção Básica – PMAQ e Programa Nacional de Avaliação dos Serviços de Saúde – PNASS), que não deixam de ser baseados em uma diretriz normativa centralizada.

Dado o momento de crise no país, é bastante possível que a diminuição crescente do financiamento e a pressão crescente da população por uma política social de saúde levem a um movimento, com boa possibilidade de ser efetivo, de colocar avaliações internas – pontuais, conjunturais, de recorte – nas brechas de oportunidade. Será importante otimizar o que já se tem. Gestores locais procurarão responder à pressão da melhor maneira possível com os poucos recursos de que dispõem, alcançando pequenos resultados que possam legitimar o uso da avaliação para quem detém poder – ajudando-os a manter os votos de que precisam.

Para fazer isso com poucos recursos, será necessário mudar o processo de trabalho: boa oportunidade para usar dados simples, secundários, com uma margem de erro grande. Entretanto, cabe lembrar, a partidarização nesse momento histórico continuará dificultando a aceitação dos gestores por esse tipo de avaliação.

Referências Bibliográficas

1. Giovanella L. As origens e as correntes atuais do enfoque estratégico em planejamento de saúde na América Latina. Cadernos de Saúde Pública, 7(1), 26-44, 1991.
2. Tanaka OY, Rosenburg CP. Análise da utilização pela clientela de uma unidade ambulatorial da Secretaria da Saúde do Município de São Paulo, SP (Brasil). Revista de Saúde Pública, v. 24, n. 1, p. 60-68, 1990.
3. Hartz ZMA. Avaliação dos programas de saúde: perspectivas teórico-metodológicas e políticas institucionais. Ciência e Saúde Coletiva, 4(2), 341-353, 1999.
4. Paim JS, Almeida NF. Saúde Coletiva: uma "nova saúde pública" ou campo aberto a novos paradigmas. Revista de Saúde Pública, v. 32, n. 4, p. 299-316, 1998.
5. Romo CM, Del Riego LFR. Adeus, senhor presidente: governantes, governados. São Paulo: Edições Fundap, 1997.
6. Ayres JRCM. Risco, vulnerabilidade e práticas de prevenção e promoção da saúde. In: Saúde em debate. Campos GWS, Minayo MCS, Akerman M, Drumond Júnior M, Carvalho YM (org). São Paulo: Hucitec. Rio de Janeiro: Fiocruz, 2006. p. 375-417.
7. Donabedian A. Explorations in quality assessment: the definitions of quality and approaches to its assessment. Ann Arbor, Michigan: Health Administration Press, 1980, v1.
8. Tanaka OY. Avaliação da atenção básica em saúde: uma nova proposta. Saúde e Sociedade, 20(4), 927-934, 2011.
9. Tanaka OY, Espírito Santo ACGD. Avaliação da qualidade da atenção básica utilizando a doença respiratória da infância como traçador, em um distrito sanitário do município de São Paulo. Revista Brasileira de Saúde Materno Infantil, v. 8, n. 3, p. 325-332, 2008.
10. Almeida CAL, Tanaka OY. Evaluation in health: participatory methodology and involvement of municipal managers. Revista de Saúde Pública, 50, 2016.
11. Cornwall A. Unpacking 'participation': Models, meanings and practices. Community Development Journal. 2008; 43(3): 269–283.
12. Silva RR, Brandão DB. Nas rodas da avaliação participativa. In Campos OR, Furtado JP. Desafios da avaliação de programas e serviços em saúde. Campinas: Editora da Unicamp, 159-84; 2011.

13. Guba EG, Lincoln YS. Avaliação de quarta geração. Campinas: Editora da Unicamp, 2011.
14. Patton MQ. Developmental evaluation: Applying complexity concepts to enhance innovation and use. New York: Guilford Press, 2011.

Leituras Complementares

- Campos RO, Furtado JP. Desafios da avaliação de programas e serviços em saúde: novas tendências e questões emergentes. In: Saúde, cultura e sociedade. Campinas: Editora da Unicamp, 2011.
- Contandriopoulos AP. Avaliando a institucionalização da avaliação. Ciência e Saúde Coletiva. 2006; 11 (3): 705-711. Disponível em: http://dx.doi.org/10.1590/S1413-81232006000300017. Acesso em: 5 dez 2016.
- Mcqueen DV, Potvin L. (Org). Health promotion evaluation practices in the Americas: values and research. New York: Springer; 2008.
- Patton MQ. Utilization-focused evaluation. 4th Ed. California: Sage Publications, Inc.; 2008.

Avaliações sob Medida – Produzir Estudos Relevantes em Serviços de Saúde Reais

Rogério Renato Silva

Max Felipe Vianna Gasparini

Madelene Barboza

Introdução

A avaliação em saúde constitui um instrumento técnico-político essencial para que os direitos do cidadão sejam respeitados e os serviços sejam acessíveis e de qualidade. Se o cotidiano da gestão da saúde requer de seus agentes a habilidade de administrar a pressão por mais atendimentos e menores custos, mais tecnologia e humanização, resolutividade e promoção, e se é crescente a expectativa por serviços com maior capacidade estratégica, eficiência, transparência e controle social, há sinais inquestionáveis de que são necessárias transformações, e as práticas de avaliação podem auxiliar nesse sentido.

Contudo, a história revela quão paralisantes e desmobilizadoras podem ser as avaliações. Orientadas mais ao controle do que à aprendizagem organizacional ou submetidas a processos excessivamente burocráticos, certas avaliações não conseguem ir além da coleta sistemática e obsessiva de informações irrelevantes, representando um desperdício de tempo e energia, preciosos para equipes, gestores e usuários. Assim, de que modo as armadilhas podem ser evitadas e as avaliações, potencializadas?

Neste capítulo, abordamos maneiras de pensar e realizar avaliações que se conectem de forma dinâmica ao cotidiano das organizações de saúde. Em quais premissas os processos de avaliação podem se apoiar para fazerem sentido no cotidiano dos serviços? Como abordar os objetos avaliativos de forma sistêmica? Como construir avaliações que permitam formar juízos de valor justos sobre a realidade? De que maneira articular avaliação e aprendizagem? Quais estratégias podem favorecer uma cultura de avaliação que relacione investigação, descoberta e decisão? São perguntas como essas que buscamos responder nas próximas páginas.

Para isso, associamos, em uma narrativa informal, reflexões teóricas, memórias da prática, armadilhas técnicas e aconselhamento político. Nossa produção foi escrita na perspectiva de autores há anos imersos em avaliações de distintos objetos do campo social, trabalhando tanto no âmbito público como no privado. Nosso intuito é que o texto chegue aos leitores como a reafirmação de que não haverá sistema de saúde universal, integral e equânime sem instituições democráticas que tenham capacidade de compreender sua relevância e mérito e preservem a disposição genuína para reinventar-se e fazer sempre melhor.

O que governa uma avaliação?

Em nosso meio, existe a ideia de que as avaliações têm vida própria. Assim como as jabuticabas, as avaliações seriam frutos de árvores frondosas, chegando ao mundo com certa sazonalidade para o deleite de seus consumidores. A imagem, em alguma medida engraçada, se assenta na perigosa crença de que as avaliações seriam função automática ou natural da gestão, sendo governadas por certa racionalidade técnica inerente às organizações e independente dos atores e da política organizacional. Se a imagem da jabuticaba não deixa de ser engraçada, ela é também estapafúrdia.

Toda avaliação é governada por interesses no seio de uma organização. Toda avaliação está nas mãos de um ator particular. Toda avaliação responde a certo vetor de poder, podendo satisfazer a um ator enquanto deixa insatisfeito ou mesmo submete outro. Na medida em que todo processo avaliativo está imerso em uma cultura organizacional específica, toda avaliação sofre a influência da dinâmica dessa organização, dos atores que a compõem e dirigem, das forças internas e externas que a sustentam, das disputas que a modelam e dos interesses técnicos e econômicos, éticos e políticos que nela imprimem suas marcas. Ao contrário das jabuticabas, nada há de natural nesses cenários, nos quais as avaliações sempre têm nome e sobrenome.

Por isso, identificar os atores-chave e perceber como se dá o governo das avaliações constituem ações estratégicas. No entanto, tendo em vista que essas condutas costumam ser negligenciadas, constatamos que o processo de disputa, pelo governo, das avaliações se dá frequentemente com falhas. Sem atenção e sem identificar agendas, o processo ora despolitiza as escolhas para fazer valer um discurso técnico de neutralidade científica, ora submete a avaliação a lógicas autoritárias, nas quais apenas um ator governa a todos e por todos. Como, então, evitar a armadilha?

Comecemos pensando que toda avaliação diz respeito a um objeto que pertence a diferentes sujeitos, ou seja, um objeto ao qual diversas pessoas estão vinculadas. Tomemos como exemplo um programa municipal de combate à dengue. Ele pertence à secretaria de saúde tanto quanto à população de um território. Pertence aos técnicos da vigilância tanto quanto aos profissionais de um pronto atendimento que lidam com os quadros agudos da doença. Mesmo admitindo-se que haja diferentes níveis de vínculo e propriedade sobre o processo, que haja papéis muito distintos para os atores, não restam dúvidas de que tal programa é um objeto que pertence a esses sujeitos, um objeto produzido por suas ações técnicas e políticas.

É o conjunto de vínculos a esse objeto que sustenta que o governo da avaliação do programa de combate à dengue deveria se dar de forma que essa avaliação, com sua direção política e desenho metodológico, fosse uma construção desses atores. Primeiro, porque reconhecemos que um programa dessa natureza se inscreve no Sistema Único de Saúde (SUS) e, portanto, submetido a seus princípios, como o controle social. Depois, porque a avaliação de um programa como esse deveria estar comprometida em ampliar a efetividade do combate à dengue no município, o que fatalmente implicaria mais responsabilidades para seus atores. Uma vez que que aspiramos a mais corresponsabilidade, compromisso e um melhor aproveitamento dos recursos públicos, não podemos separar a avaliação do processo político que dirige a ação; não podemos cindir avaliação e política: ao contrário, queremos fazer política com avaliação.

É importante observar que a advertência sobre o componente político das avaliações é consequência da abertura teórica propiciada pela crítica aos modelos avaliativos tradicionais. Autores como Guba e Lincoln (2011) ocupam posição de destaque nesse processo, notadamente em virtude de suas construções sobre a avaliação de quarta geração ou avaliação construtivista. Suas propostas são baseadas em críticas epistemológicas, metodológicas e políticas dos modelos avaliativos pautados predominantemente pelo paradigma positivista da realidade, o que levou à ideia de avaliações isentas de valores e posicionamentos políticos, liberando os avaliadores de quaisquer responsabilidades.[1]

Nessa mesma direção, House (2004) problematiza o papel dos avaliadores em um contexto no qual as premissas da avaliação estão cada vez mais submetidas aos interesses políticos. O autor chama a atenção para a necessidade de estar atento às pressões políticas que cercam as avaliações, ressaltando que a independência de um processo avaliativo passa por sua capacidade de identificar e manejar os interesses dos grupos envolvidos, o que é fundamental para produzir avaliações mais democráticas.[2] O autor fundamenta a Avaliação Democrática Deliberativa (*Deliberative Democratic Evaluation*) em três princípios:

1) A inclusão de todas as informações relevantes e opiniões dos *stakeholders*, seus valores e interesses na avaliação;

2) Extenso diálogo entre avaliadores e demais *stakeholders*, buscando o entendimento entre todos; e

3) Deliberação feita por todas as partes para ajudar a alcançar conclusões válidas.[2]

Tendo em vista tais premissas teóricas e nossa experiência na realização de processos avaliativos, existem diversas maneiras de mobilizar e trazer os atores para uma avaliação, o que nem sempre é uma tarefa fácil. Em alguns casos, a ausência do ator é exatamente sua estratégia para direcionar o estudo à não legitimidade. De qualquer forma, há diversas estratégias capazes de garantir o engajamento dos atores, todas elas bastante semelhantes àquelas utilizadas para mobilizar pessoas em processos políticos. A Figura 2.1 ilustra os motivos que observamos mais frequentemente nas estratégias de envolvimento. Todas eles são capazes de incomodar, despertar, sensibilizar e facilitar o engajamento dos atores em uma avaliação.

Observando a Figura 2.1, podemos perceber que quaisquer das estratégias dizem respeito a circunstâncias específicas dos atores e suas realidades. Seja qual for o caminho de mobilização e engajamento escolhido para uma avaliação, deve-se ter em conta que, quanto maiores o vínculo e o engajamento no processo avaliativo, maiores as chances de o estudo se tornar relevante. Cousins e Whitmore (1998),[3] também pesquisadores do campo da avaliação colaborativa, identificam três dimensões fundamentais para pensar a participação em processos avaliativos:

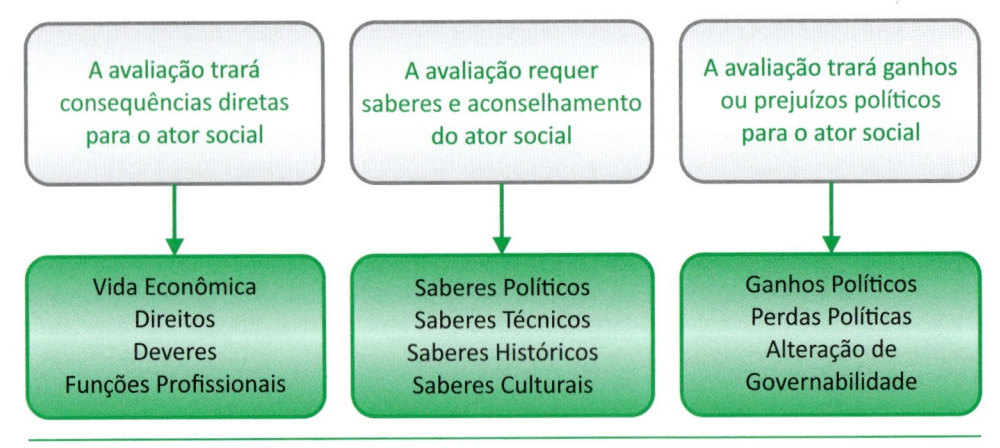

Figura 2.1 – Categorias mais potentes para produzir envolvimento de atores.

1) A diversidade de atores envolvidos nos vários grupos de interessados em um objeto de avaliação;
2) O grau de profundidade da participação desses atores no processo avaliativo; e
3) O grau de controle que tais atores terão sobre as decisões do processo avaliativo.

Para os autores, a atenção a tais dimensões ajudaria a garantir um envolvimento capaz de superar as formas sem influência verdadeira. Outrossim, quanto mais poder tiverem os atores que governam uma avaliação, maior será sua relevância. Jamais prefira as jabuticabas.

Os modelos teóricos: as expectativas e a realidade

Um dos grandes desafios que enfrentamos ao fazer uma avaliação é lidar com as diferentes maneiras como os atores, incluindo os próprios avaliadores, enxergam o objeto avaliativo. É comum que existam leituras muito díspares dos resultados esperados, das estratégias e recursos utilizados em um programa, dos produtos entregues e até mesmo do público-alvo prioritário. Quando comparamos as formas como um objeto é percebido pelos atores, não é rara a impressão de que eles estejam a enxergar objetos distintos ou até mesmo antagônicos em alguns aspectos.

Há diferentes explicações para essa variedade de interpretações. Algumas vezes, as diferenças de leitura são oriundas de posições ético-políticas diferentes. Quem está em posição central de poder tende a cultivar imagens diferentes daqueles que estão na periferia, por exemplo. Em outros momentos, as diferenças ficam evidentes em função de se estar ou não na posição de gestor ou gestora, o que fará a diretora de um programa ter leituras distintas daquelas de um médico de família, que está na outra ponta da cadeia. Em outras situações, é o acúmulo teórico o fator a diferenciar a percepção dos atores, antagonizando o acadêmico e o usuário, o profissional com ensino superior e o agente de saúde, entre tantos outros exemplos.

Contudo, a principal explicação para as diferenças de leitura diz respeito ao quanto os atores estão mergulhados no objeto avaliado e ao quanto os cotidianos da gestão e do cuidado capturam sua atenção para especificidades, impedindo-os de formar imagens mais abrangentes da realidade. Na medida em que conviver com leituras parciais, imprecisas ou mesmo errôneas de um objeto distorce as expectativas e influencia as avaliações de forma negativa, é importante reconstruir os objetos de avaliação na perspectiva de um modelo teórico, de uma teoria da ação, retomando-os em seu contorno original, o que tem sido incentivado por diversos autores.

Tal reconstrução se faz necessária em virtude da preocupação em qualificar os processos avaliativos antes de neles investir. Os chamados estudos de avaliabilidade foram desenvolvidos inicialmente nos Estados Unidos, dos anos de 1970, e tinham como objetivo analisar se eventuais processos avaliativos auxiliariam a evitar avaliações desnecessárias ou impertinentes. Os estudos de avaliabilidade buscam esclarecer os objetivos de determinada intervenção, explorar a realidade na qual se desenvolvem suas atividades e identificar questões que permeiam as práticas dos grupos envolvidos na condução da iniciativa.[4-6] O campo da Saúde, no Brasil, vem utilizando as análises de avaliabilidade como políticas de redução de danos[8], programas de promoção da saúde[9] e estratégia no âmbito da gestão do trabalho e provimento de profissionais.[10]

O uso de modelos teóricos parte do pressuposto de que toda ação programática em saúde tem uma teoria subjacente a suas operações, uma teoria da ação. Se toda ação é concebida e planejada em certo momento, podemos supor que ela surge em resposta a demandas e interesses específicos, consumindo recursos financeiros, materiais e humanos para entregar algo a alguém. O pressuposto em questão diz também que tal ação (e sua teoria) nem sempre é explícita para os atores, uma vez que pode ter sido concebida por outros atores ou advir de outro momento histórico. Percebemos que as imagens, com frequência, se perdem nas organizações, como se os planos originais perdessem a cor com o passar do tempo. É a lacuna criada por tais fenômenos que fundamenta a construção de modelos teóricos do objeto que pretendemos avaliar.

Certos autores, como Medina et al,[7] argumentam que qualquer avaliação precisa reconhecer seu objeto para representá-lo em seus componentes, fluxos, relações causais, pressupostos e expectativas. Em muitas circunstâncias, a reconstrução do modelo teórico traz elementos cruciais para analisar a relevância do objeto: sua adequação, arranjos técnicos, estratégias e tecnologias. Para os autores, a construção da teoria do objeto-modelo permite não apenas enxergar o programa que queremos avaliar, mas fazer escolhas técnicas e políticas durante uma avaliação.

Ainda segundo os autores, à medida que o modelo teórico explicita a aposta em um modelo de cuidado, abre-se a possibilidade de que uma avaliação compreenda em que medida tal aposta adere à realidade, que demandas efetivamente responde, que recursos mobiliza e, sobretudo, que resultados produz.[7] Se uma avaliação lida inevitavelmente com diferenças, discrepâncias e lacunas entre expectativas e realidade, entre o que era necessário e o que foi possível, é crucial que tais expectativas e necessidades estejam claramente definidas.

Nessa mesma linha, vem de Cassiolato e Guerese (2010) o argumento de que um modelo teórico implica o ordenamento dos componentes de um serviço, projeto ou programa deve ser feito de forma articulada, dando ênfase aos resultados a serem alcançados.[11] Mais do que reconhecer componentes, os autores argumentam que o uso de modelos teóricos esclarece as ideias (problemas, pressupostos) e as hipóteses (estratégias, lógica, resultados esperados) que conferem sentido e racionalidade a uma intervenção.

Segundo o Ministério do Desenvolvimento Social brasileiro (BRASIL, 2014),[12] um modelo teórico pode identificar as relações causais entre ações e resultados. Uma de suas características mais importantes é demonstrar, ao menos no plano ideativo, que a adequada articulação de certos recursos e profissionais pode significar a solução dos problemas que desencadearam as ações, os programas ou os próprios serviços, o que não deixa de ser uma forma de projetar o impacto esperado na realidade.

Em Chen (1990), encontramos outra contribuição teórica importante a respeito dos modelos teóricos. O autor afirma que as teorias de avaliação têm característica prescritiva, ou seja, estão comprometidas não apenas a descrever e julgar a relevância e o mérito de um determinado objeto, mas em apontar o que deve ser feito para aprimorá-lo.[13] Para atingir essa finalidade, é essencial que qualquer avaliação lance mão de todo o conhecimento disponível sobre o objeto avaliado, envolvendo perspectivas, hipóteses e expectativas dos atores interessados no objeto e em sua avaliação.

Na perspectiva da abordagem integradora proposta por Chen (1990), a construção de uma teoria da ação subjacente a cada objeto avaliado, que podemos chamar de teoria do programa, deve incorporar tanto os saberes acadêmicos sobre o objeto avaliado como os saberes advindos de sua realidade política e operacional, o que converge com a proposição de Medina et al.[7] A abordagem integradora, somada à tradição democrática do SUS, nos permite propor a elaboração de modelos teóricos ou teorias de programa em diferentes etapas, que, segundo Cruz (2006), estão orientadas pela necessidade de produzir diálogos e acordos entre os atores envolvidos em uma avaliação.[14] Nesse ponto, compreendemos que o modelo teórico ganha em precisão e legitimidade à medida que é construído pelos atores que governam a avaliação. A Figura 2.2 resume essa ideia.

Um dos maiores desafios das organizações contemporâneas consiste em criar ambientes e cultura de diálogo, reflexão e construção coletiva das questões ligadas ao cotidiano do trabalho. Habituados a viver em caixas e a não atravessar fronteiras, muitos de nós carregamos dificuldades para o trabalho cooperativo e para a construção em grupo. Estejamos mais ou menos abertos a esse tipo de experiência, o fato é que as avaliações são bastante efetivas em demonstrar a importância de fazer circular a palavra entre os atores. Essa é a condição fundamental para um exercício que visa construir um modelo teórico a partir de palavras, histórias, lembranças e leituras.

Se "palavra que circula é saber que circula, poder que opera e se movimenta",[15] a construção do modelo teórico para uma determinada intervenção que realmente faça sentido e se

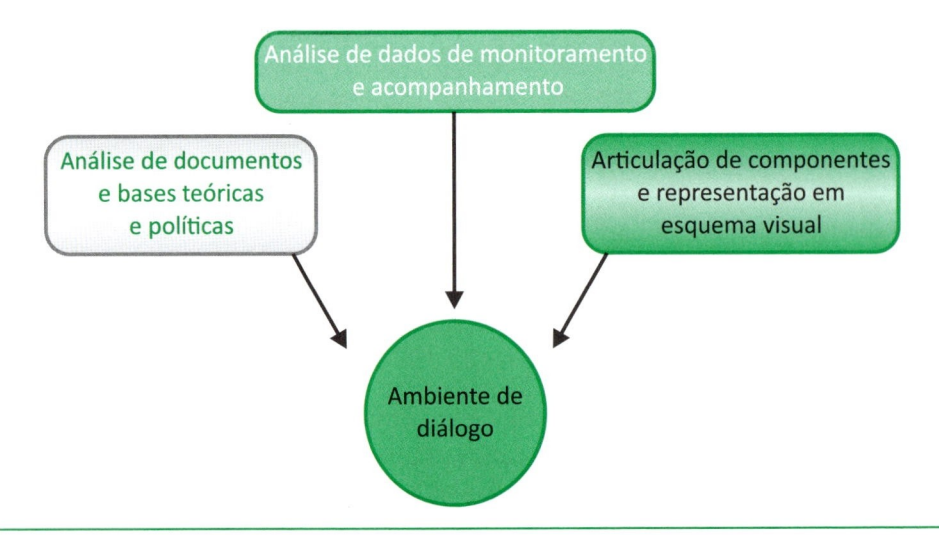

Figura 2.2 – Etapas para a elaboração de uma teoria da ação (teoria do programa).

apoie na experiência de todos os envolvidos não pode abrir mão de espaços onde a *palavra* possa circular sem constrangimentos ou coerções. É nesse sentido que, além do manejo cuidadoso do processo grupal, o uso de perguntas disparadoras ou norteadoras pode auxiliar a produção. As perguntas podem abrir janelas, identificar sentidos, clarear elos e ajudar a desenhar o modelo. O Quadro 2.1 mostra, como exemplo, uma sequência de perguntas capazes de apoiar o processo de construção.

Quadro 2.1 – Perguntas-chave para a construção de modelos teóricos

1. Quais os principais problemas, agravos ou demandas de saúde que o serviço ou programa se propõe a combater?

2. Tomando como base tais problemas, agravos ou demandas, quais transformações de longo prazo ou que impactos o serviço ou programa pode alcançar?

3. Com quais atores o serviço ou programa trabalha? Quais estratégias são utilizadas para cada público? Como cada ator está sendo impactado por determinada estratégia?

4. Há resultados de curto e de longo prazo encadeados? Quais são eles?

5. Quais indicadores são ou têm sido capazes de mostrar o alcance de tais resultados de curto e médio prazo, bem como o impacto do serviço ou programa?

6. O caminho de transformação que o serviço ou programa percorre está claro? Há lacunas? Há pontos de maior potencial? Há condições necessárias que estão ou não estão acontecendo?

7. Em que medida a relação entre as estratégias e os resultados é consistente?

8. Há clareza sobre os resultados esperados?

9. Qual esquema visual melhor expressa o modelo de serviço ou do programa?

O exercício dialógico para a construção de um modelo teórico pode ganhar muita qualidade à medida que aos discursos e às novas construções somam-se a observação de atividades e a captura e análise de documentos organizacionais. Os projetos originais, termos de referência, relatórios de monitoramento, protocolos, prontuários e outras formas de registro da gestão e do cuidado podem representar um caudaloso oceano de memórias e saberes com potencial para revelar muito do que não é visível. Portanto, mesmo em uma etapa pré-avaliativa, ou seja, numa etapa em que o que se busca é a aproximação do objeto, muitas atividades de coleta e análise já podem ser feitas.

No exercício dialógico para a construção de um modelo teórico há aspectos-chave que merecem destaque, em razão da necessidade de receberem atenção especial dos atores, sobretudo daqueles que desempenham função de avaliadores:

1) O envolvimento de atores-chave que estejam de fato envolvidos com a avaliação e os saberes que ela produzirá;

2) O encontro da avaliação com seu objeto, a fim de que esse objeto seja percebido com a maior nitidez possível, crucial para o estudo;

3) A atenção ao conjunto de resultados prometido pelo programa ou serviço, essencial para a construção de critérios julgamento, como abordaremos mais adiante.

Se cabe uma última observação a respeito da construção dos modelos teóricos, ela diz respeito a quanto tem sido importante a utilização de esquemas visuais para dar tangibilidade ao modelo teórico. Os infográficos ou diagramas, como ilustra a Figura 2.3, devem ser peças capazes de resumir e evidenciar certa lógica, além de favorecer o diálogo entre os atores e facilitar a comunicação dos resultados do processo de trabalho. Há nos esquemas visuais bom potencial para demonstrar os componentes de um serviço ou programa, seu ordenamento, fluxo e encadeamento. Ante a complexidade dos objetos, as imagens são, muitas vezes, potentes dispositivos para disparar reflexão, auxiliando grupos a se surpreenderem com a realidade em curso.

Vejamos agora de que maneira o esforço empregado na construção do modelo teórico dá sustentação à etapa na qual o desenho técnico específico da avaliação será construído. Abordaremos a centralidade das perguntas avaliativas na condução de um estudo para, depois, ingressarmos na matriz avaliativa, dando ênfase aos indicadores e critérios para produzir juízo de valor (julgamento).

As perguntas avaliativas para nortear os estudos

Ainda que a teoria de programa do objeto de avaliação seja consistente, explícita e reconhecida pelos atores, não será capaz de guiar a avaliação. O que muitos autores defendem e a prática avaliativa demonstra é que a formulação de boas perguntas é imprescindível para a produção de avaliações relevantes. Em sentido geral, uma pergunta resume o ato de interrogar a realidade e representa a necessidade de descoberta, o desejo de investigação, a admissão de que existem zonas de incerteza que precisam ser conhecidas.

Num plano metafórico, a pergunta é o indício de que a avaliação se curvará à realidade e de que se parte, de fato, em uma jornada de descoberta crucial para a sobrevivência do objeto, para seu desenvolvimento ou melhoria. Enquanto apostas, projeções, expectativas e riscos são o espírito do planejamento, incerteza, interrogação, crítica e juízo de valor são o espírito da avaliação, o que torna tais práticas componentes gemelares e vertebrais da gestão genuinamente comprometida.

Para Silva (2012b), as perguntas avaliativas devem se ancorar em dois elementos principais, se o objetivo é levar a descobertas e aprendizagem:[17]

> *Primeiro [...] devem ser capazes de traduzir aquilo que os atores querem e precisam compreender melhor, vertendo interesses e desconfianças em perguntas. Segundo, devem ser capazes de apontar para direções que possam agregar valor ao objeto avaliado, seja por iluminar suas limitações, seja por reconhecer seus resultados (SILVA, 2012b:11).*

Nas palavras de Davidson (2012:21), "uma avaliação verdadeiramente relevante depende das perguntas certas",[18] enquanto muitas avaliações se perdem exatamente por não haver clareza sobre o que é realmente importante descobrir. Segundo a autora:

> *Uma boa maneira de assegurar a relevância é criar uma lista de perguntas abrangentes para nortear todo o trabalho. Muitas vezes, parte-se diretamente para a coleta ou mensuração de informações, ou as perguntas são limitadas demais, impedindo a obtenção de dados indicativos. Isso ocorre porque se pensa 'O que se vai mensurar?', em vez de se pensar 'O que realmente é preciso saber?' (DAVIDSON, 2012: 21).*

Observe a Figura 2.3.

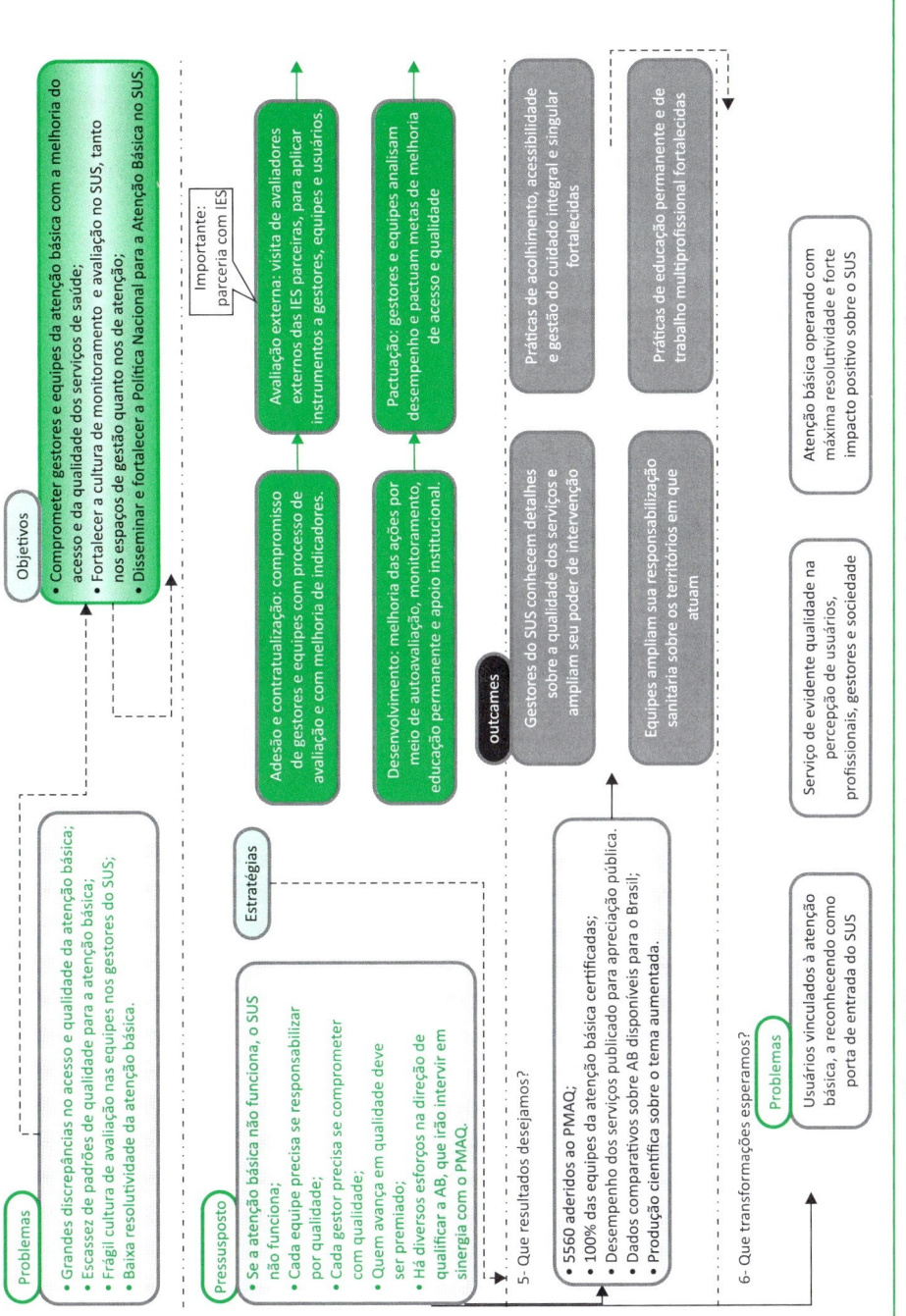

Figura 2.3 – Esquema visual de um programa de saúde. Fonte: SILVA (2015).[16]

Nesse sentido, talvez seja muito importante retomar a conhecida frase de John Tukey, conhecido estatístico norte-americano citado por Davidson (2012:21): "É muito melhor ter uma resposta aproximada para a pergunta certa – que muitas vezes é vaga –, do que uma resposta precisa para a pergunta errada – que pode sempre ser feita de forma precisa". Como se pode perceber, há uma clara aposta na importância das perguntas como norteadoras de uma avaliação, sendo sua elaboração a etapa primordial de um bom plano de avaliação.

As matrizes avaliativas como instrumentos de gestão da avaliação

As avaliações são processos que exigem de avaliadores permanentes exercícios lógicos e dialógicos. O exercício lógico se expressa no esforço de conferir coerência técnica ao estudo, de forma que ele alcance os propósitos para os quais foi desenhado. O dialógico se expressa na sustentação de dinâmicas conversacionais significativas, crucial para assegurar que os diferentes atores construam sentido para o processo avaliativo e, assim, o tornem relevante em seus contextos organizacionais.

Como garantir a melhor articulação entre lógica e diálogo numa avaliação? Nossa aposta se concentra em construir a matriz avaliativa com a participação efetiva dos atores. Quando construímos uma matriz, estamos a elaborar o plano de avaliação, ou seja, o caminho técnico capaz de produzir os saberes necessários a respeito de certo objeto. A matriz cumpre o papel de encadear e relacionar os diferentes componentes da avaliação, explicitando sua interdependência para o estudo e permitindo que os atores fiquem atentos a tais conexões.

As matrizes são, também, peças de gestão transparente e de comunicação, uma vez que mostram o que será avaliado, de que forma e que tipo de informação será produzido. O Quadro 2.2 traz um exemplo de matriz avaliativa e apresenta componentes que serão discutidos mais adiante. Cabe destacar que as matrizes avaliativas podem variar em sua forma e componentes, a depender da abordagem teórica e das necessidades do grupo que a constrói. No Quadro 2.2, apresentamos o que consideramos ser conteúdos essenciais.

A matriz tem por finalidade articular a lógica do estudo, sendo capaz de demonstrar os componentes necessários e as etapas a serem cumpridas até a apresentação e debate dos resultados da avaliação, ou seja, até o momento em que o esforço avaliativo se encontra com o momento de decisão e formulação. A matriz também permite visualizar a lógica do estudo, possibilitando que os atores analisem e corrijam sua consistência técnica e reflitam sobre sua viabilidade: quais indicadores melhor respondem à pergunta? Quais fontes de informação são necessárias? Quais formas de coleta de informação são adequadas? Cada etapa subsequente está relacionada à anterior.

Tendo em vista que já abordamos criteriosamente a formulação de perguntas avaliativas e que este capítulo não pretende abordar aspectos relacionados a fontes de informação e formas de coleta, concentraremos o olhar no tema dos indicadores e critérios de julgamento, temas que podem ser considerados o "centro nervoso" das práticas avaliativas. Mas, afinal, o que são indicadores? Por que tanto debate em torno de sua construção? Por que precisamos de critérios de julgamento em uma avaliação? Como construir critérios justos e assegurar uma avaliação justa?

Quadro 2.2 – Exemplo de matriz avaliativa

Perguntas avaliativas	Indicadores e critérios	Fontes de informação	Formas de coleta de dados	Produtos da avaliação
O programa de combate à obesidade infantil tem sido implementado de forma sensível ao contexto dos povos indígenas aos quais se dirige?	Linguagem dos materiais utilizados	Materiais técnicos distribuídos	Leitura e análise técnica	Painel de resultados apresentado para debate no Conselho Estadual de Saúde
	Preparo técnico dos profissionais	Profissionais de saúde	*Survey*	
	Articulação com líderes das aldeias	Líderes das aldeias alcançadas	Entrevistas individuais	
			Grupos focais	
	Respeito à cultura alimentar dos povos indígenas	População das aldeias		

Todo indicador deve ser um resumo da realidade, deve revelar o funcionamento, a condição ou o desempenho de um objeto, deve conter na parte que ele evidencia algo do todo ao que ele se relaciona. Um indicador é, portanto, o fragmento de uma realidade ampla e complexa que não pode ser apreendida ou representada com simplicidade. Por isso, um indicador é sempre um elemento ousado, uma tentativa de colocar uma lupa nos pontos críticos e mais relevantes da realidade, o que exige escolhas antecedidas de bastante reflexão. Tomemos alguns exemplos de indicadores para melhor enxergar tais elementos e refletir sobre eles.

O coeficiente de mortalidade infantil, ou taxa de mortalidade infantil, é um indicador que tem como fórmula de cálculo o número de nascidos vivos que morrem antes de completar 1 ano de vida dividido pelo número total de nascidos vivos. O resultado é, então, multiplicado por mil para se alcançar uma taxa como 14/1000, que é próxima ao último valor divulgado pelo Ministério da Saúde para o Brasil. Esse indicador foi escolhido porque é capaz de apontar algo relevante a respeito das condições de pré-natal, parto e puerpério. Isoladamente, o indicador não revela em qual ou quais dessas etapas há problemas, mas oferece a possibilidade de afirmarmos que as condições de nascimento das crianças em um determinado território são mais ou menos ruins. A taxa de mortalidade infantil é específica e precisa porque mede apenas uma variável. Ela permite comparar diferentes realidades nas quais apliquemos a mesma fórmula, permite comparações ao longo do tempo dentro da mesma população ou entre populações, além de ser uma variável de fácil produção e de bastante tangibilidade. Ao revelar o fato de que crianças que deveriam estar vivas e se desenvolvendo como seres humanos estão mortas antes de completar seu primeiro ano de vida, ele se torna um indicador de forte apelo social e político.

Mas voltemos à Figura 2.1 e tomemos um indicador bem menos tradicional do que o coeficiente de mortalidade infantil: o de respeito à cultura alimentar dos povos indígenas.

Nesse caso, admitimos que um indicador não precisa ser sempre quantitativo. Esse equívoco ocorre em virtude de a própria palavra "indicador" ser frequentemente utilizada em situações qualitativas e mesmo corriqueiras. A face ruborizada de alguém não pode ser um indicador de vergonha? Um sorriso largo não pode indicar alegria? Alguém deixar uma reunião de maneira abrupta não pode indicar descontentamento? Se os indicadores são sinais da realidade, podemos assumir que há sinais de naturezas quantitativa e sinais de natureza qualitativa.

No caso do respeito à cultura alimentar dos povos indígenas, a forma de construir o indicador é outra. Enquanto o indicador de natureza quantitativa demanda uma fórmula e um cálculo, o indicador de natureza qualitativa demanda um texto ou um anúncio que o transforma numa categoria de análise que poderá ser observada na realidade. Pensemos, por exemplo, que o respeito à cultura alimentar dos povos indígenas seja definido da seguinte forma: programa identifica os hábitos alimentares tradicionais dos povos indígenas e incentiva que as discussões sobre alimentação sejam feitas comparando hábitos tradicionais e hábitos recentes adotados a partir do contato com o homem branco, de forma a favorecer padrões de consumo mais equilibrados, sustentáveis, viáveis e que gerem menos obesidade.

Nesse caso, estamos trocando uma fórmula de cálculo (percentual de indígenas obesos ou percentual de indígenas que consomem alimentos tradicionais) pela leitura de como um programa se molda à cultura local no intuito de respeitá-la e valorizá-la. A intenção não é avaliar quais indicadores, se os quantitativos ou os qualitativos, são melhores, julgamento não apenas pobre como estúpido na contemporaneidade. Estamos sustentando que certos objetos, perguntas e circunstâncias necessitam de olhares qualitativos, enquanto outros objetos, perguntas e circunstâncias necessitam de olhares quantitativos. Visto que cada abordagem ilumina certos elementos e enfatiza aspectos distintos, esperamos que seu uso combinado e inteligente eleve a qualidade de uma avaliação.

Sejam quantitativos, sejam qualitativos, os indicadores não são suficientes para que uma avaliação cumpra sua finalidade primária, que é subsidiar a formação de juízo de valor sobre determinado objeto. Para que haja as condições necessárias à elaboração desse juízo de valor e para que esse exercício seja justo e potente, é crucial que avancemos dos indicadores para o que chamamos de "critérios de juízo" ou "critérios de julgamento". Tomemos como exemplo um programa de combate à doença hipertensiva crônica em uma comunidade quilombola, na qual essa enfermidade está fortemente presente e com dramáticas consequências.

Para avaliar os resultados desse programa, um grupo de trabalho constituído pelo Conselho Municipal de Saúde formulou algumas perguntas avaliativas e, para uma delas, elegeu três indicadores:

1) Taxa de acesso a anti-hipertensivos de uso contínuo;
2) Participação dos usuários nos grupos de controle de peso;
3) Papel dos agentes de saúde na redução do consumo de sal de cozinha (NaCl) na comunidade.

Tais indicadores visam a distintos elementos relacionados ao combate à doença hipertensiva crônica. Enquanto o acesso a medicamentos visa ao controle dos casos medicamentosos e à redução de complicações, a participação dos usuários nos grupos de controle de peso visa à redução de fatores de risco em usuários específicos. Ao olhar o papel dos agentes de saúde na redução do consumo de sal de cozinha, a avaliação observa os potenciais efeitos do programa no longo prazo.

Entretanto, e se descobrirmos que a taxa de acesso a anti-hipertensivos é de 78%? E se descobrirmos que a participação dos usuários nos grupos é intermitente, com pouco vínculo e muitas faltas? E se descobrimos que os agentes de saúde não estão convencidos de que o sal de cozinha seja um problema e evitem abordar o tema para não parecerem invasivos e pretensiosos? Tais descobertas são, seguramente, importantes, mas elas só ganharão *status* avaliativo na medida em que aquilo que constatamos possa ser comparado com algum parâmetro, possibilitando que formulemos juízos de valor sobre as variáveis e o programa. Aprofundemos o exemplo.

Tendo em vista que os resultados nunca estão inscritos num pano de fundo em branco, sempre há expectativas, promessas e compromissos, mais ou menos explícitos, que constituem um constructo a partir do qual se pode fazer juízo de valor. No Quadro 2.3, apontamos o que poderiam ser as expectativas para cada um dos três indicadores relacionados à avaliação do programa de combate à doença hipertensiva crônica, a fim de deixar claro que o desempenho de um indicador só terá valor se ele encontrar base para comparação. Essa base pode ser proveniente da literatura científica, da experiência concreta dos atores em outros programas similares, da projeção feita no momento de planejamento ou mesmo de um pacto construído pelos atores no processo avaliativo. Venha de onde vier, o elementar é que os

Quadro 2.3 – Critérios para analisar os indicadores

Indicadores	Desempenho satisfatório	Desempenho razoável	Desempenho insatisfatório
Taxa de acesso a anti-hipertensivos de uso contínuo	91% ou mais dos usuários com diagnóstico de doença hipertensiva crônica têm acesso aos medicamentos prescritos pelo médico de família	Entre 70% e 90% dos usuários com diagnóstico de doença hipertensiva crônica têm acesso aos medicamentos prescritos pelo médico de família	Menos de 70% dos usuários com diagnóstico de doença hipertensiva crônica têm acesso aos medicamentos prescritos pelo médico de família
Participação dos usuários nos grupos de controle de peso	80% ou mais dos usuários com IMC acima de 30 participam dos grupos de controle de peso	Entre 50 e 79% dos usuários com IMC acima de 30 participam dos grupos de controle de peso	Menos de 50% dos usuários com IMC acima de 30 participam dos grupos de controle de peso
Papel dos agentes de saúde na redução do consumo de sal de cozinha (NaCl) na comunidade	Agentes de saúde estão convencidos da relação entre consumo elevado de NaCl e doença hipertensiva crônica e atuam de maneira firme para reduzir seu consumo pela comunidade	Agentes de saúde estão parcialmente convencidos da relação entre consumo elevado de NaCl e doença hipertensiva crônica, mas não atuam ou quase não atuam para reduzir seu consumo pela comunidade	Agentes de saúde não estão convencidos da relação entre consumo elevado de NaCl e doença hipertensiva crônica e não atuam para reduzir seu consumo pela comunidade

parâmetros sejam sólidos e justos: nem uma imagem, objetivo impossível de alcançar, nem um desempenho baixo que poderia esconder fragilidades.

Nota-se que os critérios de classificação para cada um dos indicadores são, nesse caso, trabalhados numa escala que oferece três tipos de variação. Nos dois primeiros indicadores, o critério é evidentemente quantitativo, enquanto no terceiro é qualitativo. Como vai se tornando visível, os critérios criam as condições para que os 78% da taxa de acesso a anti-hipertensivos, a participação intermitente dos usuários nos grupos e o não convencimento dos agentes de saúde sobre as consequências do consumo de sal de cozinha sejam mais bem compreendidos e classificados com base em um parâmetro explícito. É desse exercício, que relaciona indicador e critério, que nasce o que essencialmente deveria ser uma avaliação: a aplicação de critérios explícitos e justos, compreendidos e legitimados pelos atores, para julgar a relevância e o mérito de um determinado objeto.

No entanto, a tarefa não cessa aí. O juízo de valor a respeito de um objeto complexo não deveria ser feito com base em apenas dois ou três indicadores, tampouco apartado do contexto no qual o programa se desenvolve; contexto que é político, econômico, cultural etc. Um juízo sólido é capaz de articular os critérios associados a cada indicador, combinando-os da forma mais contextualizada e justa possível. Como dissemos, a avaliação em questão buscava responder outras perguntas e, nesse sentido, o juízo de valor deveria ser composto dos elementos relacionados a todas elas. O Quadro 2.4 mostra a combinação de critérios que possibilitaria um juízo mais cuidadoso. A associação de critérios tem sido denominadas rubricas avaliativas e utilizada por diferentes correntes profissionais e autores.[18,19]

O quadro demonstra que o juízo de valor abrange distintos componentes do programa de maneira articulada, convidando os atores a formarem seu juízo de valor de forma contextualizada. Em algumas situações, a prática investigada pode até não corresponder exatamente à especificação de cada critério presente em um mesmo nível da rubrica. Nesse sentido, a rubrica deve ser tomada como a descrição de um domínio de resultado que abrange todos os critérios, sendo necessário o exercício de encontrar o nível de rubrica que melhor representa a situação investigada, permitindo um juízo de valor consciente e sensível à realidade. Uma terceira pergunta poderia, ainda, focalizar o componente econômico do programa, enquanto uma quarta pergunta poderia investigar a forma como a Secretaria de Saúde tem criado efetivas condições para o trabalho das equipes de saúde da família. Lembrando que o contexto político local poderia ser de turbulência, que poderia estar em curso uma forte crise de arrecadação, que profissionais poderiam ter sido aprovados em um concurso público no município vizinho e deixado o trabalho, entre outros, o juízo de valor deveria abranger esse conjunto para formular afirmações precisas sobre o programa e favorecer que decisões efetivamente estratégicas fossem tomadas com base na avaliação. O exercício de avaliar é, nesse sentido, um exercício de precisão e de justiça, de sensibilidade e abrangência, de transparência e compromisso, características essenciais para a gestão que desejamos para os serviços de saúde.

Considerações finais

Não restam dúvidas de que a gestão é um campo de enormes desafios. A ela cabe a inteligente e extenuante tarefa de equilibrar interesses a fim de garantir avanços e manejar dinâmicas de poder para favorecer que os serviços cumpram seus papéis sociais de proteger, recuperar e promover a saúde da população. Sustentar os ciclos de planejamento, implementação,

Quadro 2.4 – Rubricas avaliativas para permitir juízo de valor.

Perguntas	Programa tem desempenho satisfatório e deve ser continuado para garantir impactos	Programa tem desempenho razoável e precisa de correções pontuais para melhorar entregas	Programa tem desempenho insatisfatório e precisa ser redesenhado
As estratégias do programa têm incidido de maneira potente nos principais fatores de risco para a população quilombola coberta?	91% ou mais dos usuários com diagnóstico de doença hipertensiva crônica têm acesso a medicamentos; 80% ou mais dos usuários com IMC acima de 30 participam dos grupos de controle de peso; e os agentes de saúde estão convencidos da relação entre consumo elevado de NaCl e doença hipertensiva crônica e atuam de maneira firme para reduzir seu consumo pela comunidade	Entre 70 e 80% dos usuários com diagnóstico de doença hipertensiva crônica têm acesso a medicamentos; entre 50 e 70% dos usuários com IMC acima de 30 participam dos grupos de controle de peso; e os agentes de saúde estão parcialmente convencidos da relação entre consumo elevado de NaCl e doença hipertensiva crônica, mas não atuam ou quase não atuam para reduzir seu consumo pela comunidade	Menos de 70% dos usuários com diagnóstico de doença hipertensiva crônica têm acesso a medicamentos; menos de 50% dos usuários com IMC acima de 30 participam dos grupos de controle de peso; e os agentes de saúde não estão convencidos da relação entre consumo elevado de NaCl e doença hipertensiva crônica e não atuam para reduzir seu consumo pela comunidade
As equipes de saúde da família têm sido capazes de compreender e adaptar os protocolos de cuidado de forma a ampliar sua capacidade de detecção precoce e manejo dos casos de doença hipertensiva?	As equipes conhecem, compreendem e utilizam os protocolos de maneira adaptada ao contexto local e têm sido capazes de ampliar a detecção precoce de doença dipertensiva e de atuar para evitar complicações	As equipes conhecem, compreendem os protocolos, mas o utilizam de forma parcial e têm sido pouco capazes de ampliar a detecção precoce de doença hipertensiva e de atuar para evitar complicações	As equipes conhecem, mas pouco compreendem ou se importam com os protocolos, sendo incapazes de ampliar a detecção precoce de doença hipertensiva e de atuar para evitar complicações

monitoramento e avaliação é uma ação de extrema relevância para ampliar acesso e qualidade dos serviços, o que requer a utilização de nossas subjetividades, nos pede inspiração, exige transparência, demanda lógica e organização e requer investimento permanente em boas conversas.

No entanto, é sempre oportuno refletir que os papéis técnicos e políticos atribuídos aos gestores pode degenerar-se em um centralismo exagerado, verticalizado e autoritário, prejudicando a criação de espaços em que os diversos atores sejam convidados a participar e onde as diferentes perspectivas, experiências e conhecimentos sejam valorizados. Acreditamos que a criação desses espaços deva ser incentivada no trabalho em saúde, proporcionando um horizonte em que a cogestão, no sentido atribuído por Campos,[20] não apenas subsidie processos avaliativos mais democráticos e responsivos, mas também contribua para que esses espaços de trabalho sejam dotados de sentido para todos que neles atuam. Ainda que tal horizonte, muitas vezes, pareça distante, já que as intensas exigências e desafios que o cotidiano nos impõe acabam minando nossa potência criativa, o trabalho em saúde é sempre um *fazer* em saúde, cujas interações humanas constituem motor de transformações que alargam as possibilidades à medida que são colocadas em prática, mesmo que sob constante tensão.

Nesse movimento complexo, as práticas de avaliação podem operar como potente dispositivo de implicação, descoberta, aprendizagem e apoio à mudança. Como pudemos observar na argumentação deste ensaio e também ao longo de toda a obra, somos parte de uma comunidade de sujeitos que acredita no olhar criterioso e reflexivo sobre a trajetória das organizações, sobre suas apostas e conquistas, falhas e limites. Tomamos as avaliações ora como mesas de negociação, ora como assembleias de concertação. Lançamo-nos nos processos ora como facilitadores de conversas, ora como investigadores interessados nos detalhes. E está nessa plasticidade a potência das avaliações.

Entretanto, não carregamos ilusões ingênuas. Sabemos das cargas históricas despejadas sobre as avaliações desde as remotas e ainda resilientes construções de comando, controle, padronização e massificação legadas por Fayol e Taylor. Sabemos o quanto as avaliações foram utilizadas ao longo do século XX como potentes exercícios de poder e de cerceamento de possibilidades. Sabemos quantas vezes os conceitos ciência, neutralidade e objetividade foram utilizados para conservar o poder nas mãos de poucos e submeter as multidões. Sabemos quanta violência simbólica ainda reveste os processos avaliativos e sabemos que as tentativas de produzir avaliações justas numa moldura democrática requerem forte disposição para disputar o espaço e convencer pela experiência.

Esperamos que este capítulo seja tomado como mais uma contribuição para promover e fortalecer o direito à saúde, que só pode ser garantido de maneira adequada mediante o desenvolvimento de serviços de saúde desenhados e executados para terem relevância e produzirem efeitos positivos na sociedade. Não está entre nossas premissas a que considera as práticas avaliativas a panaceia da gestão ou tábua de salvação das políticas públicas; o mundo é bem mais complexo do que isso.

Contudo, vive em nós a premissa de que não haverá universalidade, equidade e integralidade no SUS se os serviços e os programas não avançarem em sua relevância, ou seja, se não forem concebidos e desenhados com grande capacidade de aderirem à realidade, de se abraçarem aos profissionais de saúde, de lançarem mão das tecnologias mais inteligentes e efetivas e de se sustentarem financeiramente. Não haverá universalidade, equidade e integralidade no SUS se os serviços e programas não tiverem êxito em seus propósitos de alterar positivamente as condições de saúde na sociedade. O que desejamos é que as práticas avaliativas apoiem e encorajem os diversos atores que fazem o SUS a conhecer, analisar, aprender e ajustar permanentemente a relevância e o mérito dos serviços.

Referências Bibliográficas

1. Guba EG, Lincoln YS. Avaliação de Quarta Geração. Campinas: Editora da Unicamp, 2011.
2. House ER. The role of the evaluator in a political world. The Canadian Journal of Program Evaluation, v. 19, n. 2, p. 1-16, 2004.
3. Cousins JB, Whitmore E. Framing Participatory Evaluation. In: Whitmore, E (ed.) Understanding and Practicing Participatory Evaluation. New Directions for Evaluation, no. 80. San Francisco, 1998.
4. Mendes MFM, Bezerra GCLCA, Dubeux LS. Avaliabilidade ou pré-avaliação de um programa. In: SAMICO, I. et al. (org.). Avaliação em saúde – bases conceituais e operacionais. Recife: IMIP, 2010.
5. Wholey JS. Evaluability assessment: developing program theory. New Directions for Program Evaluation, n. 33, p. 77-92, 1987.
6. Vieira da Silva LM. Avaliação de políticas e programas de saúde. Rio de Janeiro: Fiocruz, 2014.
7. Medina FG et al. Uso de modelos teóricos na avaliação em saúde: aspectos conceituais e operacionais. In: Hartz ZMA, Silva LM Vieira da. (Org.). Avaliação em saúde: dos modelos teóricos à prática na avaliação de programas e sistemas de saúde. Salvador: EDUFBA, 2005.
8. Medeiros PFP, Bezerra LCA, Santos NTV, de Oliveira Melo E. Um estudo sobre a avaliabilidade do Programa + Vida: política de redução de danos em álcool, fumo e outras drogas do município de Recife, Brasil. Revista Brasileira de Saúde Materno Infantil, v. 10, supl. 1, p. s209-s217, nov. 2010.
9. Padilha MA, Oliveira CM, Figueiró AC. Estudo de avaliabilidade do Programa Academia Carioca da Saúde: desafios para a promoção da saúde. Saúde em Debate, v. 39, n. 105, p. 375-386, jun. 2015.
10. Oliveira CM, Cruz MM, Kanso S, Reis AC, Lima A, Torres RMC, et al. Avaliabilidade do Programa de Valorização do Profissional da Atenção Básica (PROVAB): desafios para gestão do trabalho. Ciência e Saúde Coletiva, v. 20, n. 10, p. 2999-3010, out. 2015.
11. Cassiolato M, Gueresi S. Como elaborar modelo lógico: roteiro para formular programas e organizar avaliação. Brasília, 2010.
12. BRASIL. Ministério do Desenvolvimento Social e Combate à Fome. Caderno de Estudos: curso em conceitos e instrumentos para o monitoramento de programas. Brasília, 2014. 91.
13. Chen TH. Theory-Driven Evaluations. Beverly Hills: Sage, 1990.
14. Cruz MM. Avaliação de Programas de Prevenção de DST/AIDS para Jovens: estudo de caso numa organização governamental e numa organização não-governamental do Município do Rio de Janeiro. 2006. 234 f. Tese (Doutorado em Saúde Pública) – Escola Nacional de Saúde Pública Sérgio Arouca (ENSP), Fundação Oswaldo Cruz (Fiocruz), Rio de Janeiro, 2006.
15. Silva RR. Sobre avaliação e desenvolvimento organizacional. In: OTERO, M. (Org.). Contexto e prática da avaliação de iniciativas sociais no Brasil: temas atuais. São Paulo: Instituto Fonte/Peirópolis, 2012a. p. 43-60.
16. Silva RR, Furtado J, Akermab M, Gasparini M. Subsídios para a meta-avaliação do Programa de Melhoria do Acesso e Qualidade do SUS PMAQ. In: Furtado J, Akerman M. Práticas de avaliação em saúde no Brasil: diálogos. Porto Alegre: Editora Rede Unida, 2015.
17. Silva RR. Para fazer avaliações relevantes. In: Fundação Itaú Social, Fundação Roberto Marinho, Move (orgs.) A Relevância da avaliação para o investimento social privado. São Paulo: Fundação Santillana, 2012b.p. 09-16.
18. Davidson EJ. Tornar as avaliações estrategicamente práticas e relevantes. In: Fundação Itaú Social, Fundação Roberto Marinho, Move (orgs.) A Relevância da avaliação para o investimento social privado. São Paulo: Fundação Santillana, 2012.p. 17-41.
19. Chianca TK. Avaliações válidas, relevantes e úteis. In: Fundação Itaú Social, Fundação Roberto Marinho, Fundação Maria Cecília Souto Vidigal, Move (orgs.). Avaliação para o investimento social privado: metodologias. São Paulo: Fundação Santillana, 2013. p. 93-116.
20. Campos GWS. Clínica e saúde coletiva compartilhadas: teoria Paidéia e reformulação ampliada do trabalho em saúde. In: Campos GWS, Figueiredo MD, Pereira Júnior N, Castro CP (orgs.). Tratado de saúde coletiva. São Paulo; Rio de Janeiro: Hucitec; Fiocruz, 2006. p. 53-92.

Pensando Avaliação em Políticas e na Gestão em Saúde numa Perspectiva Cartográfica – Construção Compartilhada que Favoreça Mudanças

Laura Camargo Macruz Feuerwerker

Como pensar análises de políticas

Costuma-se dizer que no Brasil não há cultura de avaliação, inclusive no campo das políticas públicas, em que há uma tradição de descontinuidade política entre governos, sem prévia avaliação dos efeitos das iniciativas vigentes ou apesar de seus eventuais efeitos positivos, independentemente dos custos implicados nas rupturas.

Isso certamente tem a ver com a frágil tradição de cobrança do "público"/sociedade civil em relação aos governantes, o que libera os últimos para serem pouco responsáveis com a coerência de seus programas e com a utilização dos recursos de modo efetivo. É a falta da chamada *accountability*, responsabilidade pública de governantes e instituições diante dos direitos sociais, dos recursos públicos e do interesse público em geral.

Mas a não utilização da avaliação também pode ter a ver com o modo/conceitos com que as avaliações de políticas públicas vêm sendo efetivadas.[1] Por que isso?

Classicamente, os estudos de avaliação de políticas seguem a ideia do ciclo das políticas,[2] que inclui três fases: formulação, implementação e avaliação (que deveria alimentar a revisão da formulação).

Na fase de formulação, todos reconhecem haver disputa: disputa no reconhecimento e, depois, na construção do problema merecedor de ser objeto de política e no modo como será compreendido e endereçado.

Apesar de sempre haver conflito de interesses, os estudos avaliativos que têm esta fase como foco não são numerosos e, geralmente os que o fazem, abordam problemas amplamente reconhecidos como polêmicos.

A avaliação, na maior parte das vezes, está concentrada na fase de implementação e consiste em verificar se e em que grau os elementos propostos pelas políticas foram levados à prática. Esses estudos, na Saúde, dependendo da política em questão, podem examinar o processo de trabalho, verificando conexões de rede, trabalho em equipe, ofertas assistenciais, integralidade ou humanização das práticas, aprendizagens etc. ou podem focar os resultados e, em geral, para isso se utilizam da apuração de indicadores diretos ou indiretos relacionados com a efetivação da política estudada (por exemplo, mortalidade infantil, cobertura de vacinação, internação por condições sensíveis à atenção básica, incidência de doenças imunopreviníveis etc. No caso da atenção básica; sífilis neonatal, taxa de cesárea, taxa de prematuridade, taxa de mortalidade materna no caso da atenção ao pré-natal e ao parto).

Os resultados indicam insuficiências – da aplicação (por falta de capacitação dos atores envolvidos ou pelas dificuldades impostas pelas condições estruturais e políticas) ou da formulação (que deveria endereçar as dificuldades estruturais e políticas, por exemplo). Predominam as insuficiências de implementação e as soluções, quase sempre, giram em torno de providenciar capacitação para os atores envolvidos e corrigir os problemas de infraestrutura.

No senso comum, esses resultados produzem afirmações do tipo "sempre há distância entre a teoria e a prática", "na prática, a teoria é outra", "o Sistema Único de Saúde (SUS) e seus princípios são excelentes na teoria, mas são difíceis de implementar na prática".[3]

Difíceis por quê? Recursos materiais insuficientes em função do subfinanciamento? Isso com certeza interfere, mas explicaria tudo? Ou haveria também inconsistências entre discursos e apostas das políticas e suas estratégias de implementação? Estariam sendo considerados os diferentes contextos para pensar os dispositivos das políticas? Que interesses estão sendo contemplados nas políticas propostas e estudadas? Quais os atores mobilizados em torno do tema? Que conflitos existem? Como são endereçados/manejados e em quais âmbitos? De que modo trabalhadores, usuários e movimentos sociais têm sido considerados/ incorporados na definição de necessidades, princípios e arranjos organizativos das políticas?

Diferentes autores[3,4] consideram, por tudo isso, que a complexidade do processo de produção de políticas não é suficientemente captada pela abordagem clássica do ciclo das políticas. Um dos fatores é o de que não existe a linearidade que se imagina entre as fases do ciclo das políticas. Não existe linearidade entre a produção do melhor texto possível considerando princípios, recursos e conhecimentos técnicos na fase da formulação, e sua implementação, que seria favorecida pela racionalidade técnica contemplada na proposta.

A formulação, incluindo o reconhecimento e definição de um problema e a formulação das estratégias para seu enfrentamento, é apenas um momento das disputas de interesses. Elas prosseguem durante a chamada fase de implementação e diferentes atores/interesses/ valores se fazem presentes em diferentes âmbitos, de diferentes modos.[4,6,7] É à luz das disputas em que se engajam, que diferentes atores produzem distintos sentidos para as formulações plasmadas no texto formal de uma política e produzem vetores convergentes, divergentes, novos textos e modos de operar. Tanto nos grandes espaços de formulação, como no cotidiano dos serviços e em outros espaços sociais de disputa de sentidos para as políticas, como é o caso da mídia e dos movimentos sociais, por exemplo.

Então, as divergências das práticas em relação às formulações originais, muito longe de serem somente fruto de incompreensão ou falta de conhecimento técnico (de gestores,

Capítulo 3 – Pensando Avaliação em Políticas e na Gestão em Saúde numa
Perspectiva Catográfica – Construção Compartilhada que Favoreça Mudanças

31

trabalhadores e até dos usuários), expressam muitas vezes a disputa de diferentes projetos que prossegue em todos os momentos e que não está considerada pela política em suas estratégias – na formulação, implementação e, inclusive, na avaliação.

As três fases do ciclo das políticas, então, não seriam isoladas e estanques, mas apenas momentos de intensificação de um determinado aspecto do processo, já que disputas de entendimento e perspectiva, de proposições estratégicas, de construção de textos e modos de operar seriam contínuas, produzindo modificações nas relações de força e de saber e no posicionamento de diferentes atores. A disputa não é revogada a partir da formulação, distintos atores e seus projetos não são paralisados, continuam em movimento.[4]

Identificar atores e projetos em disputa e os modos como interferem em todos os momentos passa a ser crucial para a análise de políticas. E como disputas políticas não se resolvem a partir de argumentos técnicos somente, para que se efetivem políticas no cotidiano é necessário que se produzam dispositivos que possibilitem colocá-las na disputa, que favoreçam outras experiências e a construção de outros sentidos para os atores envolvidos.

Assim, trabalhamos em uma perspectiva muito influenciada por Foucault:[8] a estratégia da genealogia para estudar a produção das políticas, o que inclui mapear atores, os modos como puderam se inserir nos processos de pressão e formulação, as estratégias utilizadas, as principais tensões, os processos de negociação, os atores que ficaram de fora e suas movimentações e proposições, bem como a análise do texto produzido.[9]

Depois, trabalhamos na perspectiva de analisar as políticas como dispositivo. Os dispositivos, segundo Foucault, são linhas de força que fazem os atores se movimentarem e falarem:[10] que interesses expressam as políticas propostas, como as estratégias pretendem interferir no movimento dos diferentes atores, como os diferentes atores reagem e manejam os novos contextos e relações produzidos em diferentes espaços; nos distintos âmbitos institucionais e no cotidiano, mapeando como se efetivam em diferentes contextos todas essas relações; em territórios concretos, com trabalhadores e usuários em distintas cenas.[9,11]

Por exemplo, uma análise genealógica da política para o câncer incluiu em sua genealogia o mapeamento e conversa com os diferentes atores que se movimentam para colocar o problema em cena, reconhecimento das respectivas perspectivas e interesses, levantamento e análise de documentos oficiais e não oficiais até a formulação final. Curiosamente, por exemplo, até recentemente os municípios (que devem ser coparticipantes da formulação das políticas de saúde) estavam excluídos dos espaços institucionais de debate dessa política, que envolviam gestor federal, gestores estaduais e prestadores (hospitais universitários e instituições filantrópicas em sua maioria). Movimentos sociais, sociedades de especialistas e indústria farmacêutica e de equipamentos pressionam nos interstícios. Aqui, em São Paulo, a "rede" do câncer é composta somente pelos serviços especializados. Ou seja, os serviços especializados entram em ação depois de confirmado o diagnóstico, mas não estão conectados com o restante da rede que precisa chegar a esse ponto e nem se corresponsabilizam pelos procedimentos necessários, apesar de o diagnóstico precoce ser fundamental para definição do tratamento e os resultados que podem ser alcançados. Serviços especializados que são, em sua maioria, universitários ou filantrópicos, em íntima conexão com a produção privada do tratamento ao câncer. A que interesses responde esse arranjo de produção de políticas? Que efeitos acarreta no cuidado no âmbito do SUS? Por que certos atores silenciam?

A análise da política como dispositivo incluiria mapear como os diferentes atores se movimentam a partir dessa institucionalidade estabelecida, criando novos fluxos, furando ou produzindo bloqueios, produzindo alternativas ou não, criando necessidades etc. Isso se faz a partir da identificação de casos em diferentes lugares da rede (atenção básica, especializada, hospital, município grande, município pequeno, capital, interior etc. e diferentes tipos de câncer porque acessos e barreiras são distintos), seguida do acompanhamento do seu desenrolar, incluindo os movimentos produzidos por gestores, trabalhadores e usuários dentro e fora da rede de serviços de saúde.

Uma análise genealógica da política de atenção básica implicaria identificar o nascimento desse conceito dentro e fora do Brasil, seus pressupostos, o que houve de produção de atenção básica antes e depois da criação do SUS, diferentes conceitos e atores envolvidos. Quais os projetos em disputa? Atenção básica? Atenção primária? Que atores entram no jogo ao longo do tempo, que conceitos e linhas de força mobilizam? Como a saúde da família entra no jogo? Por onde entra e que efeitos produz nas diferentes regiões do país? Temas em tensão: equipe mínima e resolubilidade; agenda programática e integralidade; qual o lugar dos diferentes atores na produção do cuidado; atenção básica e demais serviços da rede de atenção: como se conectam, quais dispositivos há para isso? Aposta e investimentos concretos. A política em suas diferentes versões apresenta evolução linear? Diferentes apostas e ênfases? Como é em municípios pequenos, médios e grandes?

Ou seja, nesse tipo de análise não se parte do pressuposto de que o texto da política vigente expressa o melhor conceito e os melhores arranjos e que avaliação trataria de verificar como são aplicados na prática. Trata-se de interrogá-la. Trata-se de estranhar. Trata-se de perceber como os diferentes atores estranham, apoiam, formulam e se movimentam a partir disso.

Por exemplo, a política diz: "a atenção básica deve ser organizadora da atenção; deve ser a principal porta de entrada para o SUS", mas as unidades básicas, particularmente as que contam com equipes de saúde da família, estão concentradas nas regiões socialmente vulneráveis. Uma unidade básica nos Jardins, em São Paulo, chega a cobrir 100 mil pessoas. Ao contrário do discurso expresso na política, supõe-se que essa população cuidará de sua saúde de outro modo e que a parte que procurar o SUS entrará por outra porta. E mesmo nas regiões socialmente vulneráveis, a cobertura é limitada em relação a número de equipes disponíveis e horários de funcionamento, também levando a que uma parte da população ali residente procure as emergências como porta de entrada. Que impactos isso produz no imaginário social em relação ao SUS e à própria atenção básica? E seguiríamos por aí afora.

Como identificar dispositivos/estratégias/apostas de uma política

Inicialmente, é possível fazer uma primeira leitura/aproximação estudando o texto da política. Depois, conversando com os diferentes atores, checando com eles suas apostas, desconfortos, estranhamentos, confrontando apostas de uns com os outros, os efeitos de uns sobre os outros, seus movimentos, para verificar, em campo, como cada coisa opera.

Recentemente, por exemplo, participamos de uma grande pesquisa nacional de avaliação do cuidado nas redes de atenção à saúde, financiada pelo Ministério da Saúde. A consigna que adotamos para orientar a pesquisa foi: avalia quem pede, quem faz e quem usa, que implica uma perspectiva participativa de construção das perguntas.[9]

Capítulo 3 – Pensando Avaliação em Políticas e na Gestão em Saúde numa
Perspectiva Catográfica – Construção Compartilhada que Favoreça Mudanças

33

A primeira conversa foi com os gestores do Ministério, que haviam encomendado a pesquisa. Quais suas perguntas, quais suas apostas, o que pensavam ser as estratégias da política para viabilizar o cuidado em rede?

Nos municípios que devíamos estudar, tivemos inicialmente conversas com os gestores. O que pensavam da política em questão? O que pensavam dos arranjos propostos pelo ministério? Como atuavam a partir disso? E quais eram suas próprias apostas e suas próprias estratégias? Como faziam para viabilizá-las? Quais espaços poderiam ser explorados para perceber essa movimentação? Quais perguntas tinham a respeito?

Fomos a esses espaços, acompanhamos os vários momentos do processo de produção que a gestão considerava fundamentais. Daí organizamos diversos momentos de conversa para discutirmos e problematizarmos com os gestores nossos recolhimentos do campo.

Depois fomos aos espaços locais, nos serviços de saúde, com os trabalhadores. Mesma conversa inicial: o que pensam da política (não só a nacional, mas da municipal também), quais suas apostas, estranhamentos, estratégias, que momentos seriam oportunos para observarmos essa produção?

Fomos a esses espaços e também organizamos diversos momentos de conversa para discutirmos e problematizarmos com os trabalhadores nossos recolhimentos do campo.

Daí identificamos conjuntamente usuários que seriam interessantes para analisarmos a produção do cuidado em rede. Com os usuários, acompanhamos encontros com diferentes atores/espaços dos serviços e também sua vida, todos os arranjos e movimentos que fazem, para além dos serviços de saúde, para produzir o cuidado de que necessitam.

Novos momentos de conversa com trabalhadores e gestores a partir de toda essa experiência.

A partir de todo esse movimento, é possível identificar os sentidos que os diferentes atores constroem sobre e para a política, semelhanças e diferenças entre eles, os movimentos que fazem a partir de encontros e tensões, o que funciona como dispositivo e como os diferentes atores se movimentam, os ruídos, as produções e, finalmente, os novos textos que os diferentes atores constroem para a política em questão.

Por que não partir somente do texto para identificar as apostas? Por que não partir somente das apostas dos gestores? Exatamente porque consideramos que as políticas são produzidas em permanente movimento e disputa. Nem gestores, nem trabalhadores, nem usuários controlam os efeitos de seus movimentos sobre os demais atores. O único modo de acessar, pelo menos parcialmente, esses efeitos, é buscando recolhê-los em ato e, depois, conversar sobre eles em diferentes espaços com variadas composições.

Quando se define *a priori* o que procurar, corre-se o risco de não encontrar nada, pois os óculos fabricados para olhar o campo não dão visibilidade a outros movimentos que não os previamente esperados. Por que não simplesmente conversar com os diferentes atores? Porque o discurso que fazemos sobre nossas práticas e nossas relações é sempre um discurso interpretado, misturado com nossos desejos e implicações. Os movimentos da prática, colocados em debate e análise, colocam em xeque os discursos e formulações *a priori*.[13]

Por que conversar junto com os atores do campo e não somente entre os pesquisadores? Porque a partir do processamento conjunto é possível produzir um conhecimento compartilhado, que abre possibilidades de novos sentidos e novos arranjos para o trabalho e porque a alteridade com atores do campo é importante para colocar os pesquisadores, seus recolhimentos e implicações em análise também.

O produto desse tipo de investigação não tem a pretensão de ser "o julgamento sobre o que existe e acontece", mas produzir reflexões sobre o que foi possível tornar visível e dizível nesses encontros entre pesquisadores e os atores em questão, em determinadas condições e num determinado tempo. Parece-nos mais importante apreender dessas experiências (o que faz sentido, qual sentido e para quem, o que ajuda, e o que atrapalha os diferentes atores, as sintonias, as dissonâncias, quando, como e por que se consegue produzir o que) do que enunciar julgamentos sobre elas. Parece-nos mais importante produzir reflexões compartilhadas do que oferecer unilateralmente nossa interpretação sobre o campo.

O desafio de estudar o processo de trabalho em saúde

Uma secretaria de saúde, um espaço de gestão central ou local, um equipamento qualquer de saúde (hospital, UBS, Caps, UPA etc.) são constituídos por diferentes planos. Há um plano formal, que define sua finalidade, o papel de cada um dos sujeitos que o configuram, prescreve modos de operar e se relacionar. Muitas políticas fazem essas definições em relação a diferentes espaços da saúde.[12]

Mas esse plano formal é atravessado por muitos outros planos. Há condicionamentos políticos e materiais concretos que dificultam ou facilitam diferentes dinâmicas e operações. Há uma história do lugar, que cria determinadas expectativas e possibilidades e dificulta ou bloqueia outras. Há diferentes perspectivas e projetos produzidos pelas diferentes corporações profissionais e também por distintos movimentos e segmentos da população. Há a história de vida de cada um dos sujeitos que operam nesse cenário e que modifica o modo como ele utiliza seus conhecimentos técnicos e sua potência ética em diferentes situações. Há suas diferentes perspectivas ético-políticas e também as decorrentes das diferentes formações profissionais. Há os efeitos que a relação entre os membros das equipes produz sobre todos, também abrindo e fechando possibilidades.[12]

Assim, apesar de haver regularidades entre as várias secretarias de saúde, os vários hospitais, as várias unidades básicas, os vários centros de reabilitação psicossocial, as várias equipes que os compõem, também há diferenças importantes entre eles, decorrentes de diferentes combinações e atravessamentos entre esses e outros planos de constituição.

Assim, por exemplo, embora haja semelhanças entre as equipes de saúde da família de todo o Brasil, numa mesma unidade de saúde há diferenças de operação e produção entre as diferentes equipes que a constituem. Os médicos não são todos iguais, os enfermeiros não são todos iguais, os agentes comunitários de saúde (ACS) não são todos iguais, assim como os usuários não são todos iguais. Vale o mesmo para uma UPA e as equipes de plantonistas dos diferentes dias da semana. Há dinâmicas tão distintas que a cada dia a unidade pode se produzir diferente. Ou diferentes equipes produzem unidades diferentes a cada dia.

Ou melhor, a cada encontro. Pois no encontro com os diferentes usuários, as equipes, gestores ou cada trabalhador e gestor não são mobilizados do mesmo modo. Há situações e usuários que agenciam atendimentos rotineiros; há outros que fazem gestores e trabalhadores procurarem ou produzirem alternativas ao já estabelecido. Há usuários, trabalhadores, gestores, situações que mobilizam o que temos de melhor e há usuários, trabalhadores, gestores, situações que mobilizam o que temos de pior.

Numa situação, uma equipe ou um trabalhador cuida muito bem; em outra, a mesma equipe ou o mesmo trabalhador não fabrica a melhor possibilidade, apesar de sua

Capítulo 3 – Pensando Avaliação em Políticas e na Gestão em Saúde numa
Perspectiva Catográfica – Construção Compartilhada que Favoreça Mudanças

35

formação profissional e de certos valores ético-políticos serem supostamente constantes em sua constituição.

Isso acontece pois não somos sujeitos fixos, apesar de portadores de uma certa "base constante". Nós nos modificamos a depender da situação, dos encontros, dos agenciamentos. A isso chamamos de processos de subjetivação. Somos sujeitos em permanente produção.[14]

Como o trabalho em saúde é feito a partir de encontros – entre gestores-trabalhadores-usuários – há uma contínua variação, uma contínua produção, que faz com que sejamos múltiplos, e não fixos. Multiplicidades em produção.

O cuidado em saúde, a partir desses múltiplos agenciamentos é produzido a quente, "em ato". Como pesquisar algo produzido em ato e que só fica registrado "nos corpos"/nos modos de ser/estar dos participantes dos processos?

Nossa proposta é acompanhar os encontros nas diferentes situações, por um tempo, sabendo que seremos capazes de produzir somente certas visibilidades e que em nossas conversas sobre as diferentes situações produziremos certas dizibilidades, certas possibilidades de colocar em palavras o que foi experimentado. Utilizamos, para intensificar as possibilidades de análise e autoanálise, cenas ou encontros, casos, perguntas em momentos organizados para a reflexão.[7,13]

Como então "avaliar" uma equipe se, ao longo do tempo, em diferentes situações, ela se produz e produz coisas diferentes? Numa situação, cuida; na outra, nem tanto. Numa, é agenciada para o que tem de melhor; noutra, fica capturada pela regra, por preconceitos. Assim também são os pesquisadores/avaliadores.

Por tudo isso, consideramos ser muito mais produtivo e enriquecedor, colocar em análise essas diferentes cenas/produções/agenciamentos, partindo de sua identificação baseada em critérios dos próprios gestores/trabalhadores/usuários/pesquisadores. Por que, numa cena, foi possível cuidar assim e, na outra, assado? O que foi diferente e por quê? Por que numa cena foi possível produzir coletivamente e na outra, não? O que foi diferente para mobilizar potências numa cena e limites em outra? O que a política, a gestão, os diferentes arranjos, os modos de trabalhar mobilizam e potencializam? Capturam ou mobilizam potências? Quais as invenções? Que produções de vida? Que produções de morte?

Por isso, utilizamos uma abordagem cartográfica, que possibilita produzir visibilidades e dizibilidades aos diferentes planos e agenciamentos envolvidos no trabalho em saúde. E o convite a gestores, trabalhadores e usuários é que a pesquisa ou "a avaliação" sejam uma oportunidade para criar encontros e conversas coletivas para colocar o vivido e experimentado (por eles e por nós) em análise. Produzindo aprendizagens coletivas que possibilitam que todos se modifiquem em processo.

No fundo, a pesquisa é um convite a utilizar a educação permanente[6] como um dispositivo deliberado de aprendizagem, a partir da reflexão coletiva sobre a experiência. A experiência possibilita aprender quando nos demoramos nos desconfortos, quando nos permitimos interrogar sobre o que acontece em nós a partir das diferentes vivências.[16]

Referências Bibliográficas

1. Almeida C, Báscolo E. Use of research results in policy decision-making, formulation and implementation: a review of the literature. Cadernos de Saúde Pública, v. 22, supl, p. S7-S19, 2006.
2. Baptista TW, Rezende M. A ideia de ciclo na análise de políticas. In: Mattos RA, Baptista TW (orgs.). Caminhos para análises de políticas de saúde. Porto Alegre: Editora Rede Unida, 2015.

3. Mattos RA, Baptista TW (orgs.). Caminhos para análises de políticas de saúde. Porto Alegre: Editora Rede Unida, 2015.

4. Ball SJ. What is policy? Texts, trajectories and toolboxes. In: Ball SJ (ed.). Education reform: a critical and poststructural approach. London: Open University Press, 1994. Cap. 2, p.14-27.

5. Rezende M, Baptista TW. A análise da política proposta por Ball. In: Mattos RA, Baptista TW (orgs.). Caminhos para análises de políticas de saúde. Porto Alegre: Editora Rede Unida, 2015.

6. Feuerwerker LCM, Merhy E.E. Educação Permanente em Saúde: educação, gestão e produção do cuidado. In: Mandarino ACS, Gomberg E. (orgs.). Informar e Educar em Saúde: análises e experiências. Salvador: Editora da UFBa, 2014.

7. Feuerwerker LCM, Merhy EE. Como temos armado e efetivado nossos estudos, que, fundamentalmente, investigam políticas e práticas sociais de gestão e de saúde? In: Mattos RA, Baptista TW (orgs.). Caminhos para análises de políticas de saúde. Porto Alegre: Editora Rede Unida, 2015, p.439-460.

8. Dreyfus H, Rabinow P. Michel Foucault: uma trajetória filosófica. Rio de Janeiro: Forense Universitária, 1995.

9. Merhy EE. A propósito de um prefácio. In: Merhy EE, Baduy RS, Seixas C, Emilio D, Slomp Jr H (orgs.). Avaliação compartilhada do cuidado em saúde: Surpreendendo o instituído nas redes. Rio de Janeiro: Walprint, no prelo. Vol 1.

10. Deleuze G. Foucault. São Paulo: Brasiliense, 2005.

11. Feuerwerker LCM. Mais um pouco, a título de prefácio. In: Feuerwerker LCM, Bertussi DC (orgs.). Avaliação Compartilhada do Cuidado em Saúde: Surpreendendo o instituído nas redes. Rio de Janeiro: Walprint, no prelo. Vol 2.

12. Feuerwerker LCM. Micropolítica e saúde: produção do cuidado, gestão e formação. Porto Alegre: Editora rede Unida, 2014.

13. Mairesse D. Cartografia: do método à arte de fazer pesquisa. In: Fonseca T, Kirst P (orgs.). Cartografias e devires: a construção do presente. Porto Alegre: Editora UFRGS, 2003.

14. Merhy EE, Feuerwerker LCM, Gomes MPC. Da repetição à diferença: construindo sentidos com o outro no mundo do cuidado. In: Franco TB, Ramos VC (orgs.). Afecção, cuidado e saúde. São Paulo: Hucitec, 2010; p 60-75.

15. Gomes MPC, Merhy EE. Uma pesquisa e seus encontros: a fabricação de intercessores e o conhecimento como produção. In: Gomes MPC, Merhy EE (orgs.). Pesquisadores In-Mundo: um estudo da produção do acesso e barreira em saúde mental. Porto Alegre: Editora Rede Unida, 2014.

16. Larrosa, J. Tremores: escritos sobre a experiência. Belo Horizonte: Autêntica, 2014.

Construção de Indicadores para a Avaliação de Caps

Juarez Pereira Furtado

Rosana Onocko Campos

Thiago Lavras Trapé

Bruno Ferrari Emerich

Luciana Togni de Lima e Silva Surjus

Sobre indicadores

Um indicador integra um processo de comunicação, gera imagens e produz significados sobre a realidade, mesmo não coincidindo inteiramente com ela.

(L. Valarelli)

Se descendo do ônibus ouvimos um pedaço de conversa alheia, na qual se afirma que "Fulano é 10!", compreenderemos prontamente (e independentemente de acompanharmos o restante da prosa) que esse Fulano se destaca por fazer bem alguma coisa ou por alguma característica do seu jeito de ser. Note que, nesse caso, se utiliza uma escala de 0 a 10, conhecida e compartilhada pela maioria, para atribuir uma nota ao desempenho, habilidade ou modo de agir de alguém. Ou seja, faz-se a tradução para uma escala numérica das qualidades ou atributos da pessoa em questão. No entanto, com base nesse fragmento de conversa, dificilmente saberemos em que o Fulano se destaca brilhantemente. Seria ele extremamente competente em seu trabalho? Ou pontual nas entregas de suas encomendas? Ou excepcionalmente honesto? Um ótimo pai?

De fato, não dá para saber ainda, mas o exemplo citado nos permite iniciar o diálogo sobre indicadores a partir de um primeiro aspecto ou característica que consideramos central nesse assunto: os indicadores constituem-se expressões, frequentemente numéricas, simples e confiáveis de medir ou informar sobre um fenômeno. Notemos que o indicador nunca é a coisa em si, mas constitui sempre uma aproximação ou mesmo uma tradução de aspectos de algo que nos interessa. Afinal, o Fulano aqui considerado não "é" 10 ao pé da letra. Com esse número, apenas se tentou apontar o quão qualificado ele é em determinado aspecto. Com base no que vimos expondo, podemos afirmar que os indicadores servem para apontar, traduzir ou indicar um estado, movimento ou mudança em "fenômenos" (aqui entendidos como pessoas, projetos, serviços, ações) que por alguma razão pretendemos monitorar e/ou avaliar ou tão somente para tocar nossa vida cotidiana.

O nosso dia a dia é povoado de indicadores que gozam de aceitação implícita pela grande maioria de nós. O movimento da Terra em torno do sol e o intervalo disponível para nossas tarefas diárias são indicados pelas 24 horas constantes nos relógios; nossa saúde ou uma infecção podem ser apontadas pela variação de nossa temperatura em graus Celsius; o modo como conduzimos nosso carro em uma pista é traduzido em quantos km percorreríamos em 1 hora dirigindo daquela forma e por aí vai. Notemos que os indicadores citados, bem como a grande maioria dos demais, estão sempre vinculados a aspectos que se pode ver, sentir e/ou medir, chamados "empíricos", como o movimento da Terra, o calor de nosso corpo, a rapidez com que nosso carro se desloca.

Voltemos ao nosso exemplo inicial. Se, movidos pela curiosidade, acompanhássemos um pouco mais da conversa e soubéssemos que o Fulano obteve "10" de nosso companheiro de viagem por seus atributos como professor – crítico e exigente –, poderíamos discordar, considerando que, ao menos para nós, essas características não constituem um bom professor e listaríamos outras tantas virtudes que constituem um bom docente de nosso ponto vista. Situação que nos impele, nesse momento, a expor um segundo aspecto ou característica de indicadores: somente no âmbito em que foram gerados ou apropriados é que eles fazem sentido e têm algum valor. Se não forem legitimados e consensuais entre aqueles que efetivamente os usarão, os indicadores serão praticamente inúteis como instrumento de diálogo, geração de compromissos e monitoramento.

Porém, a legitimidade e o consenso virão somente se partilharmos o conceito subjacente ao indicador. Em nosso exemplo, é preciso partilharmos nossos conceitos sobre o que é um bom professor para que os indicadores sobre o tema realmente façam sentido para nós. O fato de que por detrás dos indicadores há sempre conceitos (ou mesmo valores) que sustentam a coleta e análise dos mesmos é algo que devemos ter sempre em mente. Indicadores de hora, febre e forma de deslocamento podem remeter a conceitos complexos como "tempo", "saúde-doença" e "velocidade" respectivamente. E, assim, ressaltamos um terceiro aspecto dos indicadores: por mais empíricos que sejam, eles sempre incluem uma afirmação não empírica. O que equivale a dizer que as medidas feitas por meio de indicadores (observando, contando, ouvindo) estão sempre atreladas a conceitos que, por sua vez, não são mensuráveis. Poderíamos afirmar, então, que os indicadores seriam equivalentes empíricos de conceitos: um ponto entre o universo da abstração e o universo da observação.

Cientes de que os indicadores são sempre uma aproximação a um fenômeno de nosso interesse sobre o qual estabelecemos parâmetros numéricos; que precisam ser compartilhados para terem sentido e serem efetivamente utilizados; que estão sempre atrelados a conceitos que lhes subjazem, discorreremos no tópico seguinte sobre a elaboração e utilização de indicadores em setores mais específicos e, naquele pertinente a este livro, em serviços públicos.

Indicadores nos serviços públicos de saúde

O que vimos discorrendo permite intuir amplo e disseminado uso de indicadores em nossa vida em geral e nos vários setores em particular. Nesse último caso, são desenvolvidos indicadores específicos para os respectivos setores ou áreas, conforme as necessidades. No que concerne às políticas públicas, os indicadores permitem evidenciar questões, traçar estratégias e monitorar condições de vida e de bem-estar de populações, devendo constituir balizas a serem consideradas no planejamento e avaliação de políticas sociais. O que nos permite perceber a elaboração de indicadores como uma ação profundamente política, afinal definir parâmetros para a miséria, qualidade da água, nível de escolaridade, qualidade de serviços, entre outros, pode ter repercussões importantes em um grupo ou sociedade.[1]

No setor Saúde, a elaboração e a utilização de indicadores são especialmente desenvolvidas e articuladas internacionalmente por organismos como a Organização Mundial de Saúde (OMS) desde o surgimento desta, em 1947. Nesse campo, os indicadores são majoritariamente expressos nas formas de proporções (relação de duas frequências da mesma unidade, por exemplo, número de mortos em determinado período por neoplasias dividido pelo total de mortos no mesmo período) ou por meio de coeficientes ou taxas (variação de um fenômeno no tempo, por exemplo, número de nascimentos em 1 ano). São exemplos de indicadores comumente utilizados nessa área o coeficiente de mortalidade geral, coeficiente de mortalidade infantil, mortalidade materna e o coeficiente de mortalidade por doenças transmissíveis. Tais indicadores possibilitam inferir o estado de saúde de um dado agrupamento humano, permitindo acompanhar flutuações e tendências históricas do processo saúde-doença nesse mesmo coletivo e prover bases para a avaliação, planejamento e monitoramento de ações ali impetradas.[2]

Atentemos para o fato de que os indicadores em saúde são relativos a níveis muito distintos, podendo dizer respeito a indivíduos e populações (mortalidade e morbidade, como aqueles citados no parágrafo anterior); às condições ambientais (saneamento, qualidade do ar etc.); e aos serviços de saúde (médicos por habitantes, número de pré-natal realizados etc.). Com a mudança do perfil demográfico e epidemiológico, desde os anos 1960 nos países centrais e mais recentemente em países emergentes como o Brasil, novos indicadores vêm sendo desenvolvidos de maneira a espelharem de modo mais adequado as condições de morbimortalidade nos continentes. Tal situação ilustra o fato de que os indicadores têm vida útil variável, tendo sua existência justificada por sua capacidade em efetivamente dar subsídios às ações em saúde, devendo acompanhar a realidade sempre mutável de um serviço ou o perfil epidemiológico de um coletivo.

Ainda que possam sofrer alterações, buscando mensurar adequadamente os fenômenos de que se ocupam, os indicadores em saúde devem apresentar como características de qualidade:

- Boa representatividade e cobertura;
- Uniformidade de concepção e método;
- Simplicidade de construção e interpretação; e,
- Se possível, resumir várias situações.

Finalizando este tópico, gostaríamos de esclarecer a diferença entre indicador e índice. Indicadores incluem apenas um aspecto como foco, por exemplo, o número de nascidos mortos *versus* o de nascidos vivos ou o número de usuários de um centro de atenção psicossocial (Caps) encaminhados para atendimento na atenção básica. Já o índice é resultante da síntese de distintas dimensões, por exemplo, o Índice de Desenvolvimento Humano (IDH) composto por informações oriundas e agregadas do grau de escolarização, longevidade e renda de uma dada população. Esse índice, desenvolvido por Mahbub ul Haq e Amartya Sen, em 1990, para o Programa das Nações Unidas para o Desenvolvimento (PNUD), teve como objetivo superar a comparação feita entre países levando-se em conta apenas o produto interno bruto (PIB) de cada um.

A avaliação no campo da saúde mental no Sistema Único de Saúde (SUS)

Trazer a discussão e efetiva operacionalização de procedimentos sistemáticos de avaliação para o interior da saúde mental é tarefa que impõe desafios. Primeiramente, porque a tradição de estabelecer parâmetros e indicadores nessa área é mais restrita quando comparada a outras áreas do campo da Saúde, como a atenção básica e a atenção hospitalar, cujo tempo de existência no país e estímulo por parte dos organismos nacionais e internacionais de saúde estabeleceram bases para o desenvolvimento de critérios de acompanhamentos das mesmas. Somem-se a isso o caráter vigorosamente ético e político da Reforma Psiquiátrica e a consequente dificuldade em estabelecer consensos em torno de alguns parâmetros e indicadores mínimos entre atores sociais inseridos em polos distintos. Outra explicação a ser agregada seria proveniente do próprio objeto de que se ocupam os trabalhadores da saúde mental, no seu limite caracterizado pelas questões subjetivas que atravessam os sujeitos que acompanham. Envolvidos com os esforços de compreensão do particular e do singular, os trabalhadores dessa área podem apresentar estranhamentos e menor permeabilidade às tentativas de objetivação e sistematização numérica de suas práticas em torno de indicadores.

Pese esses desafios, o caráter público e o compromisso com a operacionalização e contínua qualificação das novas respostas sociais às pessoas com transtornos mentais graves e persistentes no Brasil tornam inexorável que os Caps e demais serviços da reforma sistematizem modos de interlocução com segmentos especializados da sociedade e com a população em geral, estabelecendo uma linguagem minimamente comum, por meio de alguns parâmetros, indicadores e outros dispositivos de avaliação. Assim estabelecida, essa base de comunicação poderia garantir trocas de experiências entre trabalhadores e equipes; monitoramento sistemático das ações, projetos e iniciativas empreendidas no cotidiano; avaliação para eventuais correções de rota em seus aspectos centrais; e transparência dos dados e informações oriundos das iniciativas acima.

O conjunto de serviços e equipamentos destinados à assistência da população com transtornos mentais constitui pela normativa uma rede de assistência. Assim, as relações entre esses serviços, os fluxos dos usuários, os entraves ao acesso e/ou a resolutividade de cada um deles deveriam ser objeto de uma abordagem avaliativa sistemática. Desse modo, o esforço de acompanhamento, avaliação e transparência permitiria estabelecer interlocução interna (intraequipe) e externa (sistêmica), possibilitando as trocas com e entre os vários níveis de gestão do SUS: intramunicipal, estadual e nacional. A organização de indicadores e a pactuação de parâmetros avaliativos para eles poderiam ser desagregadas segundo o nível decisório em questão: alguns indicadores podem ser fundamentais para a gestão da clínica de cada equipe de referência; outros, para o gestor local do serviço; outros ainda, para os gestores distrital ou municipal e assim por diante até termos um consolidado mais enxuto no nível federal. Enxuto, porém o bastante denso para subsidiar a tomada de decisão e o estabelecimento de parâmetros mínimos de funcionamento entre serviços de mesma natureza, aumentando a transparência e a qualificação da prestação de contas à sociedade que financia e legitima essas iniciativas.

Salientamos que o processo avaliativo não pode se pautar apenas por indicadores tradicionais. Normalmente, as avaliações de serviços de saúde estão baseadas em números de consultas, procedimentos, diagnósticos, remissão dos sintomas, número de altas, entre outros. No caso da saúde mental, a avaliação precisa identificar características do serviço que produzam impacto positivo na subjetividade dos usuários produzindo saúde mental.

O próprio conceito de saúde mental deve ser colocado em questão, e isso levará sempre a potenciais dissensos entre escolas e abordagens clínicas. Por exemplo, a remissão de sintomas, tomada pela psiquiatria biomédica como parâmetro de melhora, não é sinônimo de saúde mental para movimentos como o do Recovery.[*]

Sarraceno et al[3] propõem que a avaliação de serviços de saúde mental desenvolvam variáveis relacionadas a qualidade de vida, relações familiares, inserção na sociedade e outros componentes subjetivos que são de difícil mensuração. Alguns autores[4-6] compartilham da visão de que o processo de avaliação pode servir para a potencialização das boas práticas ligadas à saúde mental. No entanto, para que isso aconteça seria necessário criar um processo de avaliação participativa.

Os Caps se destacam entre os serviços oriundos da Reforma Psiquiátrica no Brasil, sendo considerados ordenadores da rede de atenção em saúde mental e, mais recentemente, componentes fundamentais da RAPS (Rede de Atenção Psicossocial), com relevância na assistência de pessoas com sofrimento psíquico grave. O propósito deste trabalho é apresentar um conjunto de 16 indicadores dirigidos ao monitoramento, à avaliação e potencial qualificação de Caps, desenvolvidos a partir da colaboração entre avaliadores ligados a duas universidades (Universidade Estadual de Campinas – Unicamp e Universidade Federal de São Paulo – Unifesp), trabalhadores e gestores representantes da quase totalidade dos Caps do tipo III existentes no estado de São Paulo à época. Estabeleceram-se os serviços como foco central da avaliação, privilegiando efetiva troca de saberes entre agentes da academia e trabalhadores, levando-se em conta os diferentes contextos políticos e institucionais nos quais os Caps estavam inseridos.

Avaliação e participação

A inserção de não especialistas em avaliação nos processos avaliativos é tributária da constatação de que inexoravelmente haverá diferenças no julgamento de valor final do processo e da esperança de que estas mesmas diferenças possam ser efetivamente consideradas, confrontadas e conviverem em relativa harmonia. O que pode nos ajudar a superar uma ideia frequentemente presente nas discussões sobre o tema – a de que a participação seja equivalente a estabelecer a igualdade no sentido de "homogeneidade". A inclusão de não especialistas no processo avaliativo aumenta a complexidade do processo e, consequentemente, os pontos de vista e perspectivas ali presentes, além do tempo e recursos necessários para a empreitada.

---

[*] O movimento de Recovery nascido da militância de usuários no mundo anglo-saxão, tem defendido a noção de *in recovery* como o de uma vida que faça sentido, independentemente da manutenção ou não de sintomas.

Furtado[7] aponta que os potenciais benefícios de um processo participativo requerem clareza dos níveis de participação: quais grupos comporão o desenvolvimento dos trabalhos? Quais, entre estes, definirão as perguntas avaliativas? Como lidar com os diferentes níveis de autonomia e empoderamento de cada um dos grupos de interesses? Em poucas palavras, pode-se afirmar que se trata de esclarecer tanto a extensão como a profundidade do nível participativo bem como a necessária plasticidade no processo de gestão da pesquisa.[8]

Wetzel e Kantorski[5] identificam, na chamada Avaliação de Quarta Geração, uma nova abordagem que privilegia percursos inclusivos e participativos. Nesse tipo de avaliação, os parâmetros e limites da avaliação não são definidos *a priori*, mas a partir de um processo interativo de negociação que envolve os diversos grupos de interesses. A inclusão dos sujeitos como fonte de saber/poder local pode favorecer o processo de participação social dos atores na medida em que estes reconheçam seu papel de protagonistas nas tomadas de decisões.

Uma metodologia participativa e construtivista

A nossa opção por definir indicadores a partir de questões oriundas de Caps do tipo III se deve ao posicionamento estratégico desses serviços na consolidação da Reforma Psiquiátrica e implementação de uma rede de cuidados substitutiva ao modelo asilar. Funcionando 24 horas/dia, 7 dias por semana, constituindo referência para uma área igual ou superior a 150 mil habitantes, respondendo ao cuidado contínuo de pessoas com transtornos mentais graves, inclusive nas situações de crise, esses serviços lidam com questões inerentes aos demais tipos de Caps (I e II), além das questões que lhe são específicas. Desse modo, desenvolver indicadores de avaliação para os Caps III equivale a considerar o conjunto de Caps existentes.

O processo de construção dos indicadores se deu por meio de um curso sobre Avaliação de Serviços de Saúde Mental, ministrado a profissionais e gestores de 25 dos 26 Caps III paulistas existentes no ano de 2011. Foram disponibilizadas duas vagas por serviço, sendo uma para a gestão do serviço e outra para trabalhador da assistência, que foram selecionados internamente pelas unidades a partir dos seguintes critérios: profissionais graduados em curso universitário; desejo e disponibilidade em participar das etapas que compunham o projeto e estarem há mais de seis meses nos serviços. Totalizaram-se 58 gestores e trabalhadores, uma vez que cinco unidades solicitaram mais vagas, dado o expressivo interesse de algumas equipes em participar e três vagas foram disponibilizadas para gestores da Secretaria Estadual de Saúde de São Paulo.

Para o desenvolvimento do curso citado, foram constituídas duas turmas, sendo uma inserida na Faculdade de Ciências Médicas da Unicamp e a outra na Unifesp, *campus* Baixada Santista, conforme a proximidade geográfica entre as duas instituições e os municípios dos serviços participantes. O curso foi estruturado em 120 horas, distribuídas em 14 encontros, ao longo de 11 meses. O curso era essencialmente presencial e o mais semelhante possível em ambas as universidades, sendo estruturado de modo a garantir que os principais temas que envolvem o cotidiano, a gestão e a clínica dos Caps fossem contemplados.

Foram trabalhados os seguintes temas, objetos de discussão e análises:

1) Avaliação de programas e serviços em saúde;
2) Implicações subjetivas e institucionais da avaliação;

3) Avaliação e participação;

4) A pesquisa avaliativa da rede de Caps III de Campinas;

5) A elaboração e uso de indicadores em saúde;

6) Projetos Terapêuticos Singulares (PTS);

7) Deficiência intelectual;

8) A gestão dos Caps III;

9) A formação para o trabalho em saúde mental;

10) Atenção às situações de crise;

11) O trabalho com grupos nos Caps;

12) Reabilitação psicossocial e assistência no território;

13) O uso de medicação psiquiátrica;

14) Moradia para pessoas com transtornos mentais graves.

A relevância desses temas foi definida com base em pesquisa anterior,[10] sendo abordados no período matutino, por meio de aulas expositivas, oficinas e discussões e, no período vespertino, retomados em pequenos subgrupos – os chamados Grupos de Apreciação Partilhada (GAP) – no interior dos quais foram realizadas as elaborações de indicadores das temáticas abordadas pela manhã.

Os GAP diferem dos grupos focais ao buscar relações horizontalizadas e bidirecionais e a transferência do controle do grupo para si próprio. Além disso, os GAP permitem desenvolver um julgamento da ação e formular eventuais ajustes na ação coletivamente desenvolvida:

Trata-se de, por meio dos GAP, de levar diferentes atores envolvidos com o programa ou serviço (trabalhadores, voluntários, usuários etc.) a partilharem sua análise da ação que realizam no serviço, contribuindo, assim, com a construção e aprimoramento dessa ação coletiva. Parece-nos uma forma original para fomentar a reflexão dos organismos e sua autoavaliação. (Zúñiga & Luly , p.11,[11] tradução nossa)

Cada GAP foi constituído por 10 alunos do curso, em média, acompanhados ao longo de todo o ano por um mesmo apoiador. A proposta de indicadores elaborada por cada GAP era registrada e projetada numa tela, permitindo, assim, que, ao final de cada encontro, cada conjunto de indicadores propostos tivesse um relatório escrito e legitimado. Após cada encontro, havia um período considerado de "dispersão", no qual os participantes testavam e submetiam os indicadores delineados no encontro anterior às considerações das suas equipes locais, em seus respectivos municípios, gerando subsídios ao processo de definição dos indicadores. Desse modo, fontes de dados, viabilidade, frequência desejável para coleta de informação etc. foram construídas e testadas de maneira descentralizada pelo coletivo que integrava o curso.

Um atento trabalho de registro e formação de consensos foi desenvolvido no interior de cada subgrupo e entre os subgrupos até, finalmente, o conjunto de duas turmas que acompanhavam o curso nas duas universidades. Para isso, foram realizadas reuniões periódicas e sistemáticas entre os pesquisadores de ambas universidades, de modo a qualificar tanto o curso em si quanto o processo de desenvolvimento de indicadores. Além disso, realizaram-se dois grandes encontros presenciais, envolvendo os 58 participantes, nos primeiro e último mês do curso, para o estabelecimento de diretrizes e, ao final, um consenso em torno do conjunto de indicadores – até então concebidos e testados somente no interior de subgrupos com os aportes das dispersões em campo, resultando em um leque final de 16 indicadores.[8]

Os indicadores definidos foram agrupados em oito temas: atenção à situação de crise; qualificação dos atendimentos grupais; trabalho em rede; gestão dos Caps; educação permanente; singularização da atenção; atenção às pessoas com deficiência intelectual; uso da medicação. Cada um desses temas foi contemplado com número que variou entre um e três indicadores. Cada um dos indicadores teve seus componentes centrais desdobrados e detalhados, a saber: o nome do indicador; sua definição (que problemática aborda); interpretação (que aspecto permite avaliar); fonte de dados (onde obter as informações necessárias); período (intervalo de tempo entre uma medida e outra), método de cálculo (o que deve compor numerador e denominador) e observações para aplicação.

Após a finalização da primeira versão do conjunto de indicadores, os confrontamos com a realidade dos serviços. No transcurso de um mês, esses indicadores foram aplicados em cada um dos serviços participantes, gerando subsídios para a qualificação dos indicadores. Uma baliza importante era a maior ou menor compreensão que os colegas dos serviços, que não participaram da elaboração desses indicadores, tinham destes. Aspectos que iam do nome do indicador ao seu método de cálculo, passando por questões essenciais como a pertinência da informação e fontes de dados, entre outros, foram revistos e avaliados. Somente após esse período de pré-teste dos indicadores, seguido de amplas e coletivas discussões nos dois encontros finais e presenciais entre todos os alunos e pesquisadores é que se considerou definido o conjunto de indicadores.

O Quadro 4.1 sistematiza os resultados.

Discussão

A tarefa de produzir indicadores ligados aos interesses diretos dos trabalhadores, e ao mesmo tempo úteis para outros contextos e situações, tornou-se um desafio. Some-se a isso a necessidade de compartilhar distintas posições e, pelo debate, estabelecer alguns consensos mínimos. Além disso, os indicadores resultantes do processo deveriam ser claros, concisos, focalizados e capazes de prover informações relevantes, conforme discussão presente na literatura especializada.

Com relativa frequência, termos corriqueiramente utilizados pelos trabalhadores no dia a dia do serviço tornaram-se alvo de discussões e polêmicas sobre seus reais significados. Assim, por exemplo, a caracterização do que seriam "graves" exigiu longas discussões, uma vez evidenciado que, mesmo entre profissionais de uma mesma equipe, havia compreensões muito distintas sobre essa categorização dos usuários. Nesse caso, excluídas categorias como diagnóstico pela Classificação Internacional das Doenças (CID), foi possível chegar a um consenso de que, de maneira geral, pessoas que sofrem de sérios distúrbios mentais possuem dificuldades de autocuidado e autonomia, assim como dificuldades nas relações interpessoais, que podem levar ao afastamento e isolamento social, ao qual podem se associar a discriminação e desvantagem social, como a pobreza e o desemprego, alinhando-se a concepções existentes na literatura a esse respeito, poderiam ser consideradas "graves".

Uma questão decisiva para a prática de monitoramento e avaliação – a existência de fontes de dados confiáveis e estáveis – mostrou-se especialmente problemática entre os serviços que participaram desse estudo. Sabemos que a existência de informações disponíveis em programas e serviços não é regra e pode ser mesmo critério para sua avaliabilidade. Parte importante dos indicadores definidos esbarraram na ausência absoluta ou relativa de dados para a sua aplicação. Mesmo dados de uso corriqueiro e sistemático pelos serviços, como aqueles

Quadro 4.1 – Pesquisa avaliativa de saúde mental: indicadores para avaliação e monitoramento dos Caps III do Estado de SP - planilha de indicadores

N.	Nome do indicador	Definição	Interpretação	Fonte de dados	Tipo	Método de cálculo
			I – Crise			
1	Capacidade do Caps de atender a crise	N° de casos em crise encaminhados para outros serviços	Reflete a capacidade do Caps de acolher a crise	Livro de plantão, prontuário	Resultado	N° de pacientes em crise encaminhados no mês
2	Taxa de ocupação leitos	Leitos efetivamente utilizados	Indica a utilização dos leitos de acolhimento à crise	Livro de plantão, planilhas de utilização dos leitos, Apac	Processo	$\dfrac{\text{N° pctes. leito mês}}{\text{N° de leitos mês}}$
3	Cuidado com a família do paciente em crise	Ofertas à família do paciente em crise	Reflete o cuidado da equipe com a família	Livro de plantão e prontuário	Processo	$\dfrac{\text{N° famílias atendidas (c/ familiares no leito)}}{\text{Total pacientes no leito}}$
			II – Grupos			
1	Participação dos familiares nos grupos de família	Proporção de famílias de usuários ativos (inseridos ou em encaminhamento) que participam nos grupos de família e terapias familiares do Caps	Reflete a participação das famílias nos grupos	N° de usuários ativos (inseridos ou em encaminhamento), estatísticas, folhas de presença	Processo	$\dfrac{\text{N° de famílias participantes dos grupos}}{\text{N° de pacientes inseridos}}$
2	Proporção de discussão sobre grupo pela equipe	Análise e discussão dos grupos pela equipe	Reflete as iniciativas da equipe em avaliar os grupos	Livros de atas de reuniões, técnicos responsáveis pelo grupo	Processo	$\dfrac{\text{N° reuniões gerais em que aconteceram discussões sobre grupo}}{\text{N° de reuniões gerais da unidade}}$
3	Participação dos usuários no grupo	Permite saber quantos usuários participam de grupos	Além da existência de grupos, permite identificar quantos se beneficiam deles.	Anotações da evolução dos grupos	Processo	$\dfrac{\text{N° de usuários que participam dos grupos}}{\text{N° total de usuários ativos}}$

Continua

Continuação

N.	Nome do indicador	Definição	Interpretação	Fonte de dados	Tipo	Método de cálculo
			III – Território			
1	Taxa de PTS compartilhados com outros atores sociais	Nº de PTS partilhados, elaborados em conjunto com outros serviços, pessoas e organizações extra-Caps	Nº de PTS partilhados, elaborados em conjunto com outros serviços, pessoas e organizações extra-Caps	Técnicos de referência do Caps e dos serviços da rede, anotações de prontuários	Processo	$\dfrac{\text{Nº de PTS partilhados}}{\text{Nº total de PTS}}$
2	Serviços residenciais terapêuticos (SRT)	Moradores de SRT que contam com os recursos dos Caps	Inserção de pacientes de SRT no território do Caps	Listagem de pacientes do serviço	Processo	$\dfrac{\text{Nº morad. SRT acomp. Caps}}{\text{Nº total morad. SRT no território}}$
			IV – Gestão			
1	Gestão compartilhada do serviço	Participação efetiva do gestor nos espaços de gestão (conselhos, reuniões de equipe, assembleias, colegiados, supervisões, passagem de plantão)	Reflete a presença e participação do gerente nos fóruns de gestão do Caps	Livro de ata, Agenda do gerente	Processo	Qualitativo - listar de quais o gerente participa sistematicamente na semana
2	Recursos humanos de nível superior	Proporção de número de horas de profissionais de nível universitário em relação a 100.000 hab.	Reflete o investimento na estrutura dos Caps	Planilha Recursos Humanos	Estrutura	$\dfrac{\text{Nº de horas de profissionais universitários}}{100.000 \text{ habitantes}}$
3	Gestão do cotidiano	Presença do gerente em discussões clínicas e institucionais no dia a dia	Reflete participação do gerente na gestão de aspectos clínicos e institucionais do serviço	Livro de plantão	Processo	$\dfrac{\text{Nº passagem plantões com participação do gerente sem.}}{\text{Nº passagem. plantões existentes/semana}}$

Continua

Continuação

N.	Nome do indicador	Definição	Interpretação	Fonte de dados	Tipo	Método de cálculo
V – Formação continuada						
1	Tempo dedicado à formação continuada externa	Horas formais/mês para formação em atividades externas	Reflete o quanto a unidade investe na realização da educação permanente (EP) externa	Lista de presença e certificado	Estrutura	$\dfrac{\text{N° de horas de trabalho utilizadas para EP}}{\text{Carga horária total de trabalho}}$
2	Tempo ofertado de supervisão clínico institucional	Presença de espaço de supervisão clínico-institucional para a equipe	Reflete o investimento para análise e reflexão das práticas clínico institucionais da equipe	Frequência, cronograma do serviço	Processo e estrutura	Nº total de horas de supervisão no trimestre
VI – Projeto terapêutico singular						
1	Taxa de projetos terapêuticos singulares	Proporção de usuários que tem PTS em relação ao total de usuários em acompanhamento	Reflete a capacidade de organizar e sistematizar a oferta de atenção às necessidades específicas de cada usuário	Prontuário e formulário de PTS	Processo	$\dfrac{\text{N° de PTS}}{\text{N° de usuários inseridos}}$
2	Revisão de PTS na equipe	Proporção de PTS discutido em equipe, em um determinado período, em relação a o número total de PTS desse mesmo período	Reflete se a equipe está discutindo a construção e acompanhmento dos PTS nas reuniões de equipe	Livros de registro de reuniões, Livro Ata e Prontuário	Processo	$\dfrac{\text{Nº de PTS discutido em equipe}}{\text{Nº total de usuários com PTS}}$

Continua

Continuação

N.	Nome do indicador	Definição	Interpretação	Fonte de dados	Tipo	Método de cálculo
3	Quantidade de casos por referência profissional universitário	Identifica o número de pacientes dos quais se ocupa especialmente cada profissional ou mini-equipe de referência	Possibilita verificar a adequação entre número de pacientes acompanhados e profissionais de referência	Prontuários Apac	Processo e Estrutura	$\dfrac{\text{N° de usuários do Caps}}{\text{Quantidade de profissionais de referência}}$
4	Reabilitação Psicossocial	Proporção de PTS que incluem ações em ao menos 2 dessas 3 esferas: trabalho, moradia e rede social	Evidencia processo de reabilitação psicossocial existente no PTS	Prontuário e formulário de PTS	Resultado	$\dfrac{\text{N° de PTS com ações de reabilitação}}{\text{N° PTS existentes}}$
VII – Deficiência intelectual						
1	Inserção do usuário com Deficiência Intelectual (DI) no Caps	Inserção do usuário com Deficiência Intelectual no Caps	Mede a acessbilidade do usuário com DI ao Caps	- triagem - censo - APAC - prontuário	Resultado	$\dfrac{\text{Número de usuários com diagnóstico de DI encaminhados ao Caps}}{\text{Número total de usuários com DI inseridos no Caps}}$
2	PTS de usuários com DI compartilhados	Co-responsabilização pelo atendimento ao usuário com DI (construção de rede especializada)	Mede a construção coletiva de PTS dos usuários com DI inseridos no Caps	- prontuário - registros de reunião de equipe e/ou mini equipe (equipe de referência)	Resultado	$\dfrac{\text{Quant. de usuários com DI com PTS comp. com instit. para pessoas com diagnóstico de DI}}{\text{Quantidade de usuários com DI inseridos no Caps}}$
3	Moradores de Serviços Residenciais Terapeuticos com DI	Proporção de Moradores de Serviços Residenciais Terapeuticos com DI	Mede a especificidade de trabalho em SRT a partir da presença de moradores com DI	- censo das moradias - censo dos Caps - APAC	Processo	$\dfrac{\text{Num. de usuários com DI residentes em SRT}}{\text{Num. de usuários residentes em SRT}}$

Continua

Continuação

N.	Nome do indicador	Definição	Interpretação	Fonte de dados	Tipo	Método de cálculo
VIII – Medicação						
1	Compartilhamento da prescrição	Participação do usuário, familiares e outros profissionais na definição da prescrição com o médico.	Mede o compartilhamento de opiniões, vivências e impressões para a prescrição de medicação psiquiátrica.	Prontuário e anotações de médicos e outros profissionais	Processo	Número de prescrições compartilhadas / Total de prescrições
2	Uso de psicotrópicos	Quantifica a utilização de psicotrópicos pelos usuários	Permite identificar a associação de quatro ou mais psicotrópicos	Listagem de prescrições na farmácia	Processo	N° usuários 4 ou mais psicof. associados / No. usuários em uso de psicofármacos
IX – Reabilitação psicossocial						
1	Reabilitação Psicossocial	N° de PTS que incluem ações em ao menos duas das esferas do: morar, trabalho e rede social dos usuários	Reflete a inclusão das diferentes dimensões da reabilitação psicossocial nos PTS	PTS	Processo	N° de PTS que incluem ao menos duas das dimensões da reabilitação / Total de PTS

relativos à medicação utilizada pelos usuários ou aos dados básicos dos pacientes, como escolaridade, mostraram-se ausentes ou de difícil acesso. No entanto, para a maioria dos casos, não se tratava da inexistência das informações requeridas, mas da falta de ordenamento de registros em suportes conhecidos e compartilhados pelos integrantes dos serviços. Ou seja, as informações eram dispersas nos prontuários e/ou conhecidas apenas por determinado membro do Caps, o que dificultava sobremaneira sua obtenção. Chamou a atenção a falta de registros de aspectos importantes para a população atendida, como emprego e escolaridade. A escassez ou inexistência de dados dessa natureza podem apontar para a falta de efetiva consideração e seguimento dessas dimensões pelos serviços, como aponta pesquisa conduzida por Oda e Dantas.[9] A elaboração por parte dos pesquisadores de um extenso questionário sobre os serviços, aplicado pelos próprios trabalhadores em seus próprios Caps, durante o processo, evidenciou esse problema de escassas ou inexistentes informações sobre os usuários e, ao mesmo tempo, estimulou os participantes e suas equipes locais a coletarem e organizarem o conhecimento sobre os usuários dos Caps.

A gama de indicadores produzidos teve a marca da produção coletiva e pôde evidenciar aspectos relevantes do cotidiano dos Caps. Sendo assim, sua pertinência e validação só seria possível aplicando-os em grande escala. Mesmo contando com a parceria dos diversos municípios e da Secretaria de Saúde do governo estadual, que buscava garantir a continuidade e apropriação do processo, a pesquisa se localizou no âmbito acadêmico e a incorporação desses achados, dentro do processo cotidiano de monitoramento e avaliação dos serviços, foi interrompida tempos depois em razão de mudanças entre os gestores locais e estaduais. Uma limitação do processo aqui analisado foi a restrita participação de usuários, envolvidos apenas de maneira indireta, nos momentos de dispersão, prevalecendo a perspectiva de trabalhadores e gestores.[9]

A baixa institucionalização desses processos reflete aspecto presente de maneira mais geral no SUS, presa da pequena estabilidade de pessoas e projetos no interior das instituições de Saúde Pública no país. Análises recentes vêm mostrando a fragilidade dos processos de gestão nos diversos níveis, a falta de estruturas burocráticas estáveis, ausência de sistemas de informações confiáveis e, principalmente, a falta de incentivos federal e estaduais que induzam processos de monitoramento e avaliação.[12]

Considerações finais

O processo que apresentamos propiciou a produção de saberes para além do resultado concreto de 16 indicadores. Possibilitou a troca entre os participantes e, sobretudo, a intervenção e efetiva produção de efeitos entre a pesquisa e os serviços. Temas não previstos foram introduzidos, conceitos centrais sobre avaliação em saúde e indicadores foram assimilados e as propostas iniciais de indicadores foram testadas nos serviços, produzindo outros efeitos de intervenção. Foi possível perceber que ampliações cuidadosas e equilibradas na composição de atores podem ser fundamentais para novas construções de indicadores. Por exemplo, a participação de usuários e familiares dos serviços em todo o processo da pesquisa, exercendo o mesmo papel de pesquisadores e autoavaliadores que os profissionais desempenharam, poderia ser muito rica para processos futuros.

Além disso, o produto final, ou seja, os indicadores propostos, representaram negociações possíveis a partir de uma polissemia de conceitos e discursos. Cada um dos temas propostos trazia em si uma multiplicidade de significados. O que cada coletivo trouxe concei-tualmente sobre os diversos temas foi problematizado e negociado, tendo como resultado um indicador que representou formas diferentes de ver o mesmo fenômeno. A efetiva utilização do instrumental desenvolvido poderá contribuir para o desenvolvimento da cultura avaliati-va, qualificação dos Caps e dos próprios instrumentos de avaliação, na medida em que podem ser confrontados com realidades e situações imprevistas. A permeabilidade de gestores muni-cipais, dos colegiados regionais dos Estados e da federação é sempre decisiva para a contínua qualificação dos serviços aqui enfocados e, como não poderia deixar de ser, para o fomento e ampliação do uso do instrumental apresentado.

Além de um processo de pesquisa, a trajetória aqui analisada constituiu uma interven-ção que articulou a tríade ensino-pesquisa-extensão. Acentuamos o caráter investigativo por meio da inclusão de diversos atores na construção de instrumentos de avaliação da política pública de saúde mental, simultaneamente estimulando a capacidade crítica de trabalhadores e gestores. A experiência aqui apresentada levou, para o plano da prática, a inseparável vincu-lação entre indicadores e conceitos – ligação esta efetivamente incorporada pelos agentes que poderão usar e alimentar os instrumentos definidos.

A complexa tarefa de desenvolver indicadores de avaliação em subárea da Saúde sem tradição nesse sentido, envolvendo dezenas de agentes, voltada a, mais do que transmitir, produzir novos conhecimentos e um produto específico representado pelos indicadores, somente foi possível por meio da constituição de um espaço (o curso), de tempo (diversos encontros ao longo de um ano) e vinculação (constituição de espaços singularizados de acompanhamento, como os GAP), confirmando que a efetiva participação e colaboração exigem tempo, espaço e vinculação.

A utilização dos indicadores requererá o empenho dos vários níveis envolvidos nos Caps, de usuários e familiares a gestores, uma vez que focalizam tanto aspectos intrínsecos aos serviços como aqueles voltados ao trabalho em rede e no território. A efetiva aplicação dos indicadores deverá contribuir para o seu contínuo aprimoramento e para o desenvol-vimento de cultura avaliativa no interior da saúde mental pública brasileira. Indicadores desenvolvidos a partir da perspectiva de familiares e usuários deverão se agregar àqueles aqui apresentados.

Referências Bibliográficas

1. Zúñiga R. La evaluación en la acción social: autonomías y solidarida- des. Retrieved DATE from http://homepa-ge.mac.com/ricardo.b.zuniga/; 26 may 2016.
2. Medronho RA, et al. Epidemiologia, São Paulo: Atheneu, 2006.
3. Sarraceno B, Frattura L, Bertolote JM. Evaluation of psychiatric services: hard and soft indicators. Innovative Approaches in Service Evaluation. Geneva: WHO/MNH/MND, 1993.
4. Furtado JP. Um método construtivista para a avaliação em saúde. Ciênc saúde coletiva, v. 6, n. 1, p. 165-81, 2001.
5. Wetzel C, Kantorsky LP. Avaliação de serviços em saúde mental no contexto da reforma psiquiátrica. Texto & contexto enfermagem. Vol. 13, n. 4 (out/dez, 2004), p. 593-598, 2004.
6. Onocko-Campos RT, Furtado JP. Entre a saúde coletiva e a saúde mental: um instrumental metodológico para avaliação da rede de Centros de Atenção Psicossocial (Caps) do Sistema Único de Saúde. Cad. Saúde Pública [Internet]. May [cited 2016 Sep 06]; 22(5): 1053-1062; 2006.
7. Furtado JP. A avaliação de programas e serviços. In: Campos GWS, Minayo MC, et al. Tratado de Saúde Coletiva. São Paulo, Hucitec, 2006, p. 715-740.
8. Furtado JP, Onocko Campos RT, Moreira MIB, Trapé TL. A elaboração participativa de indicadores para a avalia-ção em saúde mental. Cadernos de Saúde Pública. 29:102-10; 2013.

9. Dantas CR, Oda AMGR. Cartografia das pesquisas avaliativas de serviços de saúde mental no Brasil (2004-2013). Physis: Revista de Saúde Coletiva, v.24, n.4, p. 1127-1179. 2014.

10. Onocko Campos RT, Furtado JP, Passos E, Ferrer A, Miranda L. Avaliação da rede de centros de atenção psicossocial: entre a saúde coletiva e a saúde mental. Revista de Saúde Pública. 43(Supl 1),16-22; 2009.

11. Zúñiga R, Luly MH. Savoir-faire et savoir-dire. Un guide d'évaluation communautaire. Montréal: COCQ-sida, 2005.

12. Trapé TL. Redes de atenção à saúde mental: estudo comparado Brasil- Catalunha. 2015. Tese (Doutorado em Saúde Coletiva). Faculdade de Ciências Médicas da Universidade Estadual de Campinas. Campinas, 2015.

O Desafio da Construção de Modelos Avaliativos de Redes de Atenção – Um Relato de Experiência

Carlos Eduardo Menezes Amaral

Maria Lúcia Magalhães Bosi

No campo da Saúde, é frequente a aplicação de diversos modelos explicativos, analíticos ou avaliativos, no intuito de produzir informações sobre diferentes fenômenos. Por que são necessários tantos modelos, em lugar de um modelo explicativo único, que possa ser utilizado para pesquisar ou avaliar quaisquer fenômenos? Ainda que tal indagação seja pertinente e, por vezes, se apresente aos avaliadores, cabe destacar que os olhares sobre a realidade são múltiplos e diversos, quer se trate do campo científico, quer se trate do leigo. Isso faz com que cada experiência tenha suas especificidades, seja pelas características de quem avalia (indivíduo ou instituição), seja pelos aspectos relativos ao período histórico, contexto social e cultural do fenômeno em questão. Desse modo, diferentes perspectivas são utilizadas na tentativa de a comunidade científica ou leiga desenvolver novas informações sobre determinado tema. A construção de modelos fundamentados explicita a racionalidade subjacente a cada construção e decorrem de processos muitas vezes não explicitados, dificultando sua compreensão e aplicação. Este capítulo busca apresentar a experiência de desenvolvimento de um modelo de análise de redes de saúde, voltado ao campo da atenção Psicossocial.

Partindo da premissa da multiplicidade de abordagens no campo avaliativo, cabe caracterizar o que se nos apresentava quando investigávamos o tema de redes de atenção em saúde mental no Sistema Único de Saúde (SUS), no escopo de uma pesquisa avaliativa. Vale ressaltar que o tema da "atenção em rede" é tão antigo quanto o próprio SUS. Na verdade, uma das experiências que muito influenciaram a organização inicial de nosso SUS foi o Relatório Dawson (Ministry of Health, 1920),[1] iniciativa que avaliou os serviços de saúde britânicos, recomendando a criação de serviços interligados como forma de aumentar a cobertura e a eficiência da atenção à saúde da população, gerando os pilares do sistema de saúde britânico (National Health System – NHS). Desse modo, quando o SUS foi criado, a descentralização e hierarquização foram incluídas como princípios organizativos do sistema, já aventando a importância da distribuição e integração de serviços de diferentes níveis de complexidade como modo de funcionamento ideal.

Ainda que, desde a criação do SUS, a preocupação com redes de serviços estivesse presente, apenas em 2010 o Ministério da Saúde publicou uma portaria decretando a organização do sistema por meio de redes de atenção à saúde, buscando definir seus componentes, objetivos e estratégias de implementação. Nesse documento, as redes foram definidas como:

> (...) arranjos organizativos de ações e serviços de saúde, de diferentes densidades tecnológicas, que integradas por meio de sistemas de apoio técnico, logístico e de gestão, buscam garantir a integralidade do cuidado.[2]

Entre o surgimento do SUS e a proposta de definição do que seriam as redes de saúde, observamos que o termo "rede" já era utilizado com muita frequência no vocabulário de gestores, profissionais, acadêmicos e intelectuais da área da Saúde, assim como pela população leiga que utiliza cotidianamente os serviços de saúde.[3] Porém, ainda mais importante do que reconhecer o uso frequente do termo "rede", é perceber que sua utilização se dá assumindo distintos significados, evocando tanto formas de entender como o sistema se configura atualmente, como para reivindicar efeitos desejados para sua melhoria. No campo da Saúde, "rede" é um termo utilizado para descrever serviços semelhantes ("rede de hospitais", "rede básica"); para identificar a falta de integração de serviços e profissionais diversos ("atenção básica precisa funcionar em rede com ambulatórios e hospitais", "a equipe multiprofissional cria uma rede de suporte dentro do serviço"); para incluir outros atores, técnicos, leigos ou de práticas não hegemônicas ("aquele usuário tem uma rede frágil", "a comunidade tem uma rede de solidariedade para as pessoas com deficiência"), ou até mesmo para falar do SUS como um todo ("rede pública *versus* rede privada").

Tendo em vista esses vários usos, entre outros não mencionados, quando pensamos em realizar uma pesquisa sobre a "articulação em rede da atenção em saúde mental", nós nos demos conta de que muitos dos usos de "rede" não eram abarcados na abordagem dada pelo MS na portaria 4.279. Estávamos, portanto, frente a um problema metodológico-conceitual: conceitual porque se impunha adotar (ou, se fosse o caso, criar) um conceito que representasse e desenvolvesse, da melhor forma possível, o que estávamos chamando "frouxamente" de "rede"; metodológico porque afetava a forma como estabeleceríamos os procedimentos para gerar dados ou informações, sua análise, a escolha das fontes de informação e os cenários de pesquisa.

Para enfrentar esse problema, teríamos duas opções: a primeira seria adotar alguma das proposições circulantes no campo da Saúde Coletiva alusivas ao conceito "rede", que considerássemos adequada ao objeto sob análise, tanto no plano conceitual, como metodológico. Essa alternativa é muito útil em ciência, sempre que permita que as proposições de outros autores sirvam de base para a (re)criação de novas proposições. Contudo, não encontramos nenhuma abordagem suficientemente integradora, capaz de dar conta dos diferentes fenômenos que estávamos querendo demarcar, ainda que de forma precária, com o termo "rede". Restava-nos, portanto, a segunda opção: desenvolver uma abordagem particular ao tema, que incluísse a literatura desenvolvida até então, aproximando uma série de ideias dispersas e desarticuladas, com vistas a construir um modelo suficientemente coerente e abrangente.

Inicia-se, assim, o percurso que tentaremos compartilhar neste texto no intuito de mostrar os "bastidores" de uma etapa decisiva e fundamental da pesquisa intitulada "Qualidade, Integralidade e Humanização na Rede de Atenção Psicossocial: abordagem avaliativa multidimensional", desenvolvida, com o suporte de diversas agências de fomento, pela equipe do Laboratório de Avaliação e Pesquisa Qualitativa em Saúde (LAPQS), da Universidade Federal do Ceará, na qual se incluem os autores deste capítulo.

Percorrendo o caminho de construção

Ora, se não partiríamos de um conceito prévio sobre redes, de onde poderíamos iniciar? Considerando que o uso de redes tem considerável penetração no uso corriqueiro da língua, tomamos como ponto de partida o vocábulo em si, antes de tentar circunscrevê-lo no campo particular da ciência ou da técnica. Para tanto, nosso trabalho se iniciou com o registro do significado original e das derivações da palavra em português, fazendo uso dos três dicionários de uso mais reconhecido no Brasil, como veremos a seguir.

Segundo o Dicionário Houaiss da Língua Portuguesa, o significado original da palavra "rede" designa "entrelaçado de fios, cordões, arames etc., formando uma espécie de tecido de malha aberto, composto em losangos ou em quadrados de diversos tamanhos".[4] A partir da representação desse objeto concreto, surgem outros significados por derivação, tais como:

- Conjunto de pontos que se comunicam entre si;
- Conjunto de pessoas ou estabelecimentos que mantêm contato entre si, geralmente organizados e sob um único comando;
- Entrelaçamento de estruturas (como vasos sanguíneos, fibras musculares, nervos etc.).

Observando os termos grifados nessas definições, podemos perceber um padrão concernente a algo produzido a partir da comunicação, contato, entrelaçamento ou outras formas de relação entre elementos, estabelecendo, assim, novas possibilidades de uso da estrutura assim produzida. Essa ideia-motriz permite a aplicação da noção de rede em diversas situações, conforme observado nos dicionários Houaiss, Aurélio e Michaelis:*

- Conjunto de postos de defesa, observação, vigilância ou resistência, dotados de aparelhos de comunicação;[4]
- Sistema constituído pela interligação de dois ou mais computadores e seus periféricos, com o objetivo de comunicação, compartilhamento e intercâmbio de dados;[4]
- Grupo de emissoras associadas ou afiliadas que transmitem, no todo ou em parte, a mesma programação; cadeia, *network*, *pool*;[4]
- O conjunto de estabelecimentos, agências, ou mesmo de indivíduos, que se destina a prestar determinado tipo de serviço;[5]
- O conjunto dos meios de comunicação ou de informação (telefone, telégrafo, rádio, televisão, jornais, revistas etc.), ou o conjunto das vias (e do equipamento) de transporte ferroviário, rodoviário, aéreo etc., que, pela sua estrutura e modo de distribuição, se assemelha a uma rede e se difunde em áreas mais ou menos consideráveis;[5]
- Fontes de potencial conjugadas de modo que qualquer uma ou todas possam ser utilizadas pelas estações delas dependentes.[6]

Percebe-se que o termo é, *grosso modo*, utilizado para fazer referência a aspectos de ligação, articulação, associação, comunicação, interdependência e conjunto. Todos esses atributos podem ser observados nas diferentes situações em que o termo "rede" é utilizado na Saúde. Esse uso, contudo, representa o que chamamos de uso metafórico do termo: não representa conceitos bem delimitados dentro do campo da Saúde, mas faz uso da correspondência entre algumas dessas características das redes e os fenômenos observados no cotidiano dos serviços e ações em saúde.

Conforme sabemos, conceitos representam certo amadurecimento das discussões científicas, sendo construtos bem formulados e delimitados, e que têm um poder explicativo dentro de determinado campo disciplinar. Falamos, assim, de conceitos-chaves na área da física, matemática, biologia, sociologia, linguística, medicina etc. Alguns conceitos têm aplicabilidade em mais de um campo disciplinar, enquanto outros surgem de fenômenos bastante específicos de um campo determinado. Outros conceitos surgem em uma disciplina e sofrem modificações e apropriações, gerando um novo conceito (às vezes com o mesmo nome, o que pode provocar muitas confusões entre iniciantes nos distintos campos!).[7]

Ainda que o uso metafórico seja bastante frequente na ciência, não seria suficiente apenas essa utilização aproximada do termo "redes", pois já havíamos identificado a existência de mais de uma tentativa de conceituação de redes. Fizemos, então, uma busca na literatura da área da Saúde, identificando quais outros conceitos de rede estariam circulando. Para tanto, realizamos uma pesquisa na base Scielo, buscando obras que tratassem direta ou indiretamente de redes de saúde, incluindo o descritor[*] formal "sistemas integrados de saúde", assim como integração e integralidade (em especial avaliação da integralidade), e acrescentamos também as publicações oficiais do Ministério da Saúde (normas, portarias e cartilhas) e livros citados nessas produções.

Com essa revisão, percebemos que a conceituação era bastante diversa, com pouco consenso entre os autores e rara preocupação em definir claramente o que era rede (ou seja, não se sustentavam como conceitos em sentido estrito). Além disso, muitos desses autores se baseiam em discussões de outros campos disciplinares ao fazer menção às redes. Decidimos, portanto, fazer uma incursão também em outros campos disciplinares citados pelos autores presentes em nossa revisão original. Incluímos artigos e livros das áreas das ciências sociais, computação, filosofia e geografia, seguindo as referências originais das produções do campo da Saúde e indicações de especialistas desse campo.

De posse desse volume de informações, tornou-se necessário organizar uma forma de análise mais rigorosa, que permitisse comparar e contrastar as diferentes definições de rede. Distribuímos esse material em uma matriz de análise, na qual identificamos cada obra, o conceito de rede apresentado e as dimensões que comporiam a rede. Foram incluídas 23 entradas na matriz, com 17 obras do campo da Saúde, e seis de outros campos disciplinares. Apresentamos, na Tabela 5.1, apenas um excerto da matriz, a título de ilustração.

Como se observa, essa matriz facilita comparar e contrastar diferentes conceituações e dimensões de rede localizadas na busca. A primeira sistematização foi apresentada em um dos Seminários do LAPQS/UFC, iniciativa voltada ao compartilhamento e construção coletiva do conhecimento e atividade regular do grupo, incluindo pessoas de diferentes formações profissionais e experiências de inserção no sistema de saúde local (profissionais,

---

[*] Existem convenções na literatura científica sobre os termos que melhor representam cada assunto, padronizando a indexação de obras e assim facilitando a busca por assunto. São os chamados "Descritores em Ciências da Saúde".

Tabela 5.1 – Matriz de análise da literatura

Autor e obra	Conceituação de rede	Dimensões de rede
Castells M. Sociedade em Rede. 1999.	As redes são estruturas abertas com possibilidade de expansão ilimitada, desde que os novos nós compartilhem os mesmos códigos de comunicação	Nós Códigos de comunicação Estruturação, flexibilidade
SANTOS Milton. Por uma geografia das redes. In: A Natureza do Espaço. 2008.	As redes são fluxo, mas não prescindem de fixos, que constituem sua base técnica, sendo, portanto, estáveis e ao mesmo tempo dinâmicas. A montagem das redes supõe uma antevisão das funções que poderão exercer, incluindo tanto sua forma material como as suas regras de gestão	Enfoques atual e genético Aspectos materiais e políticos Homogeneização e heterogeneização

gestores, residentes, supervisores de estágios e docentes de graduação e pós-graduação). O exercício evidenciou que não haveria uma definição única na literatura suficiente para englobar todos os fenômenos que os debatedores e autores percebiam e ressaltavam ao se referirem a rede.

Nosso caminho, portanto, foi produzir uma síntese que não privilegiasse um único autor, mas que incluísse, de forma coerente, o máximo de dimensões elencadas na literatura e no debate, complementando-as com o que se mostrasse lacunar. Para isso, realizamos uma análise de conteúdo da matriz, agrupando trechos das conceituações e dimensões que pareciam semelhantes em categorias comuns. Essa análise inicial produziu uma primeira tentativa de discriminar algumas dimensões de análise de redes, estruturada segundo ilustra o Quadro 5.1.

Tal síntese objetivou integrar aspectos descritivos de estrutura e funcionamento demarcados pelos autores pesquisados, assim como apontamentos de modos de funcionamentos "desejáveis" para as redes de saúde, segundo o conjunto de autores. Por fim, indica ainda formas de regulamentação e participação que influenciam tanto a gestão como as intervenções proporcionadas pela rede.

Essa primeira categorização da literatura foi levada para uma nova reunião do Laboratório, acompanhada de uma pequena descrição de cada dimensão e subdimensão, com a transcrição de alguns excertos da literatura que traziam fariam menção a cada uma delas. Nesse novo encontro, com um perfil semelhante de participantes, foram propostos alguns rearranjos e, após novo trabalho de sistematização, ocorreu um terceiro encontro

Quadro 5.1 – Estrutura e movimento

Dimensão 1: Estrutura e movimento

A rede e as relações
A rede e seus pontos fixos

Dimensão 2: Integralidade

Globalidade
Continuidade
Coerência

Dimensão 3: Ruptura e normatividade

Gestão e controle
Singularidade

Dimensão 4: Intencionalidade dos participantes

> **Quadro 5.2 – Descrição e fundamentação de cada dimensão na literatura**
>
> Dimensão 1: Unidades mínimas
>
> Dimensão 2: Conectividade
>
> Dimensão 3: Integração
>
> Coerência
> Continuidade e Complementaridade
>
> Dimensão 4: Normatividade
>
> Dimensão 5: Subjetividade

onde foi proposta e aprovada uma versão satisfatória ao grupo, novamente com a descrição e fundamentação na literatura de cada dimensão, como se observa no Quadro 5.2.

Descrevendo de forma breve as cinco dimensões elencadas, consideramos que Unidades Mínimas representam a caracterização dos pontos fixos a partir dos quais ocorrem as conexões da rede, tanto em seu estado atual, como dentro de um processo histórico de remoção e inclusão de serviços, equipes e profissionais da rede. A dimensão Conectividade indica modalidades e efeitos das relações estabelecidas entre as unidades mínimas. Por seu turno, Integração engloba os efeitos do conjunto das unidades mínimas e suas relações, identificados como coerência (congruências e divergências sobre qual é o objetivo da rede e sobre qual objeto a rede atua), continuidade (o quanto as ações em cada unidade mínimas ocorrem de forma sequencial ou segmentada ao longo do tempo, buscando ou não a manutenção de referências) e complementaridade (intervenções de cada unidade mínima buscando metas comuns, paralelas ou opostas). A dimensão Normatividade investiga a construção e adesão a linhas de cuidado singulares e diretrizes clínicas, assim como critérios formais e informais de encaminhamento, entrada e saída de cada unidade mínima. Por fim, a Subjetividade engloba os protagonismos, sentidos, valores e vínculos afetivos presentes de modo significativo em indivíduos, grupos e instituições, afetando e transversalizando as demais dimensões. A Figura 5.1, a seguir, sistematiza os principais conteúdos de cada dimensão.

Uma vez acordados esses eixos, passamos ao passo seguinte: apontar onde poderiam ser encontrados efeitos empíricos de cada dimensão. Em outras palavras, tentamos aproximar essa leitura teórica e reflexiva, portanto, de elevado grau de abstração, de algo mais concreto, que seriam as formas empíricas de apresentação das redes no sistema de saúde. Era fundamental que cada uma dessas dimensões pudesse sair da abstração em que se situa, a maioria delas, de modo a poder retratar elementos importantes e úteis para a compreensão das redes de saúde. Tal movimento corresponde ao exercício de redução semântica.[8] Desenvolvemos, assim, uma série de indagações à rede, dentro de cada dimensão. A resposta a cada uma dessas perguntas tornava-se uma tarefa de fazer corresponder cada fenômeno empírico a uma representação dentro das conjecturas do modelo. Para tornar mais claro esse passo, destacamos, no Quadro 5.3, as perguntas que norteavam cada eixo.

Essas indagações serviram de guia para a elaboração de um roteiro de entrevista, utilizado com profissionais de diferentes serviços da rede que buscávamos investigar na pesquisa. Como nossa pesquisa centrava-se na atenção à saúde mental, entrevistamos profissionais de Centros de Saúde da Família, Centros de Atenção Psicossocial e hospital psiquiátrico. Durante e após a execução das entrevistas, realizamos a análise desse material dentro do referencial da Hermenêutica, caminho que produziu as conclusões da pesquisa.

Potencial do modelo

Não sendo nosso intuito apresentar neste espaço os resultados derivados da aplicação do modelo na pesquisa da qual ele emergiu, gostaríamos de apontar algumas possibilidades de sua aplicação.

A construção desse modelo busca criar uma forma de aproximação teórica e metodológica aos fenômenos observados nas redes de atenção, sem adotar um caráter normativo (como as redes *devem ser*), superficialmente descritivo (enumerar quais os serviços da rede e o que fazem) nem limitado a determinado grau de qualidade ou estado de implantação da rede (redes constituídas *versus* redes em implantação).

A adoção da perspectiva flexível dessa abordagem visa fornecer uma lente possível para *compreender* o que ocorre nas redes de atenção à saúde mental, sendo também facilmente aplicável a outras conformações de redes de saúde. Sua utilização em pesquisas avaliativas já se deu em outras experiências junto à rede de saúde mental do município de Fortaleza, tendo obtido bons resultados, consoante autores de diferentes trabalhos,[9-11] mostrando sua relevância como instrumento de pesquisa e de reflexão.

Além de seu uso em pesquisas formais, essa abordagem também é pertinente na aproximação e estudo das diferentes redes por parte de estudantes de graduação nas áreas

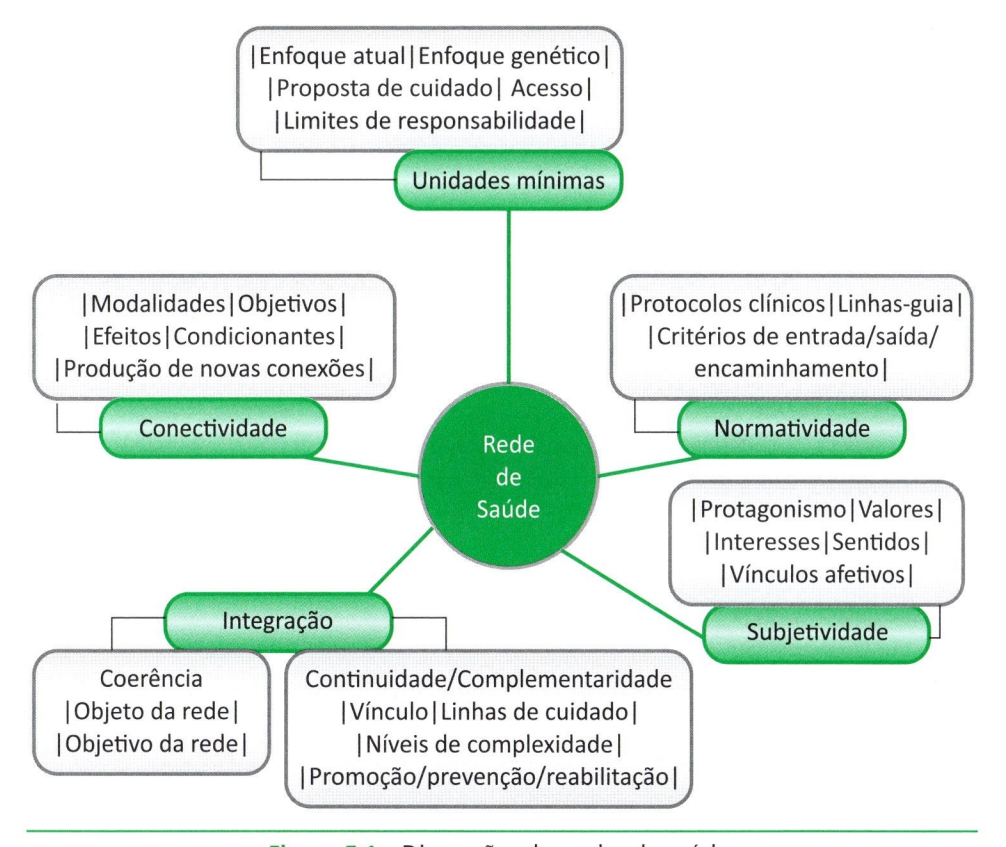

Figura 5.1 – Dimensões das redes de saúde.

Quadro 5.3 – Perguntas norteadoras de cada eixo

Dimensão Unidades Mínimas

Determinação da unidade mínima da rede;
Mapeamento dos pontos fixos;
Enfoque atual;
Enfoque genético;
Identificação da proposta de cuidado oferecida por cada unidade;
Identificação da responsabilidade de cada unidade;
Avaliação do acesso a cada unidade.

Dimensão Conectividade

Identificação e descrição das modalidades de relação existentes na rede;
Qualificação das relações;
Perspectiva dos profissionais envolvidos;
Variedade das relações;
Avaliação da capacidade de criar novas conexões e fluxos;
Análise dos efeitos da conectividade.

Dimensão Integração
Avaliação da Coerência

Identificar congruências ou divergências a respeito do objetivo e da natureza do objeto da rede por parte de suas unidades mínimas.

Avaliação da Continuidade e Complementaridade

Identificar a manutenção de vínculo ou referência a um profissional, equipe ou serviço;
Identificar a produção de linha de cuidado com diferentes serviços;
Avaliar a articulação de intervenções de diferentes níveis de complexidade;
Avaliar a articulação de ações de promoção, prevenção e recuperação;
Identificar a existência de complementaridade nas intervenções de diferentes serviços.

Dimensão Normatividade

Identificar a existência de diretrizes formais referentes à rede e ao objeto da rede;
Avaliar em cada unidade mínima a adesão a protocolos clínicos;
Avaliar em cada unidade mínima a adesão a linhas-guia;
Identificar em cada unidade mínima diretrizes não formalizadas;
Identificar os critérios de entrada;
Identificar os critérios de alta/saída;
Identificar os critérios de escolha dos locais de encaminhamento;
Investigar a coerência entre os critérios das diferentes unidades mínimas;
Identificar a presença de códigos comuns de comunicação;
Identificar a produção de linhas singulares de cuidado na gestão de casos complexos ou atípicos.

Dimensão Subjetividade

Identificar protagonismos, interesses, sentidos, valores e vínculos afetivos de indivíduos, grupos ou instituições que perpassem aspectos das demais dimensões analíticas.

da Saúde, como "provocações ao olhar" no momento de entrada e na vivência desses acadêmicos nos serviços, no intuito de contextualizar suas experiências em serviços individualizados em um cenário mais amplo de inter-relações e mútua influência entre serviços, equipes e trabalhadores de saúde. Adicionalmente, profissionais e gestores do campo da Saúde podem fazer uso dessa perspectiva para compreender melhor os atritos e potencialidades que surgem em suas relações com outras unidades das redes de saúde. Compreender a interferência que outros dispositivos e o conjunto da rede exercem sobre o funcionamento do serviço a que se vinculam é importante para contextualizar a prática profissional de indivíduos na malha complexa de relações que constitui o Sistema Único de Saúde.

Referências Bibliográficas

1. Ministry of Health. Interim Report on the Future Provision of Medical and Allied Services 1920 (Lord Dawson of Penn). London, 1920.
2. Brasil. Ministério da Saúde. Portaria 4.279. Estabelece diretrizes para a organização da RAS. 2010.
3. Amaral CEM, Bosi ML. Rede como transconceito: elementos para uma demarcação conceitual no campo da saúde coletiva. Revista de Saúde Pública. 2016;50:51.
4. Houaiss A, Villar MS. Dicionário Houaiss da Língua Portuguesa. Rio de Janeiro: Objetiva; 2001.
5. Ferreira ABH. Novo dicionário Aurélio do século XXI. Rio de Janeiro: Nova Fronteira, 2004.
6. Michaelis. Dicionário Brasileiro da Língua Portuguesa. Verbete "Rede". Disponível em: <http://michaelis.uol.com.br/>. Acesso em novembro de 2016.
7. Kuhn TS. A estrutura das revoluções científicas. São Paulo: Perspectiva; 1989.
8. Bosi ML, Uchimura KY. Avaliação qualitativa de programas de saúde: contribuições para propostas metodológicas centradas na integralidade e na humanização. In: Bosi ML, Mercado J (eds). Avaliação qualitativa de programas de saúde: enfoques emergentes. Petrópolis: Vozes; 2006. p. 87–117.
9. Amaral CEM. Rede de Saúde Mental do município de Fortaleza: uma análise na perspectiva de trabalhadores de diferentes dispositivos. 2013. Dissertação (Mestrado em Saúde Pública). Universidade Federal do Ceará. Orientadora: Maria Lúcia Magalhães Bosi.
10. Pequeno ML. Qualidade, integralidade e humanização do cuidado aos usuários de crack na rede de atenção psicossocial: experiências de trabalhadores e usuários. 2014. Dissertação (Mestrado em Saúde Pública). Universidade Federal do Ceará. Orientadora: Maria Lúcia Magalhães Bosi.
11. Moreira DJ. Itinerários terapêuticos de sujeitos em sofrimento psíquico e qualidade do cuidado na rede de atenção psicossocial: experiências de usuários de Fortaleza-CE. 2014. Dissertação (Mestrado em Saúde Pública). Universidade Federal do Ceará. Orientadora: Maria Lúcia Magalhães Bosi.

Meta-avaliação – Processo Reflexivo ou *Checklist?*

Cristiane Andrea Locatelli de Almeida

Oswaldo Yoshimi Tanaka

A partir da coleta sistemática de dados e estabelecimento de parâmetros claros de comparação, a meta-avaliação busca descrever, analisar e julgar o valor de avaliações realizadas.[1] É em si uma avaliação e mantém, portanto, suas características essenciais.

Existem diversos conjuntos de parâmetros publicados[2-4] para guiar seu desenvolvimento, bem como diversos exemplos de aplicação. Queremos aqui afirmar a meta-avaliação também como um espaço de reflexão e aprimoramento de estudos e práticas.

Sabemos que não existe imparcialidade em avaliação e que por isso torna-se essencial o esforço por tornar explícitos os valores dos envolvidos subjacentes a cada ação. Acreditamos que esta seja uma das tarefas da meta-avaliação: examinar o referencial teórico que ancora as avaliações, sua metodologia, tornar mais claro a que vêm e a quem servem.[5]

Este capítulo trata de uma meta-avaliação realizada junto a gestores municipais de uma região de saúde do estado de São Paulo. Acreditamos que algumas das decisões tomadas constituem caminhos para a reflexão, com a qual queremos contribuir, sobre metodologias possíveis para realizá-la.

Nosso interesse foi por avaliar o alcance de um modelo específico de avaliação: participativa, desenvolvida na área da Saúde por atores locais de forma a que se tornasse útil em sua prática diária e crescimento profissional.[6] Entendemos que muitas das avaliações propostas pelo Ministério da Saúde ou universidades são muito amplas ou muito dirigidas, normativas, dificultando essa apropriação pelos serviços.

Optamos por incluir o desenvolvimento da avaliação no escopo da pesquisa, justamente pela intenção de estudar a viabilidade desse modelo específico, a possibilidade de desenvolvê-lo com qualidade. Apoiados em um referencial construtivista e utilizando uma metodologia participativa, propusemos aos secretários municipais de saúde e gerentes membros de uma Comissão Intergestores Regional (CIR) de São Paulo, constituída por 18 municípios, uma avaliação que partisse de seus interesses, tivesse sua participação em todas as etapas – da pergunta avaliativa às recomendações e disseminação de resultados – e que pudesse ser por eles utilizada.[7] Oito deles aceitaram o desafio e o processo que serve de base a essa meta-avaliação foi realizado.[8]

Metodologia da avaliação participativa: a prática com os gestores

Partiu-se da ideia de que o desenvolvimento de uma avaliação de serviços poderia favorecer o processo de grupalização já em andamento entre os gestores municipais daquela região, além de propiciar aos envolvidos ambientes de reflexão e aprendizagem.

Foi solicitado à totalidade dos gestores da CIR que encaminhassem aos pesquisadores uma listagem de três "incômodos" percebidos em momentos de tomada de decisão e que lhes sugerissem a necessidade de maior ponderação.

A discussão conjunta sobre os diversos itens apontados nesse levantamento, realizada já em grupo menor, possibilitou destacar um tema transversal à maioria deles: as dificuldades na relação entre os três entes federados – federal, estadual e municipal – na gestão da Saúde. Seu estudo e compreensão mostraram-se de grande interesse para os gestores.

Buscando um marcador que retratasse as principais questões relacionadas a esse mote, foi selecionado o fluxo de atendimento às cirurgias eletivas (que incluía desde o primeiro atendimento ao usuário na Atenção Básica até a realização da cirurgia) como tema para a avaliação a ser realizada pelo grupo. Para tal escolha, consideraram-se também a existência de dados secundários referentes ao atendimento a essa demanda nos vários serviços e a possibilidade real de obtenção de dados primários com os diversos atores envolvidos nesse fluxo.

Foram realizadas sete oficinas com gestores de sete desses municípios (cinco secretários de saúde e três assessores técnicos). O grupo percorreu as etapas da avaliação de programas que se fizeram necessárias, conforme apontado no Quadro 6.1.

No processo de estudo das listas de espera para cirurgia geral (dado secundário levantado para a avaliação), optou-se por focalizar ainda mais o estudo no atendimento aos usuários com cálculo biliar e indicação de colecistectomia, uma vez que o número dos que esperavam por uma vaga para essa cirurgia e o tempo dessa espera eram bastante superiores aos dos demais diagnósticos em cirurgia geral.

O estudo dos dados quantitativos foi realizado principalmente por meio do levantamento e análise dos dados do CROSS (agendamento de consultas de especialidades), Epront (prontuários eletrônicos da Organização Social que gerencia o AME e os Hospitais Estaduais) e o SIH; o levantamento e análise de dados qualitativos se deu por sete grupos focais com usuários de cinco dos municípios participantes. No total, foram ouvidos 29

Quadro 6.1 – Oficinas com Gestores Municipais da Região de Saúde – Tópicos de discussão

1	• Escolha do tema da avaliação a ser realizada, com base em planilha organizada a partir do levantamento de incômodos percebidos pelos gestores municipais no momento da tomada de decisão; • Discussão sobre o foco da avaliação e perguntas avaliativas – interesses, factibilidade e utilidade da avaliação.
2	• Retomada e aprofundamento da discussão acerca das perguntas avaliativas • Planejamento dos passos da avaliação; • Reflexão acerca dos dados secundários já coletados pelos gestores – Relatórios emitidos a partir do Sistema CROSS.
3	• Discussão quanto a indicadores da avaliação; • Interessados na avaliação proposta e interessados a serem envolvidos no processo avaliativo; • Reflexão sobre aproximação qualitativa feita pelos gestores aos usuários da lista de espera para Cirurgia Geral disponibilizada pelo AME; • Estudo da base de dados SIH acesso pelo Tabnet.
4	• Início da discussão acerca da coleta de dados primários junto aos usuários do sistema; • Reflexão sobre dados secundários coletados por meio do SIH.
5	• Elaboração dos instrumentos de coleta de dados primários – entrevista com diretor do AME e grupos focais com usuários; • Agenda da coleta de dados primários; • Reflexão sobre dados secundários coletados por meio do SIH.
6	• Análise do material empírico coletado nos grupos focais com usuários e entrevistas com gestores do nível estadual.
7	• Análise da totalidade dos dados coletados; • Comunicação de resultados.

CROSS: Central de Regulação de Ofertas de Serviços de Saúde; AME: Ambulatório Médico de Especialidades; SIH: Sistema de Informações Hospitalares.

usuários com indicação para/ou que já haviam realizado essa cirurgia. Os grupos foram organizados pelos municípios e coordenados pelos pesquisadores. Da mesma forma, a entrevista com a diretora do AME.

A última oficina realizada teve como foco o aprofundamento da análise de todos os dados coletados. Foi elaborado um relatório do estudo avaliativo que foi apresentado e discutido no Grupo de Trabalho com os Prestadores (formado por integrantes da Câmara Técnica da CIR e por prestadores da Organização Social que gerencia os equipamentos do Estado).

Oito meses após a finalização das oficinas, foram realizadas, por um entrevistador externo ao processo, sete entrevistas semiestruturadas com os participantes, que tiveram como foco principal a exploração em detalhe da possibilidade de participação efetiva dos interessados no controle do estudo e nas diversas atividades propostas, além de aprofundamento sobre a utilidade que o processo tivera e/ou estava tendo para participantes e entorno.

O processo de meta-avaliação

Uma das primeiras medidas para a preparação da meta-avaliação foi a escolha de parâmetros para analisar a avaliação ainda em processo. No projeto inicial da pesquisa, havíamos optado por utilizar os padrões da *Joint Commission on Standards for Educational Evaluation*[2] (Estados Unidos e Canadá) – Utilidade, Factibilidade, Ética, Precisão e Responsabilização/*Accountability*. São parâmetros bastante conhecidos, serviram de base a diversas associações internacionais de avaliação quando da publicação de seus próprios padrões. Nossa intenção era a de priorizar nesse estudo os padrões "Utilidade" e "Precisão", refletindo sobre a pergunta: "uma avaliação construída por atores locais não especialistas pode ser útil e precisa?"

Em uma discussão sobre a adequação desses parâmetros para a avaliação em questão, recebemos a proposta de lançar a pauta sobre necessidade – ou não – da construção de padrões nacionais para julgar a qualidade de avaliações realizadas no Brasil. A ideia foi aceita e apresentada aos membros do "Grupo de Trabalho em Monitoramento e Avaliação" da Associação Brasileira de Saúde Coletiva (ABRASCO). Solicitamos a eles que se posicionassem a respeito da importância do estabelecimento de padrões nacionais e, em caso de concordância, apontassem aqueles que julgavam essenciais.

Uma primeira discussão foi levantada quanto à nomenclatura "padrões nacionais". Considerava-se necessário atentar à conotação de normatividade que poderia advir dela e que levaria esses padrões a servirem apenas ao engessamento da prática avaliativa no país.

De forma complementar a esse cuidado, discutimos a necessidade de conciliar o estabelecimento de diretrizes gerais para a qualidade das avaliações – talvez baseadas em padrões internacionalmente reconhecidos – com diretrizes específicas, contextualizadas, coerentes com as características das avaliações locais e potentes para aprimorá-las, não apenas no Brasil, mas especialmente aqui, onde existe uma grande diversidade – e desigualdade – entre estados e regiões a serem consideradas.

Em diversas avaliações de programas propostas pelo governo federal, observa-se que os mesmos critérios são utilizados para julgar ações ocorridas de norte a sul do país, gerando conclusões que não favorecem o aperfeiçoamento das propostas e a aprendizagem dos envolvidos. Por isso, enfatizamos a necessidade da criação do espaço para avaliações desenvolvidas por atores locais. Da mesma forma, na meta-avaliação, o realce a aspectos contextuais específicos apresentam-se como essenciais ao julgamento de valor de avaliações determinadas.

Procuramos, neste estudo, equilibrar diretrizes gerais e específicas mantendo o padrão "Utilidade" – dado que saber se a avaliação foi realmente utilizada é uma das principais preocupações dos avaliadores – e incluindo o padrão "Participação" – aspecto fundamental para essa avaliação especificamente, que responde a um dos principais interesses dos autores: a avaliação proposta foi realmente participativa e essa metodologia representou um ganho para sua qualidade?

Optamos inicialmente por aprofundar os dois conceitos, buscando clareza para a análise a ser realizada. Utilidade em avaliação está geralmente associada ao uso *instrumental* de seus achados nos processos de tomada de decisão. Já foi, entretanto, bastante discutido por Weiss[9] e aparece mais recentemente em textos brasileiros, como Figueiró e Hartz et al,[10] que não basta que o resultado de uma avaliação seja consistente, tecnicamente sustentado, para que seja utilizado e influencie no aprimoramento do objeto avaliado.

[...] os tomadores de decisão são influenciados por uma série de outros fatores, como, por exemplo, as expectativas dos participantes do programa e seus gestores, o apoio dos financiadores, as demandas do poder, os custos da mudança, a capacidade de realização, dentre outras, que acabam por frustrar a sua utilização imediata [...] (WEISS et al, 2005, p. 13)

Nesse sentido, procuramos ampliar nossa análise da utilidade do processo realizado neste estudo a partir do referencial de Kirkhart,[11] Weiss[9] e Greene.[12] A primeira autora propõe um modelo tridimensional para análise da influência exercida por uma avaliação, analisando-a a partir de sua fonte (pode se dar durante o processo ou a partir da apresentação de seus resultados), tempo (o processo avaliativo pode provocar mudanças imediatas, e/ou em médio e longo prazo) e intenção (algumas decorrências da avaliação são planejadas, outras não).

Para análise da fonte de influência, utilizamos inicialmente o referencial de Greene,[12] que foca as mudanças ocorridas ainda durante o processo avaliativo. A autora propõe que se trabalhe com três dimensões: cognitiva, afetiva e política.

Analisando o material coletado nas oficinas, destacamos, enquanto exemplo de influência cognitiva, a possibilidade que o grupo de gestores teve de fazer das oficinas um espaço reflexivo, que lhe permitiu ampliar a visão sobre questões envolvidas em sua prática e analisá-las criticamente.

Na dimensão política, foi possível perceber que diferentes pontos de vista tiveram lugar nas discussões do grupo – de antigos e novos na casa, de "doutores e não doutores" – constituindo um espaço continente às diversas demandas.

No aspecto afetivo, assinalamos o fortalecimento de uma mudança na posição de alguns gestores em relação aos níveis estadual e federal de governo, que, de forma equivocada, são frequentemente vistos como hierarquicamente superiores ao nível municipal.

Trabalhando ainda a fonte de influência, analisamos as dimensões que se referem ao uso dos resultados da avaliação, a partir de uma categorização feita por Weiss.[9] A autora propõe para essa análise também três dimensões: instrumental, conceitual e simbólica.

Resgatamos, como exemplo de um uso instrumental, o fortalecimento da negociação, baseada em dados e argumentos desenvolvidos durante a avaliação, entre gestores municipais participantes do grupo e prestadores de serviços/gerentes de serviços estaduais. Propostas como a abertura de um terceiro turno no Hospital Estadual para a ampliação da oferta de cirurgias, e recaracterização dos hospitais municipais existentes para complementar essa oferta, puderam ser discutidas e avaliadas quanto à sua factibilidade.

Como uma mudança simbólica, destacamos a inclusão, de forma mais sustentada, nas discussões com grupos externos, de informações que os gestores municipais já tinham conhecimento – como o decréscimo ao longo do tempo do número de cirurgias de colecistectomia realizadas pelo Hospital Estadual – mas que, após o processo, foram confirmadas pelos levantamentos feitos em bancos de dados secundários, coleta de dados primários com usuários e pela análise crítica realizada.

Algum tempo depois de terminadas as oficinas, participantes do grupo optaram por investir mais nos trabalhos de Educação Permanente. Consideramos essa valorização dos espaços de reflexão na região de saúde um importante sinal de influência conceitual da avaliação. Ressalte-se que, segundo Kirkhart,[11] essa pode também ser considerada uma influência não intencional que a avaliação promoveu na região, uma mudança não prevista.

Embora julguemos importante a análise do tempo para a observação de influências da avaliação – uma alteração imediata ou ocorrida apenas depois de algum tempo transcorrido

–, uma vez que amplia o intervalo para análise de intervenções complexas mais comuns na atualidade, não nos foi possível analisá-la neste trabalho, dado seu limite para encerramento.

O padrão de "Participação" foi analisado a partir do referencial desenvolvido por Cousins e Whitmore[13], que propõem para tanto três dimensões:

1) Controle do estudo (quais os responsáveis pelas decisões técnicas tomadas – apenas os avaliadores profissionais? Representantes de outros grupos de interessados? Todos os participantes?);

2) Diversidade dos participantes; e

3) Extensão da participação (quais grupos concretizaram sua participação no processo avaliativo e qual a extensão dessa participação: todas as etapas? Participaram apenas como fonte de informação? Coletaram dados, mas não elaboraram as recomendações?).

De forma bastante sintética, um dos achados dessa reflexão foi o de que o grau de participação variou bastante entre os diversos grupos que se considerou como interessados na avaliação realizada – gestores, trabalhadores, conselheiros de saúde, usuários. O grupo que teve maior participação no processo (dimensão 2) foi o de gestores e gerentes. Foi aquele inicialmente mobilizado – tinha-se como um dos objetivos a inserção da avaliação no cotidiano de funcionamento das regiões de saúde, portanto a proposta foi dirigida primeiramente à sua instância deliberativa e colegiada (CIR) – e foi, portanto, responsável pela escolha da temática avaliada – que refletia sua demanda de reflexão sobre a relação entre os três níveis interfederativos de gestão da Saúde. Ressalte-se que o fluxo de atendimento às colecistectomias (temática por eles escolhida) é bastante determinado pela oferta de cirurgias, questão que envolve prioritariamente a negociação em âmbito gerencial.

Observou-se que o grupo de gestores teve um alto grau de controle do estudo (dimensão 1), dado que todas as decisões técnicas que determinaram seus rumos foram discutidas em conjunto, assim como grande extensão de participação (dimensão 3), uma vez que o grupo participou de todas as etapas da avaliação – desde a escolha da pergunta avaliativa até a disseminação de resultados.

Considerações finais como síntese

Uma primeira aproximação à meta-avaliação pode levar à visão de um processo normativo, pautado exclusivamente pelos padrões norte-americanos – principalmente do JCSEE – amplamente divulgados. Uma abordagem mais crítica, entretanto, mostrará que, tal qual a avaliação, esse é um processo reflexivo a ser construído pelos atores que dele se encarregam, com uma singularidade marcada pelas escolhas metodológicas realizadas.

Seu objetivo, a análise da qualidade de avaliações, será alcançado com base em pressupostos que necessariamente deverão ser explicitados, para maior transparência e aproveitamento do processo.

O presente trabalho teve como um de seus focos a construção de um instrumental para meta-avaliar um processo avaliativo desenvolvido em base local e participativa, na área da Saúde. Um instrumental, entre vários possíveis.

No percurso trilhado, houve uma busca por deixar clara a visão da avaliação como uma oportunidade de aprendizagem e de identificação de novas possibilidades de negociação de poder, necessária ao contexto atual da Saúde no Brasil. Optou-se por basear a avaliação da qualidade desse processo em dois dos atributos considerados essenciais em sua configuração – utilidade e participação – e buscar referenciais de análise do material empírico sensíveis à sua complexidade.

O modelo tridimensional de Kirkhart[11] nos pareceu uma opção potente para identificar e analisar as possibilidades de utilização/influência do processo nos participantes e em seu entorno. As dimensões para análise da participação de Cousins e Whitmore[13] – controle do processo, em quais etapas se dá a participação, e a diversidade de atores envolvidos – permitiram refletir sobre alcances e limites da estrutura da avaliação realizada com relação a esse quesito.

As escolhas feitas não têm nenhuma pretensão de esgotar possibilidades. Buscam apenas trazer coerência e clareza à construção de um raciocínio, de forma a possibilitar discussões, contribuições e discordâncias.

Acredita-se que a busca por critérios adequados à singularidade das avaliações realizadas e a explicitação de razões para as escolhas cumpridas ampliem a característica reflexiva da meta-avaliação e distanciem-na de processos exclusivamente normativos.

Conclui-se pela viabilidade, com vantagens, da realização de processos participativos locais com gestores na Saúde Pública, destacando a possibilidade de ganhos em formação e o enriquecimento dos processos de negociação em nível do território, de forma coerente à política de construção das regiões de saúde no SUS.

Referências Bibliográficas

1. Hartz ZMA, Contandriopoulos A. Do quê ao pra quê da meta-avaliação em saúde. In Hartz ZMA, Felisberto E, Silva LMV. Meta-avaliação da Atenção Básica à Saúde. Rio de Janeiro: Editora Fiocruz, 2008.
2. Yarbrough DB, et al. The program evaluation standards: a guide for evaluators and evaluation users. 3 ed. California: Sage Publications, 2011.
3. United Kingdom Evaluation Society. Guidelines for Good Practice in Evaluation. London: UKES, 2013. Disponível em: https://www.evaluation.org.uk/images/ukesdocs/UKES_Guidelines_for_Good_Practice_January_2013.pdf. Acesso em: 5 dez 2016.
4. Anderson SB, et al. Evaluation Research Society standards for program evaluation. New Directions for Program Evaluation. 15: 7–19, 1982.
5. House ER. Evaluating with Validity. California: Sage publications, Inc., 1980.
6. Cornwall A. Unpacking 'participation': Models, meanings and practices. Community Development Journal. 43(3): 269–283, 2008.
7. Patton MQ. Utilization-Focused Evaluation in Africa. Nairobi: Prudence Nkinda Chaiban and Mahesh Patel, 1999. Disponível em: http://preval.org/documentos/00552.pdf. Acesso em: 5 dez 2016.
8. Almeida CAL, Tanaka OY. Evaluation in health: participatory methodology and involvement of municipal managers. Revista de Saúde Pública. 50, 2016. Disponível em: http://www.scielosp.org/article_plus.php?pid=S0034-89102016000200230&tlng=pt&lng=en. Acesso em: 5 dez 2016.
9. Weiss CH. An alternate route to policy influence: how evaluations affect D.A.R.E. Am J Eval. 26(1):12–30, 2005. Disponível em: http://aje.sagepub.com/content/26/1/12.full.pdf+html http://preval.org/documentos/00552.pdf.
10. Figueiró AC, et al. Usos e influência da avaliação em saúde em dois estudos sobre o Programa Nacional de Controle da Dengue. Cadernos de Saúde Pública. 28(11): 2095-2105, 2012. Disponível em http://www.scielo.br/pdf/csp/v28n11/09.pdf.
11. Kirkhart KE. Reconceptualizing evaluation use: an integrated theory of influence. New Dir Eval. 88: 5-23, 2000.
12. Greene JG. Stakeholder participation and utilization in program evaluation. Eval Rev. 12(2): 91–116, 1988.
13. Cousins JB, Whitmore E. Framing participatory evaluation. New Dir Eval. 80: 5-23, 1988.

Leituras Complementares

- Bustelo M. The potential role of standards and guidelines in the development of an evaluation culture in Spain. Evaluation, v. 12, n. 4, p. 437-453, 2006.
- Picciotto R. (2007). The value of evaluation standards: a comparative assessment. Journal of multidisciplinary evaluation. 2(3), 30-59, 2007.

Avaliação Participativa em Promoção da Saúde – Um Exercício de Aprendizagem Coletiva, Reflexivo e Contínuo

Marco Akerman

Questões iniciais para aquecer os motores

Há sinais de crescimento do desapontamento, em diferentes níveis, com as abordagens em avaliação derivadas de metodologias que têm sua base teórica nas ciências biológicas.[1,2] E como avaliação é algo que fazemos naturalmente todo o tempo, um processo de reflexão e aprendizagem contínua para tomarmos decisões, enfim um ato humano, realizar uma avaliação participativa é se aproximar bastante da vida e trazer para o seu desenvolvimento elementos das ciências humanas e sociais, complementando-a com outras abordagens.[3-6]

Nutbean (1998)[7] reforça essa ideia ao dizer que não é producente a polarização entre marcos conceituais distintos e insta-nos a refletir que a avaliação deve ser formatada de acordo com as necessidades e circunstâncias dos projetos, programas e serviços, pois nenhuma abordagem isolada será adequada para todos os tipos de projetos, programas e serviços.

Nesse sentido, a avaliação terá dimensão política, explicitando-se sempre de que lado se está e que escolhas serão priorizadas.[8] E a pergunta que desencadeia o exercício avaliativo guiará os passos e desejos dos avaliadores.

Este caminhar metodológico está em sintonia com o que Akerman et al[3] sugerem:

Mais que atender aos apelos legítimos de financiadores de projetos, formuladores de políticas e "tomadores" de decisão em demonstrar a efetividade de procedimentos, também estamos preocupados em como fazer com que uma metodologia de avaliação possa contribuir para o aprendizado, a ação e a transformação de práticas sociais (Akerman et al, 2004, p.606).

Para desenvolver o tema, este capítulo percorrerá os seguintes caminhos:

- O que é avaliação participativa?
- Em quais princípios e valores ela se ancora?
- O que avaliar em promoção da saúde?
- E a categoria participação em avaliação?
- Conversando sobre métodos.
- Contando experiências de aplicação da avaliação participativa.
- Para seguir trabalhando com o tema.

O que é avaliação participativa?

Avaliar é produzir um "juízo de valor ou mérito" para alguma ação humana sobre o ambiente social. Utiliza-se, para tal intento, um conjunto de procedimentos metodológicos.

A literatura da área indica um conjunto de outras terminologias que, também, representariam "participar em avaliação", por exemplo, avaliação emancipatória, avaliação de quarta geração, avaliação democrática, entre outras. Esse mesmo "viés participativo" se encontra, também, no debate da pesquisa participativa com um número ainda maior de denominações: pesquisa participativa, pesquisa-ação participante, pesquisa-ação política, pesquisa-ação sócio crítica, pesquisa-ação emancipatória, pesquisa compartilhada, pesquisa interferência, observação participante.

Nos primórdios, avaliadores consideravam que os fatos "falavam por si mesmos" e que a avaliação era isenta de valores. Essa teoria vem sendo cada vez mais criticada dado que os programas sociais sempre trazem valores implícitos.

O campo da promoção da saúde é exemplar nesse sentido, pois está permeado de valores em disputa, e isso pode ressignificar o processo avaliativo que contemplaria em seu desenho a explicitação de óticas, valores e princípios.

Para fugir dessa concepção neutra de avaliação, preferimos entendê-la como um processo de aprendizagem de experiências vividas, que nos ajudam a pensar como fazer melhor no futuro o que fizemos no passado. Assim, uma avaliação participativa perseguiria o mesmo ideal, mas, desta vez, incluindo um coletivo de pessoas interessadas no futuro e, na medida do possível, comum a todos, a partir dos processos e resultados produzidos pelas experiências vividas por esse coletivo.

Assim, a avaliação participativa precisa ser útil para todos que dela tomam parte e encorajar todas os participantes a dizerem o que pensam para que se decida, de maneira compartilhada, o foco e o desenho avaliativo.[1]

E "ser parte" não quer dizer apenas manifestar interesses, implica, também, se responsabilizar pela condução do processo avaliativo em todas as suas etapas, criando e inovando possibilidades metodológicas para medir processos, resultados e impactos do programa em análise.

Chouinard e Cousins (2014)[9] entenderam que avaliação participativa é "uma parceria entre especialistas em avaliação, avaliadores profissionais, e demais interessados nos programas/serviços, membros da comunidade" que precisam se responsabilizar pela condução do processo, "inventando", em diálogo permanente, possibilidades metodológicas para "tocar" a avaliação.

Entretanto, vale ressaltar que a avaliação participativa é muito mais um modo de trabalhar baseado em um conjunto de valores e princípios do que uma mera estratégia metodológica.[3,8,10]

Nessa concepção ético-política que estamos sugerindo, como ela se ancoraria em um processo de avaliação participativa? Como esses princípios foram construídos dentro desse movimento de pensar a avaliação participativa da promoção da saúde?

Em tal contexto, essa base valorativa da promoção tem necessariamente que estar refletida na base de princípios da avaliação.

Em quais princípios e valores a avaliação participativa se ancora?

Para que a promoção da saúde, então, seja praticada nessa perspectiva e não apenas como um conjunto de procedimentos que informam e capacitam indivíduos e organizações ou que controlem determinantes de grupos populacionais, a sua avaliação poderia contribuir com esse caminho e, não sendo, então, um procedimento meramente técnico, explicitaria valores e princípios: um imperativo ético.

Em fevereiro de 2001, um grupo de trabalho apoiado pela Organização Pan-Americana da Saúde (OPAS) reuniu-se em Antígua (Guatemala) e aprofundou o debate da avaliação de políticas e/ou programas de promoção da saúde. Por meio de uma metodologia participativa, o grupo pactuou um conjunto de valores e princípios norteadores da avaliação em promoção da saúde.

O Quadro 7.1 mostra o resultado desse trabalho.

Não se pretende, com os valores e princípios citados, formular uma bula para a avaliação. O "deve ser" que está explicitado na coluna "condições", mais que um "dever" do processo avaliativo, é um posicionamento que delimita o "direito" dos sujeitos da avaliação.

A avaliação de um projeto ou programa, usualmente, mede, após um período de sua realização, se foram atingidos ou não os objetivos propostos e, muitas vezes, estabelece uma linha de base de medida em relação ao início do projeto ou programa.

Um empreendimento social participativo e intersetorial, em que haja uma pluralidade de perspectivas e uma alta rotatividade de atores que participam, tem um "alvo móvel", pois, talvez um objetivo estabelecido no começo da iniciativa pode não estar mais ativo, e em seu lugar terem surgido outros objetivos.

Nesse caso, então, a avaliação não seria um fim em si mesma, e sim um processo contínuo de definição e redefinição de objetivos a serem alcançados, quase uma bússola ou um farol, dispositivos para orientar rumos.

O grupo de atores envolvidos pode definir um objetivo hoje, mas o contexto, os atores e a situação vão mudando e, no meio do processo de avaliação, pactua-se outro objetivo, o que torna, então, móvel o alvo avaliativo.

Em lógicas avaliativas mais quantitativas, o objetivo é estático, definido *a priori*, e a avaliação verificará se aquele objetivo foi ou não alcançado. E "não ser alcançado" significa muitas vezes, indício de que o programa ou projeto deva ser descontinuado.

Quadro 7.1 – Princípios e condições para avaliação da promoção da saúde

Valores, princípios e condições para avaliação da promoção da saúde	
Valores/Princípios	Condições
Equidade, Justiça Social e Solidariedade	• O processo avaliativo deve revelar todas as premissas teóricas, ideológicas e políticas sobre as quais se baseia e explicitar as relações de poder existentes, incluindo aquelas que envolvem o avaliador. • A avaliação deve levar em conta a diversidade e ser um instrumento de reflexão sobre como a iniciativa trata as iniquidades. • A avaliação deve respeitar e valorizar os conhecimentos e as experiências locais. • A avaliação deve transmitir um espírito de esperança, felicidade, amor e alegria.
Contextualizar a iniciativa que se quer avaliar	• O processo da avaliação deve levar em consideração o contexto local da iniciativa, inclusive as barreiras e os elementos facilitadores. • A avaliação deve reconhecer e explicitar as diferenças das identidades culturais, sociais e econômicas entre os distintos focos da avaliação, sejam eles populações, grupos sociais, comunidades, organizações, indivíduos.
Ter sentido prático	• O processo avaliativo deve ser capaz de responder: "quem", "por que" e "como". • A avaliação deve estar integrada ao planejamento e orientada para a ação e para a mudança. • O processo avaliativo deve contribuir para a criação de novos recursos na comunidade. • A avaliação deve reconhecer a necessidade de criar variadas formas de divulgar resultados e de fortalecer os grupos sociais.
Oportunizar a participação como espaço para a inclusão social	• O processo avaliativo deve envolver de forma apropriada aqueles que possuem interesse legítimo na iniciativa. • A avaliação deve garantir que os grupos sociais, que estão tendo sua saúde e qualidade de vida afetados pela iniciativa, participem do processo avaliativo. • A avaliação deve garantir que os grupos, tradicionalmente excluídos das políticas públicas, possam compartilhar e apropriar-se tanto do processo de implementação da iniciativa, quanto da avaliação propriamente dita.

Continua

Continuação

Valores/Princípios	Valores, princípios e condições para avaliação da promoção da saúde
	Condições
Estar ancorada em múltiplos métodos	• A multiplicidade de métodos deve refletir os princípios da promoção da saúde. • A avaliação deve utilizar uma combinação equilibrada de métodos, técnicas e instrumentos qualitativos e quantitativos. • A avaliação deve obter informação de distintas fontes de dados. • A avaliação deve focar em estrutura, processo e resultados de curto ou longo prazo, dependendo do estágio da iniciativa. • O processo avaliativo deve produzir indicadores que sejam oportunos e apropriados ao contexto da iniciativa.
Comprometer-se com o fortalecimento de grupos sociais	• A avaliação deve se basear nas potencialidades da comunidade. • A avaliação deve apoiar a solução de problemas locais. • A avaliação deve assegurar a equidade, permitindo que todos os atores sociais sejam ouvidos, principalmente aqueles advindos dos grupos mais vulneráveis e com menor poder. • A avaliação deve gerar informação que possa ser usada para a advocacia da promoção da saúde.
Conduzir para um processo de aprendizagem	• A avaliação deve estimular o coaprendizado entre atores. • O processo avaliativo deve encorajar o diálogo e a reflexão e facilitar todas as formas de desenvolvimento do conhecimento para todos os envolvidos. • A avaliação deve reconhecer que aprendizagem é a chave para o desenvolvimento de capacidades para os grupos e organizações locais. • A avaliação deve conduzir para a ação e para a mudança.
Ser consistente com os propósitos da promoção da saúde	• A avaliação deve se adaptar ao contexto local. • A avaliação deve demonstrar sensibilidade para a complexidade e para a dinâmica do contexto. • A avaliação deve refletir as necessidades dos envolvidos. • A avaliação deve ser viável em termos dos recursos locais envolvidos. • A avaliação deve ser acessível e entendida por todos os envolvidos. • A avaliação deve ser planejada por todos os atores sociais envolvidos. • A avaliação deve estar sustentada nas concepções básicas da iniciativa.

Fonte: Akerman et al (2004).[3]

Um processo avaliativo participativo de um imperativo ético, a promoção da saúde,[3] não estaria interessado em chegar a essa conclusão; não caberia, por exemplo, descontinuar uma Política Nacional de Promoção da Saúde, caso ela não tenha alcançado seus objetivos. Seguiríamos avaliando a Política para sempre, redefinindo objetivos, refletindo sobre sucessos e fracassos de maneira coletiva, participativa, pactuada e solidária.

O que avaliar em promoção da saúde?

Para Restrepo (2001),[11] a avaliação deve ser considerada parte do planejamento das iniciativas de promoção de saúde e tal avaliação deve potencializar a participação social e a sustentabilidade das ações.

E, nesse processo de decisão, não podemos prescindir das seguintes perguntas:

- Os serviços de saúde têm planejamento?
- Como é realizado o planejamento?
- As avaliações dos programas e ações abrangem os aspectos quantitativos e qualitativos?

A avaliação envolve a coleta de dados e o processamento e análise de informações. É fundamental um planejamento adequado desde o início para que a coleta do material esclareça o que se pretende responder.[12,13]

É "fundamental um planejamento adequado, desde o início", porque pensar a avaliação sem pensar o planejamento talvez faça da avaliação um mero exercício de monitoramento ou de diagnóstico, e não um dispositivo útil para orientar o plano.[14]

E, ao planejar, há que se definir com maior clareza o objeto da avaliação. E aqui cabe explicitar qual "promoção" estamos interessados em avaliar.

É comum não diferenciarmos "prevenção" de "promoção". Ambas têm objetivos comuns: alcançar melhores condições de saúde; desencadear intervenções de saúde pública para modificar os riscos e problemas; reorientar a forma de organização dos serviços de saúde.[11]

Entretanto, há nuances entre seus focos de ação. Restrepo (2001)[11] mostra isso de uma maneira bem didática nas Figuras 7.1 a 7.4, apresentadas a seguir.

E mais que uma mera divisão didática, essas nuances e esses focos precisam ser considerados no desenho da avaliação participativa.

Sintetizando: a promoção da saúde é, portanto, desenvolvida por meio de uma série de iniciativas e de programas voltados não somente aos problemas envolvendo prevenção de doenças e identificação de indivíduos e grupos sujeitos a fatores de risco,[15-17] mas, especialmente, por meio de abordagens comunitárias multidisciplinares e intersetoriais, focadas nos determinantes sociais da saúde, na consolidação do chamado "capital social" e no empoderamento de sujeitos sociais e grupos envolvidos.

Cumpre assinalar, que o monitoramento e vigilância de fatores de riscos (prevenção) desempenha um papel importantíssimo na atuação sobre a causa das doenças, enquanto a abordagem sobre os determinantes (promoção) busca interferir na distribuição das causas das doenças.[18]

Os dois parágrafos anteriores mostram, então, as sementes das possibilidades avaliativas em promoção da saúde, avaliar é: refletir sobre como abordagens comunitárias podem interferir nos determinantes sociais para formar capital social, campo de potências e empoderar sujeitos para a construção de autonomias interdependentes. E, nesse sentido, as categorias

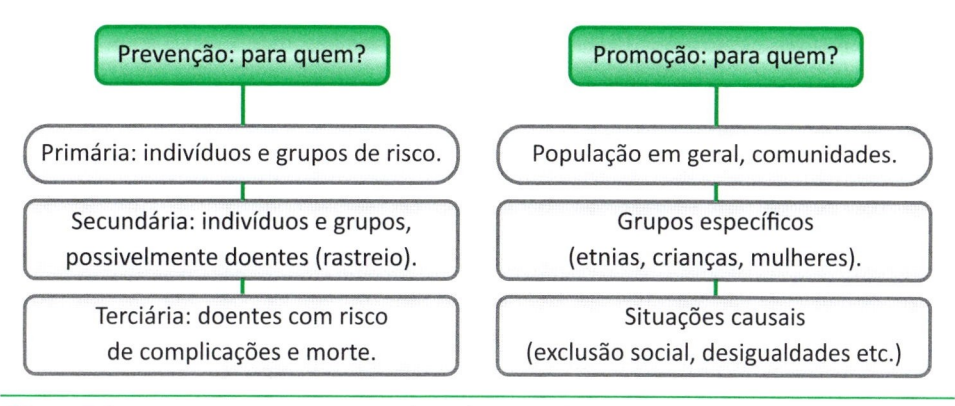

Figura 7.1 – Quem são os respectivos beneficiários de ações de prevenção e promoção?

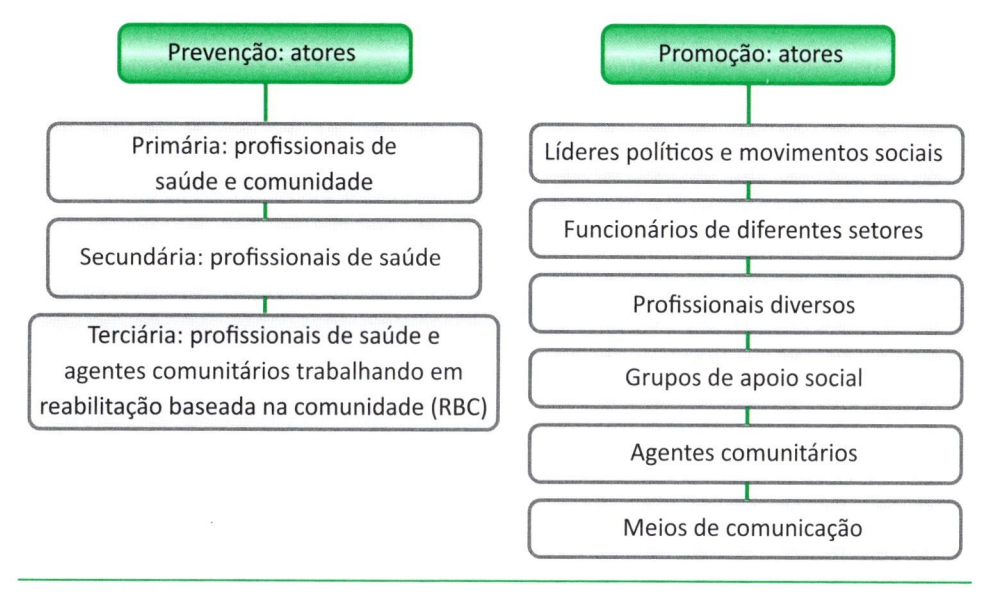

Figura 7.2 – Quem são os respectivos atores envolvidos com as ações de prevenção
e promoção?

analíticas da avaliação seriam a "Participação Social", "Políticas Públicas Integradas", "Intersetorialidade", "Capacidade de Governo", "Sustentabilidade".

E a categoria "participação" em avaliação?

Almeida (2015),[19] em sua tese de doutorado "A meta-avaliação como instrumento para
a qualificação da avaliação de políticas públicas de saúde", problematiza a categoria participação nos desenhos avaliativos:

*Significativas correntes da área de avaliação vêm se dirigindo à inclusão de estratégias
de participação dos diversos segmentos sociais, e de respeito aos contextos locais, com o*

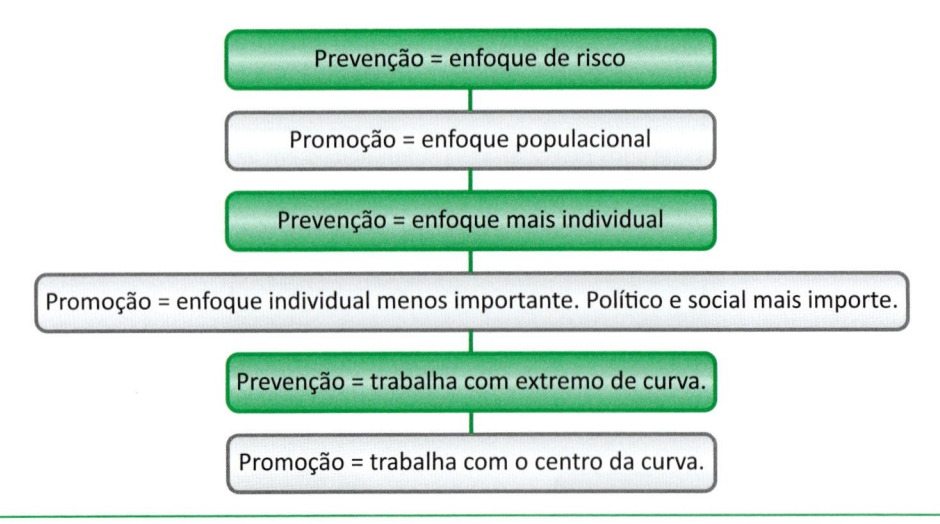

Figura 7.3 – Quais são os respectivos enfoques que guiam as ações de prevenção e promoção?

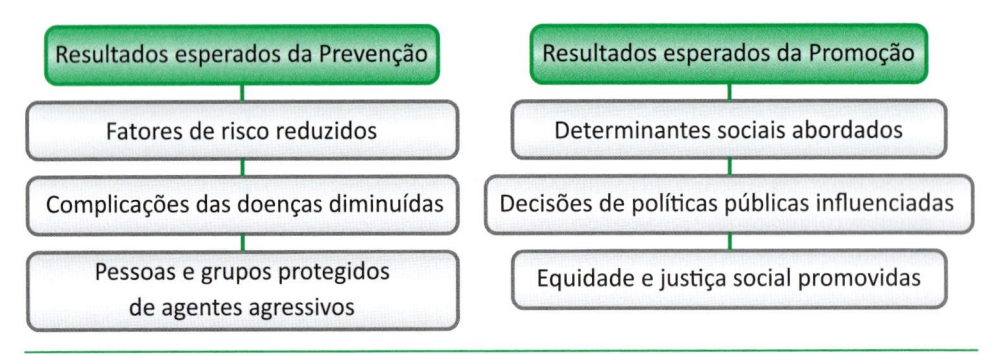

Figura 7.4 – Quais são os respectivos resultados esperados pelas ações de prevenção e promoção?

firme propósito de ampliar a legitimidade dos processos avaliativos. Considera-se que, quanto mais apropriados da avaliação estiverem os grupos de interesse de uma intervenção avaliada, mais qualificada ela estará, e maior será a possibilidade de utilização dos achados avaliativos (Almeida, 2015, p. 16).[19]

E ela segue nos alertando de que desenvolver processos avaliativos mais próximos dos beneficiários dos projetos, nos ajuda a não "desconsiderar importantes dados de contexto, e voltar-se apenas às necessidades dos financiadores".[19]

Pois bem, a categoria "participação" dá o tom não só do nome da avaliação como também da metodologia e de suas intencionalidades. Há um profundo interesse em produzir aprendizagem e protagonismo dos atores que participam,[20] mas se interessa também em que seja útil tanto para quem participa quanto para quem financia.[21]

Participação não é uma concessão, é uma conquista. Joga-se com o poder, com o poder de quem propõe a avaliação e o de quem financia o projeto. O ato de se beneficiar de um projeto não deve ser visto como uma benesse, um favor e, portanto, ser beneficiário não deveria significar, apenas, ser um receptor passivo daquilo que é oferecido.

Se assim fosse, não haveria protagonismo ou aprendizado e, talvez, nem interesse em participar de um processo avaliativo. Para entrar no jogo de modo protagônico, há que se ter um propósito claro que permita questionar aquilo que é oferecido pelo projeto/programa em avaliação. E talvez seja um bom dispositivo para desencadear o processo reflexivo tão necessário em uma avaliação participativa a seguinte pergunta: "O que nos é oferecido é o que necessitamos?".

O conceito de necessidade não é fácil de se apreender, mas talvez perseguir aquilo que é necessário, absolutamente preciso, essencial, indispensável nos afastaria daquilo que "querem nos vender" (oferta) ou daquilo que o dinheiro pode comprar (demanda).

Apesar do ensinamento de Antoine de Saint-Exupéry em "O Pequeno Príncipe", segundo o qual o "essencial é invisível aos olhos", é com o coração e nosso protagonismo que podemos buscar aquilo que precisamos e não aquilo que outros desejam nos oferecer.

Conversando sobre métodos

Vimos anteriormente que o intuito principal da avaliação em promoção da saúde vai além do interesse de analisar efeitos dos programas e projetos sobre fatores de risco e danos de doenças. Nosso interesse, então, recai sobre a produção social do processo saúde-doença-cuidado, entendendo que a prática em saúde está intimamente conectada com processos sociais.

Para este tópico metodológico, valemo-nos do texto-debate "Concepções e Abordagens na Avaliação em Promoção da Saúde" de autoria de Carvalho et al (2014);[22] das reflexões de Potvin et al[23,24] e dos estudos de efetividade da promoção da saúde estimulados pela WHO/Europe e pela União Internacional de Promoção e Educação na Saúde e retratados por Rootman et al (2001).[5]

Os autores nos alertam que os processos sociais não fazem parte da mesma natureza dos comportamentos de risco, pois adquirem e fomentam significado em relação aos seus contextos espaciais e temporais. Portanto, essa rede de relacionamentos sociais não caberia no formato dos desenhos avaliativos da epidemiologia clássica e a avaliação em promoção da saúde demandaria outros tipos de desenhos.[24,25]

Como o interesse avaliativo recai sobre a avaliação de mudanças sociais e os programas que promovem tais mudanças são, preferencialmente, fundados em princípios de justiça social e igualdade, o desenho avaliativo precisa ser diversificado.[26]

Do ponto de vista de promoção da saúde, a referência analítica ancora-se nos determinantes socioeconômicos do processo saúde-doença (DSEPSD) que alimentam tanto a reflexão teórica como a elaboração de políticas públicas, assim como nas abordagens e metodologias de avaliação.

Isso nos leva além do setor de Saúde e o processo avaliativo influencia cada vez mais as políticas públicas em geral e amplia o diálogo com múltiplos campos, organizações e sujeitos envolvidos nas várias dimensões da vida social:

Ao desafiar de forma crítica o paradigma biomédico e sua deficiência diante da multiplicidade e complexidade de fatores que intervêm na dimensão contemporânea do processo saúde-doença, o campo de Promoção da Saúde reúne toda a complexidade técnica e social necessária para enfrentar o desafio de proporcionar saúde e qualidade de vida. Por isso, atua junto aos movimentos sociais, defendendo a elaboração de agendas de saúde e estratégias inovativas para todas as suas dimensões. O campo de Promoção da Saúde atual representa uma ampliação e requalificação, conceitual e operacional, da questão da saúde, cuja complexidade é crescente, apostando em novas políticas e práticas de intervenção no processo saúde-doença, além de uma melhor qualidade de vida como um todo".[22]

Com esse foco, Carvalho et al (2014)[22] anunciam alguns objetivos centrais do campo da Promoção da Saúde:

- A busca pela "autonomia" por indivíduos e grupos (a capacidade de viver a vida);
- A igualdade social (indivíduos e grupos com a mesma capacidade).

Nessa direção, a promoção da saúde adquire uma posição crítica e indica a necessidade:

- De se discutirem e melhorarem as políticas públicas de saúde;
- De se redistribuir o poder;
- Da definição de um novo acordo envolvendo direitos e responsabilidades em vários setores da vida social.

Essa discussão da autonomia, da capacidade que os indivíduos têm para fazer escolhas e, com isso, influenciar e melhorar as políticas públicas, está relacionada com a redistribuição de poder. Isso parece retórico, mas duas afirmações que a Comissão de Determinantes Sociais da Saúde da OMS fez em seu informe final evidenciam essa relação:

Quando diferenças sistemáticas em saúde são identificadas como evitáveis por meio de políticas públicas, e isso não é feito, não há como não dizer que essas diferenças sejam injustas. Isso é o que chamamos iniquidade. Para a CDSS, isso é uma questão de justiça social. Portanto, a INJUSTIÇA SOCIAL ESTÁ MATANDO PESSOAS EM GRANDE ESCALA[27] (grifos nossos).

Essa acentuada iniquidade entre países e dentro dos países é causada pela distribuição desigual de PODER, renda, mercadorias e serviços[28] (grifo nosso).

É nesse sentido que o campo da Promoção da Saúde desloca a responsabilidade exclusiva do setor Saúde com a melhoria de seus indicadores para outros setores e para a sociedade civil, pautando o tema da "participação social" cuja abrangência engloba vários campos de conhecimento e práticas profissionais, com ênfase em interdisciplinaridade e, consequentemente, em ações intersetoriais,

"Participação" e "ação intersetorial" são, portanto, duas categorias-chaves no âmbito da promoção da saúde, além de servir como princípios operacionais a serem avaliados.

A natureza complexa das intervenções de promoção da saúde requer abordagens avaliativas igualmente complexas, uma vez que os programas são permeados por várias influências externas e variáveis de incerteza.[28]

Vários autores argumentam, ainda, que a elaboração de uma simples cadeia causal (e, portanto, de efeitos lineares da intervenção) não é suficiente para a avaliação de iniciativas de promoção da saúde, considerando que a definição de relações causais em casos de fenômenos sociais não é uma tarefa simples.[28,29]

A utilização de abordagens avaliativas em iniciativas e políticas intersetoriais focadas em desenvolvimento local precisa ser inovadora e complexa, uma vez que a identificação de teorias e mecanismos que intermediam as mudanças promovidas pelas ações e programas, em um determinado contexto social, envolve a utilização de métodos variados e, especialmente, de metodologias qualitativas coerentes e consistentes com seus respectivos problemas – uma vez que pressupõe a compreensão recorrente de significados, percepções e aspectos culturais.[25]

Em todo caso, para que este debate avance, é importante enfatizar que os mesmos princípios e critérios de pesquisa devem ser a base tanto para métodos quantitativos como qualitativos.

A Figura 7.5 esquematiza essas duas abordagens.

E aqui se colocam três desafios:

- Não fazer do processo avaliativo um exercício meramente técnico, um fim em si mesmo.
- Desenvolver culturas avaliativas locais que favoreçam o exercício crítico para detectar especificidades e potencializar mudanças de rumo. E quando falamos de culturas avaliativas locais, estamos reafirmando que o contexto, o palco do desenvolvimento da iniciativa, influencia, em muito, o modo como a iniciativa se desenvolve. E, com isso, uma iniciativa bem-sucedida em um determinado lugar não significará que os mesmos resultados serão obtidos em outro lugar distinto. Isso coloca limite para uma característica muito valorizada nas pesquisas e avaliações mais quantitativas, a recomendação da reprodutibilidade de um projeto bem avaliado.
- Imprimir ao processo avaliativo um conceito de produção de conhecimento e amadurecimento, quase uma autoanálise social.

Contando uma experiência de aplicação da avaliação participativa

O relato de uma experiência de avaliação participativa pode deixar o método mais claro. Refere-se a um projeto de avaliação do Programa Município Saudável.[3]

Esse programa foi desenvolvido na estância balneária de Bertioga em conjunto com instituições de pesquisa, a Prefeitura do Município de Bertioga, e segmentos da sociedade civil local.

Os objetivos da primeira fase do projeto de avaliação foram: produzir e implementar metodologias e instrumentos de avaliação participativa para projetos de *Municípios Saudáveis*, especialmente nos aspectos relacionados à participação social, intersetorialidade e

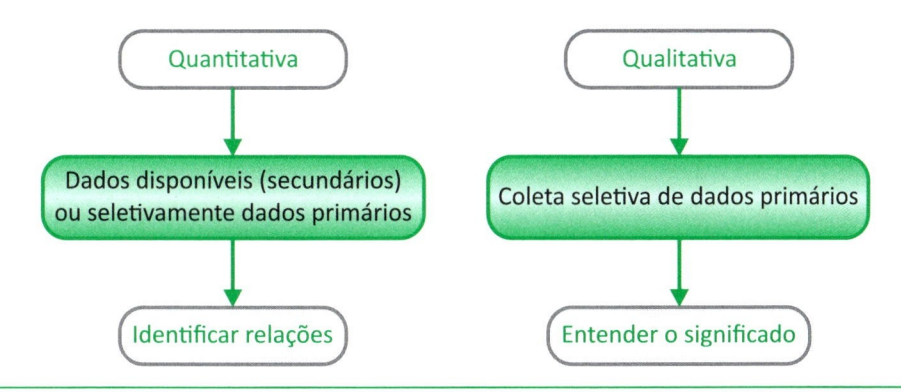

Figura 7.5 – Esquema das abordagens quantitativa e qualitativa especificando respectivos dados e sentidos.

sustentabilidade das políticas públicas; contribuir para a capacitação de grupos das instituições envolvidas para a realização da avaliação do projeto em todas as suas etapas (elaboração, implantação, implementação e impacto); desenvolver metodologias de avaliação que permitam a sua aplicabilidade em situações similares em outros projetos *Municípios Saudáveis* em andamento no estado de São Paulo e identificar e acompanhar o papel dos agentes externos (protagonismo) do Projeto Bertioga Municípo Saudável (PBMS).*

As iniciativas por *Municípios Saudáveis* fazem parte de um conjunto de políticas urbanas implantadas, difundidas e implementadas pela Organização Mundial da Saúde (OMS) e têm como base o pressuposto de que a saúde é produzida socialmente, advogando, assim, superar as práticas de saúde centradas na atenção médica curativa, para buscar a globalidade de fatores que determinam a saúde.[30-32]

Nessa visão, o lócus da cidade é considerado um campo privilegiado de ação, que pode permitir a implementação de iniciativas inovadoras, integradas, com a inclusão de atores sociais locais no estabelecimento de políticas públicas saudáveis.[33]

A noção de *Municípios* ou *Cidades Saudáveis* vem sendo discutida desde os anos de 1980, com diversos significados. Há, no entanto, um consenso, de que um *Município Saudável* é um lugar onde a sociedade, em conjunto com o poder público, somam esforços para melhorar a qualidade de vida da cidade.

Metodologicamente, esse projeto em Bertioga optou pela adoção do caminho implementado pela "Parceria do Novo México" que publicou um manual completo para o desenvolvimento de proposta participativa em avaliação – Participatory Evaluation Workbook for Community Initiatives.[10]

Essa avaliação participativa desenvolve-se em oito estágios (Figura 7.6), que se complementam e se retroalimentam simultaneamente:

1) Compartilhar uma história comum;
2) Criar uma visão comum de futuro;
3) Identificar os diversos atores com interesse no processo avaliativo;
4) Identificar metas, objetivos e indicadores;
5) Identificar estratégias para se alcançar metas;
6) Coletar dados e construir indicadores;
7) Analisar dados;
8) Comunicar resultados.

No âmbito do Programa, foi formada uma Comissão Intersetorial que buscou desenvolver esses oitos estágios da avaliação.

Os três primeiros estágios da avaliação se confundiam com a própria implementação do PBMS iniciado com a Oficina do Futuro, em que governo, sociedade civil, serviços de saúde e grupos de jovens, em torno de 50 pessoas, se envolveram e construíram, por meio de uma metodologia, uma visão de cidade.

Compartilhava-se uma história, criava-se essa visão comum e, no processo, desenvolviam-se vários encontros nos quais identificando-se-iam os diversos atores com interesse no processo avaliativo.

E foi no estágio 4 em que apareceram mais dificuldades, pois foi o momento para identificar metas, objetivos e indicadores. O conjunto de pessoas que compunha a Comissão Intersetorial, sendo diversa e com interesses distintos, teve dificuldades em identificar um objetivo comum avaliativo que aquela iniciativa queria alcançar.

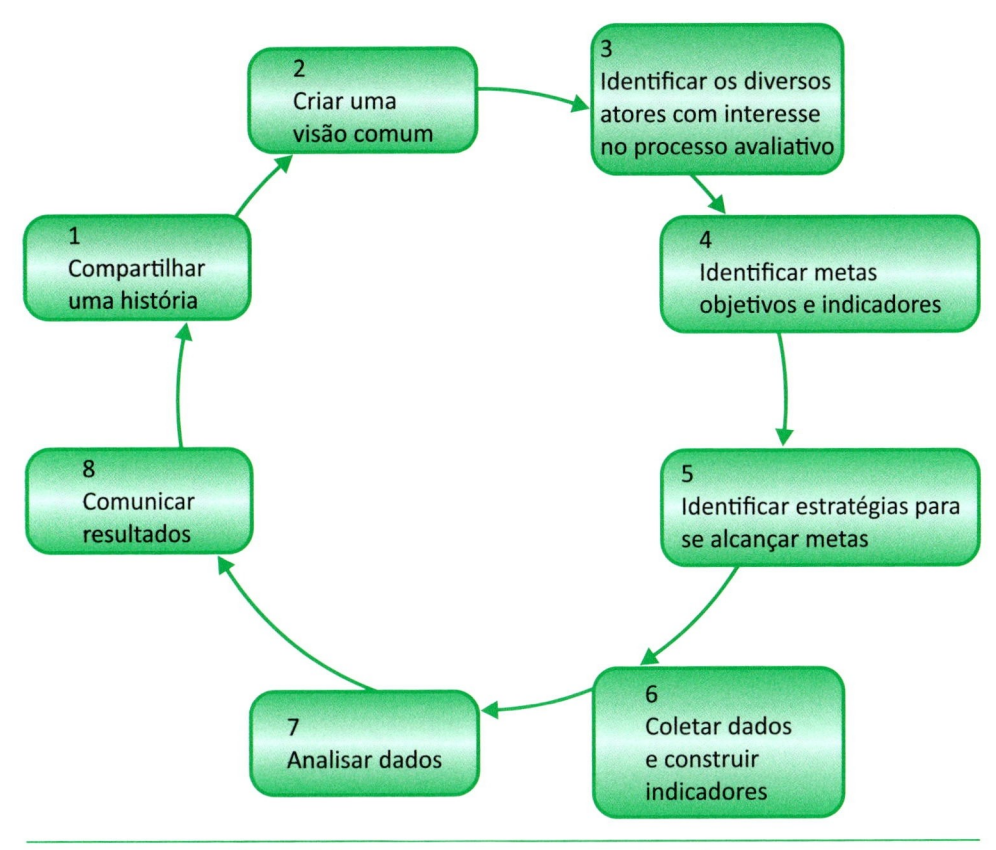

Figura 7.6 – Oito passos do processo de avaliação.

Embora já participassem individualmente de outras organizações sociais, a sua agregação em torno de um movimento, como o Projeto Município Saudável, que considera a cidade um todo, trouxe um grau de complexidade aos atores envolvidos na definição de metas e objetivos comuns diferentes de suas práticas vividas anteriormente, mais segmentadas e específicas dentro de territórios mais bem definidos, isto é, seu bairro de origem.

Para superar essa etapa e avançarmos, aprofundou-se o debate sobre os objetivos e metas da avaliação com o uso de "perguntas avaliativas" para permitir refletir sobre o que avaliar do processo vivenciado na iniciativa e aonde chegar.

Partiu-se de questões simples, que direcionaram o "olhar avaliativo":

- O que é avaliar?
- Como chegamos até aqui?
- O que fazer para que a avaliação seja melhor?

Inicialmente, considerou-se que as metas e os objetivos do processo de avaliação pudessem ser definidos em função da lista de problemas existentes na saúde, na educação, na habitação, no meio-ambiente, no saneamento etc, que foram identificados em todas as oficinas realizadas pelo PBMS.

Porém, esse caminho foi infrutífero porque o grupo não conseguiu identificar as ações relacionadas com os problemas levantados.

O que havia era a percepção desse grupo de participantes de que outras iniciativas no município poderiam fortalecer o ideário do movimento de municípios saudáveis. E, nesse sentido, caminhamos para um consenso de "objeto comum" da avaliação:

1) Identificar iniciativas locais que estivessem desenvolvendo ações concretas sobre problemas percebidos pela sociedade;

2) Articular e apoiar a formação de uma rede social de iniciativas locais.

E o objeto comum do processo avaliativo foi anunciado com a pergunta: "A iniciativa PBMS estava sendo capaz de formar, ativar, apoiar e fortalecer uma rede de iniciativas locais que tinham em seu horizonte melhorar a vida dos moradores de Bertioga"?

- Objetivo a ser avaliado: o papel do Projeto Bertioga Município Saudável em aumentar a coesão social na cidade de Bertioga.

- Com isso, o PBMS decidiu fortalecer e ser fortalecido por iniciativas já existentes, mas que atuavam isoladamente e essas células foram fomentadas para que se transformassem num grande organismo que se tornou base para empreitadas maiores (fomentar a intersetorialidade).

Foi formulado um marco lógico avaliativo como uma possibilidade de clarear os objetivos e metas do processo de avaliação, em que atividades, estratégias, objetivos e metas foram explicitadas: (Figura 7.7)

Esperava-se que esse modelo pudesse auxiliar na definição dos dados a serem coletados e dos indicadores a serem construídos e monitorados. Mas o marco lógico não conseguiu ser incorporado como um elemento da avaliação: ele não parece ter tido a capacidade de captar todas as dinâmicas presentes e também exigia um grande esforço de sistematização e retroalimentação da iniciativa.

Outra variável importante foi que o gestor municipal/secretários deixaram de participar do Comitê Intersetorial após a mudança de prefeito.

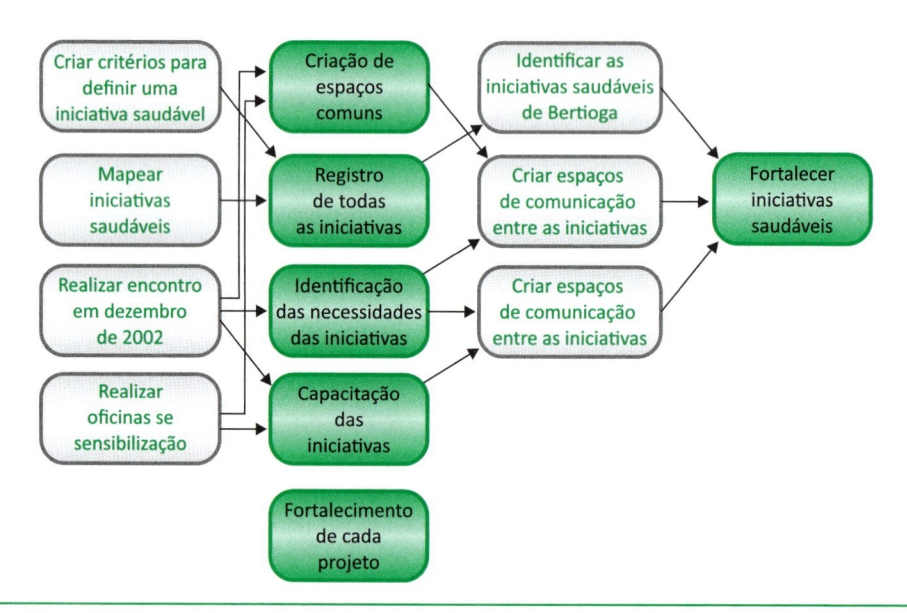

Figura 7.7 – Modelo lógico desenvolvido para fortalecer iniciativas saudáveis já existentes.

Mas isso não interrompeu o esforço avaliativo de aprendizagem, de reflexão e de ativismo do Comitê Intersetorial. Percebeu-se a necessidade de se incorporar a um outro movimento que se formava na cidade: a elaboração do Plano Diretor de Bertioga.

E assim foi feito, o grupo se envolveu com esse plano e percebeu que ali estavam as bases para se conformar uma "cidade saudável" em que a questão do uso e direito à cidade eram necessidades prementes.

Este passa a ser o "novo" objetivo comum do comitê, influenciar o Plano Diretor da cidade de Bertioga na direção dos valores e princípios da promoção da saúde. Em avaliação participativa de iniciativas de promoção da saúde o "alvo é móvel".

E este alvo móvel: o envolvimento da comunidade no projeto resultou na elaboração de uma proposta para o Plano Diretor de Bertioga, que foi debatido com a Câmara Municipal. Este foi o *outcome* do PBMS: o gestor abandona o processo porque há um conflito na definição do plano diretor, mas a comunidade, os grupos de jovens continuam naquele processo e se elabora o plano diretor de Bertioga como resultado desse processo avaliativo que se construiu.

Com as evidências que colhemos ao longo do tempo ao estudar o tema da avaliação, poderíamos levantar as seguintes anotações como uma síntese provisória:

- É um campo em evolução;
- Pode contribuir para a prática;
- Padece de falta de demonstração de evidências de efetividade de iniciativas concretas;
- Envolve uma gama ampla de abordagens e modelos;
- Oferece possibilidade de utilização de abordagens tanto quantitativas quanto qualitativas;
- Utiliza uma grande quantidade de disciplinas e abordagens da área de Ciências Sociais;
- Tem como base uma gama variada de modos de planejar as iniciativas;
- Requer teoria e marco conceitual para ser efetiva;
- Propicia novos papéis para avaliadores e pesquisadores.

Para isso, gestores de políticas de promoção da saúde poderiam:

- Encorajar abordagens participativas;
- Alocar no mínimo 10% do recurso total para avaliação;
- Assegurar que sejam coletados dados de processo e de resultado;
- Apoiar o uso de múltiplos métodos;
- Apoiar pesquisas no desenvolvimento de novas abordagens avaliativas;
- Apoiar o desenvolvimento de capacitação e infraestrutura para avaliação;
- Apoiar e criar oportunidades para disseminação.

Um anúncio para os gestores: avaliação faz bem para a saúde, mas ela não nasce por geração espontânea, é necessário que deliberadamente se possa facilitar, favorecer e desenvolver interesse, espaços, recursos, infraestrutura para uma cultura participativa em avaliação.

Para seguir trabalhando com o tema

"Avaliação participativa em promoção da saúde", tem sido apresentada nos últimos 3 anos aos estudantes de graduação de Saúde Pública da Faculdade de Saúde Pública da USP. Trazemos, a seguir, algumas questões para reflexão, inspiradas por falas de estudantes que surgiram em sala de aula e que podem ser utilizadas para seguir trabalhando com o tema como material para pesquisas ou para estimular debates em grupos de discussão.

São estas as questões:

"Estou lembrando dos processos de construção de políticas na cidade, por exemplo, plano diretor, que poucas pessoas participaram aqui em SP, mas tem uma coisa que me instiga muito que foi a construção da Política Municipal de Saúde para a População LGBT. Foram três dias de conferência no Arouche, quarta, quinta e sexta de manhã e tarde... aí fiquei pensando que grande parte do público que estava lá não é o público que está morrendo, sendo assassinado...

Atores que não participaram da formulação..."

"Como criar estratégias de participação para essa galera que tem que trabalhar de noite, como na prostituição. Ou que naquele horário está trabalhando com telemarketing ou subempregos. Como fazer um processo de avaliação de participação sem esses atores se encontrarem? Porque eu não consigo pensar em construir um projeto de política de saúde para a população LGBT achando que eles um dia vão parar e se encontrar, porque precisam trabalhar senão morrem de fome. E aí eu penso...".

"Mas qual é a sua indagação? O que que você tá querendo dizer? Você acha que deslegitima esse processo por que sujeitos que deveriam estar não estiveram?"

"Não é que deslegitime, mas eu acho que fortaleceria porque grande parte dessas pessoas que estão no processo avaliativo é o pessoal que já está na militância, já tem toda uma compreensão e tudo mais... E aquela moça trans que está numa esquina da avenida Sapopemba não vai nesse espaço participativo. Talvez seja convidada, mas não vai porque não dá. Como criar estratégias para que essas pessoas sejam ouvidas – porque chegar e falar "vamos criar um espaço aqui no sábado para que essas pessoas sejam ouvidas", no sábado elas trabalham também".

"As vozes que não estão sendo ouvidas precisam ser escutadas. Como você capta isso? Tem os que chegam e os que não chegam, a gente quando fala em acesso, a gente trabalha muito mais em avaliação com quem chega. A gente não capta a voz de quem não chega".

"Essa é uma questão de fronteira de conhecimento porque tem condições concretas, reais, que dificultam a participação dessas pessoas. Legal você estar falando que não deslegitima o processo por que eles não estiveram. A gente tem que desenvolver na política, reconhecer que ali tem vozes que não estão sendo escutadas, e a política talvez ter estratégias e dispositivos de captar essas vozes no processo para que a política seja viva".

"Agora quem são essas vozes, como as pessoas estão sendo representadas?"

Se o tema da avaliação em promoção da saúde ainda é um *working in progress,* a metodologia participativa mais ainda.

Esforços de autores e organizações nacionais e internacionais têm deixado legados importantes para quem deseja estudar mais o tema da avaliação em promoção da saúde e melhor ainda para quem deseja ir a campo e exercitar modos participativos para avaliar políticas públicas e sociais promotoras da saúde com atores interessados.

Como uma contribuição, apresentamos e comentamos estes materiais que reputo como mais importantes e úteis para que o leitor possa seguir atuando no tema:

1) O Conselho Nacional de Secretários de Saúde junto com a cátedra de Abordagens Comunitárias e Iniquidades em Saúde (CACIS), da Universidade de Montreal, produziu em 2014 uma excelente antologia comentada sobre avaliação em promoção com 219 páginas e disponível como e-book grátis em: <http://ihmtweb.ihmt.unl.pt/PublicacoesFB/AvaliaPromoSaude/index.html>. O Capítulo 2 aborda a diversidade de metodologias possíveis, incluindo a participativa.

2) O "Guia de Avaliação Participativa de Municípios e Comunidades Saudáveis: recursos práticos para a ação", disponibilizado pela Organização Pan-Americana da Saúde, em 2004, oferece um roteiro para mobilizar, ativar e praticar com grupos interessados no processo de avaliação participativa. Disponível em espanhol em: <http://publicaciones.ops.org.ar/publicaciones/saludAmbiental/RM/cdsMCS/05/Evaluaci%F3n/Guia%20de%20evaluacion%20participativa%201.pdf> , <http://publicaciones.ops.org.ar/publicaciones/saludAmbiental/RM/cdsMCS/05/Evaluaci%F3n/Guia de evaluacion participativa 1.pdf>, http://publicaciones.ops.org.ar/publicaciones/saludAmbiental/RM/cdsMCS/05/Evaluaci%F3n/Guia de evaluacion participativa 1.pdf

3) O livro "Avaliação participativa de municípios, comunidades e ambientes saudáveis: a trajetória brasileira – memória, reflexões e experiências" organizado por Marco Akerman e Rosilda Mendes, em 2006,[34] tem 220 páginas e é parte da Coletânea Multicêntrica de Avaliação em Promoção da Saúde: Experiências Brasileiras. Faz uma recuperação do processo de aplicação em oito iniciativas de promoção da saúde do Guia de Avaliação Participativa de Municípios e Comunidades Saudáveis: recursos práticos para a ação, elaborado pelo Grupo de Trabalho coordenado pela Organização Pan-Americana da Saúde – OPS/Washington.[35]

4) A União Internacional de Promoção e Educação na Saúde desenvolveu junto com a OMS Europa e a OPAS um projeto de avaliação da efetividade em promoção da saúde. Vários materiais foram produzidos. Seleciono aqui dois deles:

- Rootman I, Goodstadt M, Hyndman B, McQueen D, Potvin L, Springett J, Ziglio E (eds). Evaluation in health promotion. Principles and perspectives. WHO Regional Publications, European Series, No. 92 2001, 533 p.
- WHO/Europe. Health promotion evaluation: recommendations to policy-makers. Copenhagen, OMS, 1998, 12 p.

Referências Bibliográficas

1. Springett J. Issues in participatory evaluation. In: Minkler & Wallerstein (eds) Community Based Participatory Research for Health, São Francisco, Jossey-Bass, 2003.
2. Minkler M, Wallerstien N. Community Based Participatory Research for Health, São Francisco, Jossey-Bass, 2003.
3. Akerman M, Mendes R, Bogus CM. É possível avaliar um imperativo ético?. Ciência e Saúde Coletiva, 2004,9 (3): 605-615.
4. Becker D, Edmundo K, Nunes NR, Bonatto D, de Souza R. Empowerment e avaliação participativa em um programa de desenvolvimento local e promoção da saúde. Ciência e Saúde Coletiva, 9(3):655-667, 2004.

5. Rootman I, Goodstadt M, Hyndman B, McQueen D, Potvin L, Springett J & Ziglio E (eds). Evaluation in health promotion. Principles and perspectives. WHO Regional Publications, European Series, No. 922001, 533 p.

6. WHO/Europe. Health promotion evaluation: recommendations to policy-makers. Copenhagen, OMS, 1998, 12 p.

7. Nutbean D. Evaluating health promotion – progress, problems and solutions. Health Promotion International. 1998, 13(1):27-44.

8. Springett J. Practical Guidance on Evaluationg Health Promotion. WHO-Europe, Copenhague, 1998.

9. Chouinard JA, Cousins, JB. The case for participatory evaluation in an era of accountability. American Journal of Evaluation. 2014, 34(2), 237-253.

10. Wallerstein N, Maltrud K, Polacsek M. Participatory evaluation woorkbook for Community Iniciatives. New Mexico Departament of Health, Public Health Division, Healthier Communities Unit, 1997.

11. Restrepo H. Generalidades sobre evaluación de experiencias y proyectos de promoción de la salud, pp. 212-217. In H Restrepo & H Málaga (orgs.). Promoción de la salud: cómo construir vida saludable. Editorial Médica Panamericana. Bogotá, 2001.

12. Hartz ZMA. Avaliação dos programas de saúde: perspectivas teórico-metodológicas e políticas institucionais. 1999, Ciência e Saúde Coletiva 4(2):341-353.

13. Hartz Z. Pesquisa avaliativa em promoção da saúde. In: BUSS PM (org.). Promoción de la salud pública: una contribuición para el debate entre las escuelas de salud pública de América Latina y el Caribe. [s.n]: 2000. p. 131-137. (Mimeo.)

14. Tanaka O, Ribeiro EL. Para onde caminhamos com avaliação no Brasil? In: Akerman & Furtado (orgs). Práticas de avaliação em saúde no Brasil – diálogos, Porto Alegre, Rede Unida, 2016.

15. McKinlay JB. More appropriate evaluation methods for community: level health interventions (introduction to the special issue). Evaluation Review, vol. 20, n. 3, p. 237-243, 1996.

16. Kawachi I. Social epidemiology (editorial). Social Science e Medicine, vol. 54, p. 1.739-1.741, 2002.

17. Lochner K, Kawachi I, Kennedy B. Social Capital: a guide to its measurement. Health and Place, vol. 5, p. 259-270, 1999.

18. Wilkinson R, Marmot M. Social Determinants of Health: the solid facts. Copenhagen, OMS, 2003, 32 pp.

19. Almeida CAL. A meta-avaliação como instrumento para a qualificação da avaliação de políticas públicas de saúde. Tese de Doutorado apresentada à FSP da USP, 2016.

20. Guba EG, Lincoln YS. Fourth generation evaluation. Newbury: Sage Publications,1989.

21. Weiss CH. Have We Learned Anything New About the Use of Evaluation? American Journal of Evaluation 1998; 19(1): 21–33.

22. Carvalho AI, Bodstein RC, Hartz Z, Matida A. Concepções e abordagens na avaliação em promoção da saúde. In: Hartz ZMA, Potvin L, Bodstein RC (eds). Avaliação em promoção da saúde: uma antologia comentada da parceria entre o Brasil e a cátedra de abordagens comunitárias e iniquidades em saúde (CACIS), da Universidade de Montreal de 2002 a 2012/Conselho Nacional de Secretários de Saúde. Brasília: CONASS, 2014. 219 p.

23. Potvin L, Haddad S, Frohlich KL. Beyond process and outcome evaluation: A comprehensive approach for evaluating health promotion. In: Rootman I et al. (eds.). Health promotion evaluation. Principles and perspectives. Copenhague: Who Regional Publicatios. European Series, No 92; 2001. p. 45-62.

24. Potvin L, Gendron S, Bilodeau A. Três posturas ontológicas concernentes à natureza dos programas de saúde: implicações para a avaliação. In: Bosi, MLM, Mercado FJ (Orgs.). Avaliação qualitativa de programas de saúde: enfoques emergentes. Petrópolis: Vozes, 2006. p.65-86.

25. Potvin L, Chabot P. O esplendor e a miséria da epidemiologia na avaliação em promoção da saúde. In: Hartz ZMA, Potvin L, Bodstein RC (eds) Avaliação em promoção da saúde: uma antologia comentada da parceria entre o Brasil e a cátedra de abordagens comunitárias e iniquidades em saúde (CACIS), da Universidade de Montreal de 2002 a 2012/Conselho Nacional de Secretários de Saúde. – Brasília: CONASS, 2014. 219 p.

26. Thurston W, Potvin L. Evaluability assessment: a toll for incorporating evaluation in social programs. Evaluation, vol. 9, n. 4, p. 453-470, 2003.

27. WHO. Redução das desigualdades no período de uma geração: igualdade na saúde através da ação sobre os seus determinantes sociais: relatório final da comissão para os determinantes sociais da saúde. Genebra, WHO, 2008.

28. McQueen DV, Anderson LM. What counts as evidence: issues and debates. In: Rootman IG. et al. Evaluation in health promotion: principles and perspectives. Copenhagen: World Health Organization, 2001.

29. Mohr LB. The Qualitative Method of Impact Analysis. American Journal of Evaluation, vol. 20, n. 1, p. 69-84, 1999.

30. De Leeuw E. Do healthy cities work? A logic of method for assessing impact and outcome of healthy cities, Journal of urban health. 2012, 89 (2): 217-231.

31. Akerman M, Mendes R, Bógus CM, Westphal MF, Bichire A, Pedroso ML. Avaliação em promoção da saúde: foco no "município saudável". Revista da Saúde Pública. 2002, 36(5): 638-46.

32. Werna E & Harpham T. The evaluation of healthy city projects in developing countries. Habitat International. 1995; 19(3):1-13.

33. Duhl L, Hancock T. Community self-evaluation: a guide to assessing healthy cities. Copenhagen: Healthy Cities Papers/FADL; 1999.
34. Akerman M, Mendes R (orgs). Avaliação Participativa de Municípios, Comunidades e Ambientes Saudáveis: a trajetória brasileira – memória, reflexões e experiências. São Paulo. Mídia Alternativa, 2006, 220 p.
35. OPS. Guia de Avaliação Participativa de Municípios e Comunidades Saudáveis: recursos práticos para a ação. Organização Pan-Americana da Saúde, Washington, 2004.

Leituras Complementares

- Mendes R, Bógus CM, Akerman M. Agendas urbanas intersetoriais em quatro cidades de São Paulo. Saúde e Sociedade. 2004, 13(1), 47-55.
- Wallerstein N, Maltrud K, Polacseck M. Participatory evaluation model for coalitions: the development of system indicators. Health Promotion Practice. 2002; 3(3):361-373.

Revisitando a Avaliação de um Programa de Treinamento em Epidemiologia Mediante o Enfoque Qualitativo-Participativo

Maria Lúcia Magalhães Bosi

Ricardo José Soares Pontes

Introdução

Este capítulo tem como objetivo compartilhar e analisar uma experiência singular, ainda inédita na literatura, de avaliação de um programa de treinamento – Programa de Treinamento em Epidemiologia Aplicada ao Sistema Único de Saúde do Brasil (EPISUS), mediante um enfoque qualitativo – participativo, inspirado no modelo de quarta geração[1]. Singular porque a avaliação qualitativa é um enfoque que disputa hegemonia com o espólio positivista ainda dominante nos modelos avaliativos,[2] o que torna digno de nota um programa voltado ao treinamento no enfoque quantitativo se "deixar avaliar" por um modelo fundado na epistemologia qualitativa cuja legitimidade ainda vem sendo seguidamente arguida pelo primeiro. Assim, parece-nos de interesse relatar essa experiência, concernente à segunda avaliação do EPISUS, recuperando, de início, alguns antecedentes, de modo a contextualizá-la e, na sequência, revisitar as etapas que constituíram a operacionalização dessa prática avaliativa.

Em agosto de 1998, a Fundação Nacional de Saúde (FUNASA) efetivou, por meio de acordo de empréstimo com o Banco Mundial, o Projeto de Vigilância e Controle de Doenças (VIGISUS), tendo como principal objetivo aperfeiçoar e fortalecer o Sistema Nacional de Vigilância e Controle de Doenças por meio de distintas ações. Entre as atividades previstas no Componente II do VIGISUS (Capacitação Técnico-Institucional), situa-se a implantação de programas de treinamento em serviço, sob a assessoria do Centers for Disease Control and Prevention, CDC/Atlanta, nos Estados Unidos (EUA).

A cooperação técnica CDC-FUNASA foi viabilizada já na primeira fase do VIGISUS, em março de 2000, tendo como objetivo principal prover o Centro Nacional de Epidemiologia (CENEPI) com assessoria técnica especializada, necessária para o fortalecimento e o aprimoramento do SNVS, por meio da estruturação de programas de capacitação de recursos humanos em serviço e da prestação de assessorias técnicas específicas. Fizeram parte dessa cooperação a estruturação e implantação, no âmbito institucional, do Programa de Treinamento em Epidemiologia Aplicada aos Serviços do Sistema Único de Saúde (EPISUS) e do Programa de Treinamento em Dados para Tomada de Decisão (DDM). Tais programas de treinamento ficaram sob a responsabilidade da Coordenação Geral de Desenvolvimento da Epidemiologia em Serviços, da Secretaria de Vigilância em Saúde (SVS) do Ministério da Saúde, contando com a assistência de consultores técnicos do CDC para a implementação dos treinamentos.

Partia-se da premissa que o processo de formação de profissionais altamente especializados possibilitaria a criação de potenciais articulações entre instituições nacionais com diferentes capacidades técnicas e científicas, em relação à estrutura de vigilância epidemiológica, sinalizando a conformação de uma rede nacional para a vigilância, estratégia-chave para a implantação do SNVS. Essa cooperação técnica objetivou prover a SVS com assessoria técnica especializada necessária para o fortalecimento e aprimoramento do SNVS, objeto principal do Projeto VIGISUS, por meio da estruturação de programas de capacitação de recursos humanos em serviço.

A implantação do EPISUS efetivou-se em julho de 2000, com a seleção de onze profissionais que finalizaram o treinamento em agosto de 2002. A partir daí, excetuando-se em 2003 quando não houve processo seletivo por causa da estruturação da Secretaria de Vigilância em Saúde, cinco outras turmas compuseram o programa até o momento da nossa entrada como avaliadores, sendo que, à época da avaliação, duas já haviam concluído a formação (turmas 2001 e 2002) e três ainda estavam em processo de formação.

Primeira avaliação do EPISUS

Uma primeira avaliação do EPISUS foi efetivada no período de 25 a 27 de junho de 2003. Foi realizada num contexto de renovação do financiamento pelo Banco Mundial, com a exigência de apresentação de uma avaliação externa. Essa avaliação teve como instituição promotora o Ministério da Saúde do Brasil, quando foi convidado um grupo de representantes de diferentes instituições, que incluíam diversas instituições de ensino superior brasileiras; o CDC; a Organização Pan-Americana de Saúde, além de um representante da Associação Brasileira de Pós-Graduação em Saúde Coletiva (ABRASCO).

Nessa primeira avaliação, o desenho metodológico havia sido desenvolvido pela equipe central do programa no Ministério da Saúde e do CDC. Desse modo, num processo centralizado, o trabalho executado pela equipe de avaliação foi definido pela equipe responsável pelo protocolo de avaliação. Basicamente, a Coordenação Geral de Desenvolvimento da Epidemiologia em Serviços em parceria com o Epidemiology Program Office, Centers for Disease Control and Prevention e o Department of International Health, Centers for Disease Control and Prevention.

Capítulo 8 – Revisitando a Avaliação de um Programa de
Treinamento em Epidemiologia Mediante o Enfoque Qualitativo-Participativo

93

Assim, do ponto de vista metodológico, a equipe de avaliadores recebeu a proposta inicial previamente elaborada por aquela coordenação. Houve a aplicação de instrumento estruturado e entrevistas com perguntas abertas ("roteiros de entrevistas") conduzidas por duplas de entrevistadores, mas sem metodologia padronizada previamente. Mesmo ante uma metodologia previamente fechada, um representante da nossa equipe, então presente, propôs, naquela ocasião, que as entrevistas com perguntas abertas fossem gravadas e registradas em anotações sistemáticas dos entrevistadores, para uma posterior análise qualitativa, mais aprofundada.

Essa avaliação teve como objetivo geral prover a Secretaria de Vigilância – Ministério da Saúde e seus parceiros (Banco Mundial, CDC, Secretarias Estaduais de Saúde) com informação e recomendações úteis referentes aos rumos dos programas de treinamento e da cooperação técnica CDC-SVS. De forma finalística, buscou-se indicar estratégias para otimizar e ampliar as ações dos treinamentos.

Justificou-se naquele momento a realização de uma avaliação sistemática com enfoque no processo e nos efeitos de curto e de médio prazo dos treinamentos desenvolvidos, dentro da lógica do projeto VIGISUS em sua primeira fase. Os resultados objetivavam subsidiar o processo de tomada de decisão com relação à continuidade e à abrangência da cooperação técnica, bem como à necessidade de adequações nos programas de treinamento em serviço. Em última análise, os resultados da primeira avaliação, no contexto de transição institucional que se desenvolvia, teriam grande relevância e utilidade, possibilitando reflexões sobre as estratégias necessárias para o fortalecimento do SNVS.

Nossa equipe – Núcleo de Avaliação em Saúde da UFC – ficou encarregada do desenvolvimento da análise e da elaboração do relatório, tendo sido sugerida a incorporação da análise qualitativa com base em experiência anterior no Estado do Ceará (análise do Sistema de Vigilância Epidemiológica do Estado do Ceará), realizada pelos mesmos pesquisadores. O relatório naquela ocasião incorporou tanto os questionários estruturados quanto o material empírico das entrevistas gravadas, sendo submetido, ao final, ao conjunto dos avaliadores participantes do processo avaliativo, para aprovação.

Segunda avaliação do programa

A segunda avaliação do EPISUS foi realizada dentro do Acordo de Cooperação Técnica com o CDC/Atlanta, no ano de 2006, tendo sido convidada para sua realização a equipe do Núcleo de Avaliação em Saúde da UFC, que, como já referido, elaborara a análise e redação do relatório da avaliação anterior.

Fruto da experiência positiva anterior de avaliação do EPISUS com a incorporação ainda que muito pontual, de aspectos próprios da metodologia qualitativa, encontramos espaço para sugerir a inclusão do enfoque qualitativo-participativo, em bases dialógicas, incluindo todos os segmentos institucionais participantes dos diversos componentes do programa, tanto os formuladores, no caso, os gestores da SVS, quanto os alunos e ex-alunos, os coordenadores, as áreas técnicas, os laboratórios, os representantes das secretarias estaduais de saúde e o próprio CDC. Além disso, foram aplicados instrumentos mais diretivos, possibilitando uma triangulação de métodos para a elaboração do relatório final da Avaliação Externa do EPISUS, sob o acordo de cooperação técnica com os CDC.

Vale ressaltar que, no Brasil, ao contrário do que acontece nos Estados Unidos, o EPISUS era ainda muito recente o que tornava a proposta de avaliação de extrema relevância não apenas por ser a segunda avaliação nacional, mas pela possibilidade de redirecionamento de políticas e práticas. Sabe-se que, embora a prática avaliativa esteja no âmbito do Sistema Único de Saúde, ela representa na realidade uma prática relativamente excepcional, já que não se tem institucionalizada no Brasil uma cultura avaliativa.

Observa-se, portanto, uma transição da metodologia da primeira fase para essa vivenciada na segunda avaliação. Na primeira fase, conforme mencionado, tinha-se uma proposta elaborada previamente em uma rede institucional constituída, com uma centralização para metodologia voltada aos aspectos quantificáveis. De forma adicional, como incorporação secundária, experimental, naquela fase buscou-se uma incorporação, ainda tímida, de instrumentos de caráter mais qualitativo, voltados ao nível compreensivo do processo. Era o espaço possível.

Já na segunda avaliação, é estabelecida uma parceria conosco desde o início para a construção de um percurso metodológico, incorporando de outra forma, muito mais intensa, o referencial da investigação qualitativa e se constituindo uma avaliação com contornos de qualitativo/participativos. Sendo assim, cabe observar que, a despeito da preponderância e mesmo resistência, comumente encontradas pelo enfoque qualitativo em vários solos institucionais, sobretudo no nível central, é preciso atentar para as várias "janelas de oportunidade" que esse espaço representa na consolidação e expansão do enfoque, ampliando o alcance das práticas avaliativas.

Foi assim que, após aproximadamente três anos da realização da primeira avaliação externa, uma segunda avaliação foi desenvolvida, incorporando de forma muito mais expressiva dimensões qualitativas, com o objetivo de continuar provendo a SVS e seus parceiros (Banco Mundial, CDC, secretarias estaduais de saúde) com informação e recomendações necessárias para a tomada de decisão.

Acerca da metodologia adotada

A avaliação foi desenvolvida utilizando-se, conforme já aludido, fundamentalmente o referencial teórico-metodológico e as técnicas (grupos focais e entrevistas abertas) da metodologia qualitativa de pesquisa avaliativa, complementada, na perspectiva de estabelecer uma triangulação e complementaridade metodológica,[3] pela aplicação de questionários estruturados/semiestruturados, próprios da abordagem quantitativa, nas dimensões em que esse enfoque se aplicava. Tratou-se, portanto, de um processo de grande complexidade analítica, fundado na complementaridade entre instrumentos estruturados e técnicas que permitiram uma livre verbalização e o afloramento de questões que não poderíamos antecipar e escapariam, portanto, a procedimentos estruturados.[4] A proposta partiu da premissa de que, para avaliar e entender um processo, é imperativo incorporar quem está implicado, abrir-se para a escuta. Vale ressaltar que, nas reuniões preparatórias, houve grande permeabilidade da secretaria ante os fundamentos do enfoque por nós extensamente apresentados e publicados posteriormente em outro espaço,[5] tendo sido esse um aspecto decisivo para que a proposta fosse levada adiante.

Buscou-se uma compreensão aprofundada e ampliada do programa EPISUS do ponto de vista de cada participante no processo avaliativo, abrangendo desde a evolução histórica do programa de treinamento até os entraves de operacionalização que pudessem influenciar a atuação de cada um, a relação com a coordenação e com as equipes das áreas técnicas e a

Capítulo 8 – Revisitando a Avaliação de um Programa de
Treinamento em Epidemiologia Mediante o Enfoque Qualitativo-Participativo

95

sustentabilidade política e financeira. Tratou-se, portanto, de um amplo estudo de processos e mediações refinadas que superou o alcance da avaliação anterior.

A proposta foi construída, desde o começo, em articulação com a equipe de coordenação do EPISUS. Isso possibilitou que se reconfigurasse, objetiva e subjetivamente, a posição de avaliadores que, em vez de serem considerados atores externos (*experts*), consoante a maneira clássica nas avaliações tradicionais, o grupo de avaliadores fosse visto como parceiro de um projeto coletivo para o país, formando-se vínculos que se aprofundaram no processo de avaliação, dentro das possibilidades do tempo disponibilizado. Caminhamos numa avaliação interativa, no foco participativo, do já referido modelo de quarta geração, que coloca em movimento o diálogo entre os diversos atores, estimulando-os a explorar todas as questões importantes dentro das distintas experiências, desconhecidas pelos avaliadores.

Todo o planejamento das atividades avaliativas realizadas foi desenvolvido no Departamento de Saúde Comunitária da Universidade Federal do Ceará, em atividades do então Núcleo de Estudos em Políticas, Gestão e Avaliação, hoje linha do Laboratório de Avaliação e Pesquisa Qualitativa em Saúde (LAPQS/UFC). Para tanto, foram organizadas reuniões sistemáticas para construção dos roteiros dos grupos focais e revisão dos instrumentos autoaplicáveis de modo a torná-los mais rigorosos. A referência principal para essa construção foram as discussões sobre a metodologia de avaliação de programas e os resultados da primeira avaliação do EPISUS, realizada alguns anos antes. A forma de abordagem foi considerada estratégica e muito importante para que as recomendações de retificação e de aperfeiçoamento do programa pudessem ser delineadas.

Notas sobre o referencial qualitativo-participativo

A inserção do referencial qualitativo-participativo e de suas técnicas, conforme assinalado, vinculou-se à premissa da insuficiência dos procedimentos estruturados, voltados à quantificação, nos casos em que os processos sob estudo, dada a sua natureza, escapam aos instrumentos estruturados e a pretensões de objetivação e mensuração. Desse modo, no desenho da avaliação, impôs-se a escolha de estratégias de condução do processo congruentes com as perguntas norteadoras e dimensões sob análise, apresentada pelos atores que promoveram a avaliação.

Logo de partida, algumas questões precisaram ser esclarecidas no diálogo entre os avaliadores e os demandantes, sendo a primeira delas: para que se está se fazendo essa avaliação? Patton (1997)[6] assinala a importância dessa indagação como questão-chave, uma vez que, não raro, aplicam-se instrumentos, uma série de perguntas é feita, complexos bancos de dados são construídos e não se tem de modo claro o porquê, para que finalidade e quais questões se pretende responder com o processo avaliativo. Muito menos quais decisões aqueles dados fundamentarão e/ou para que serão usados. Essa fase foi extraordinariamente estratégica para evidenciarmos a insuficiência de um enfoque quantitativo ante as perguntas de processo ou questões "de natureza" que então se colocavam e perder-se-iam sem o aporte qualitativo-participativo. Outra preocupação foi envolver todos os segmentos que faziam parte do programa que se queria avaliar, agregando distintas instâncias e também alguns serviços.

Em relação ao enfoque, três demarcações conceituais são importantes quando se fala da "avaliação qualitativo-participativa": O que é avaliar? O que é qualitativo? O que é participativo? A questão da avaliação, historicamente, se reveste de um sentido punitivo, de controle, fruto da "primeira geração de avaliadores" que começa no século XX, na qual prevalecia a noção de punição, mensurar para punir ou para, de alguma forma, não promover necessariamente as mudanças necessárias ao processo.[7] Nesse modelo ou paradigma, um *expert* pretensamente conhecedor do processo pode adentrar no que lhe é desconhecido e atribuir um juízo de valor a um processo do qual muitas vezes se aproxima pela primeira vez e a partir de perspectivas muito objetivas e muito pontuais.

Tais limites dessa primeira geração se tornaram, aos poucos, objeto de debate, com reconfigurações e desdobramentos em outras "gerações de avaliação" que levaram, a partir dos anos 1990, a um novo modelo que marca a quarta geração de avaliação, para a qual só se justifica avaliar quando se visa uma transformação e essa transformação, obviamente, para melhor, no sentido de transformações pactuadas entre os atores. Assim, transita-se de um caráter punitivo para um propositivo, no qual o avaliador atua como mediador, buscando um diálogo com distintas perspectivas e alteridades, focando no objetivo da avaliação.

Esse aspecto apareceu de forma muito clara para a equipe de avaliação enquanto parceiros na avaliação, ou seja, estava bem claro o que movia essa procura de parceria para promover esse processo, ressaltando a importância da inclusão e da identificação dos diferentes pontos de vista de todos os segmentos envolvidos. A pretensão com essa avaliação do EPISUS foi um processo de negociação, participativo e inclusivo, voltado a responder se e como o Programa deveria prosseguir e quais os entraves àquela altura. Para tanto, havia que se ter claros todos os objetivos dos segmentos, identificar as múltiplas construções no entorno daquele programa. Sabíamos que não bastaria avaliar o programa com a perspectiva apenas da coordenação, dos alunos ou do CDC porque isso não promoveria o aperfeiçoamento do processo.

Numa perspectiva dialógica como a adotada, essa inclusão é necessária, por meio de uma construção de agendas, com uma passagem para negociação dos pontos identificados como obstáculos e dos pontos promotores para que se pudesse, mediante processos contínuos de reaproximação sucessiva e de reconfiguração do programa, avançar em aspectos ainda não contemplados.

Nesse contexto, ganha relevo abordar o segundo conceito há pouco interrogado – os vários sentidos de "participativo" que nos levou a nos afastar de uma participação meramente deliberativa em que apenas se homologam decisões tomadas *a priori*, tal como se vê em várias práticas "participativas" no Brasil e mundo afora, nas quais decisões são tomadas por um grupo e ratificadas, ou seja, uma pseudoparticipação. A pesquisa participativa decisória, entendida como uma abertura à consideração das diferentes perspectivas, conforme já assinalávamos, foi a que operacionalizamos no processo avaliativo aqui focalizado. Tal avaliação passa de um processo negativo punitivo para um processo de negociação, buscando construção negociada de metas, envolvendo respeito às alteridades, envolvimento e também corresponsabilização, sendo, portanto, um processo de natureza eticopolítica. Envolve ainda, por parte dos avaliadores, antecipação dos possíveis impactos que as informações e o uso das mesmas terão nos processos sob avaliação e, sobretudo, nos atores envolvidos.

Sendo essa perspectiva afiliada às vertentes construtivistas ou compreensivas, uma vez que envolvem diálogo e representações distintas, a tarefa avaliativa no enfoque qualitativo-participativo implica interpretação, o que nos faz transitar para o último conceito que demanda esclarecer: o conceito de "qualitativo".

Qualidade é um conceito plural, de grande circulação na atualidade, utilizado em várias acepções. Portanto, falar em qualitativo exige demarcações rigorosas, haja vista o conceito

Capítulo 8 – Revisitando a Avaliação de um Programa de
Treinamento em Epidemiologia Mediante o Enfoque Qualitativo-Participativo

97

de qualidade dada sua multidimensionalidade intrínseca e extrínseca,[8] envolver dimensões objetiváveis e outras que não permitem objetivação. Isso envolve um problema quando se se procedeu a uma avaliação qualitativa.

A metodologia também é plural; uma avaliação de qualidade, em sentido amplo, tem que necessariamente abordar aspectos formais e também centrar nos processos sociais nas relações que, ao fim e ao termo, são envolvidos no programa já que são relações sociais que se estabelecem entre pessoas. Há que se ter uma complementaridade, uma integração entre diferentes perspectivas sem perder a clareza de que se está em campos distintos. Cabe, portanto, distinguir avaliação de qualidade de avaliação qualitativa, sendo "qualitativo" definido na interface com a subjetividade.

Qualitativo se refere, portanto, àquele conjunto de procedimentos, de métodos, voltado para a obtenção de informações que não se submetem à quantificação.[9] Melhor dizendo, voltados a responder questões que não admitem expressão numérica, como muitas das questões e dimensões inseridas na avaliação do EPISUS aqui focalizada. Trata-se de dar relevo ao que se oculta nos números, nas estatísticas, nas narrativas abstratas que não dão conta das relações humanas que constroem os processos do dia a dia dos programas.

A neutralidade também inexiste nesse âmbito, e foi possível demonstrar nos encontros com a coordenação do programa que a seleção das questões e as dimensões apresentadas aos entrevistados, mesmo no enfoque quantitativo, já demarca o campo possível de expressão do outro sujeito, reduzindo possibilidades que o enfoque qualitativo poderia resgatar.

Participantes e procedimentos técnicos para a construção de informações

Percorreu-se toda essa ordem de questões para pensar o processo do EPISUS no Brasil e justificar todas as técnicas empregadas, no caso, a associação de grupos focais com entrevistas individuais, além de questionários para aspectos quantificáveis. Desse modo, adotou-se a triangulação, na qual não se desprezou a dimensão da quantidade, mas conseguimos complementar mediante o enfoque qualitativo-participativo. Foram, ao todo, 52 participantes envolvendo: áreas técnicas do Ministério da Saúde; CDC; todos os coordenadores do EPISUS; egressos; egressos recentes; treinandos; egressos supervisores; gestores SVS; laboratórios envolvidos no treinamento em distintos estados brasileiros e secretarias estaduais de saúde.

A logística disponibilizada nesse processo de avaliação foi de excepcional qualidade, facilitando e garantindo o bom curso do trabalho, tanto nos aspectos técnicos como nos requisitos éticos. Quanto às considerações éticas, o processo avaliativo, dentro de um procedimento de pesquisa avaliativa, foi submetido às regras éticas do sigilo e anonimato. Todos os participantes foram orientados para não se identificarem. Desse modo, quando a transcrição das fitas e de arquivos eletrônicos foi realizada, não houve identificação de pessoas, apenas as falas, sem uma autoria individualizada. Ou seja, as falas, no documento final, ficaram "sem dono": fala da coordenação; dos egressos; dos treinandos; dos laboratórios etc.

Quanto aos procedimentos, vale ressaltar que se tratou de uma condução dialógica, congruente com a dimensão participativa do enfoque. Tantos as discussões em grupo, operacionalizadas para treinandos, egressos e representantes dos laboratórios e secretarias de saúde, quanto as entrevistas, empregadas para os demais atores, foram o mais dialógico e informal possível, procurando reduzir ao máximo a diretividade que marca a condição sociológica da pesquisa (avaliativa). Em todos os momentos, a ideia que procuramos passar aos participantes foi de uma relação a mais informal possível, na qual cada um pudesse efetivamente colocar suas impressões e olhares sobre o EPISUS e o que transitava no seu entorno.

Os participantes foram orientados quanto à possibilidade de interagir no que fosse conveniente e necessário com outro(s) participante(s), no caso dos grupos-focais, podendo haver discordância, reorientação, novas sínteses e não simplesmente ficarem limitados às falas de condução apresentadas pelo grupo de avaliadores. Desse modo, os participantes puderam interagir entre si ou, no caso das entrevistas, reconfigurar o curso do diálogo e mesmo o conteúdo quando houvesse necessidade, caso alguma questão não tivesse ficado clara, ou tivesse de ser colocada em outros termos, por exemplo. Esse procedimento conferiu um nível de refinamento que é muito importante e que é central em um grupo focal de natureza participativa. Abriu-se a possibilidade, inclusive, de se arguir o próprio "arguidor", que nesse processo não era mais um condutor da conversa, mas que podia ser também informante em algum momento.

Em termos mais específicos, entre as várias formas de condução de um grupo-focal ou de entrevistas, fizemos a opção por uma interação sem uma ordem de intervenção predeterminada. O campo apresentou, assim, uma dinâmica bastante favorável em relação ao que se necessitava em termos de produção da informação, até porque eram pessoas que se conheciam, tendo sido, nesse caso, uma vantagem o fato de não estarem se encontrando pela primeira vez. A ideia apresentada foi a de que os participantes falassem na ordem que escolhessem falar e, conforme já mencionado, que pudessem arguir também qualquer um dos informantes e, inclusive, os condutores do processo, para o desdobramento de sentidos, que não estivessem claros.

Reiterou-se a importância dos processos de avaliação como espaços importante sob o ponto de vista dialógico e político, haja vista representarem uma possibilidade de inverter a lógica de como as coisas são decididas em todos os programas e nas políticas de modo geral, amplificando a participação. Portanto, reafirmou-se junto aos participantes que o relatório traria à tona – como trouxe – as falas de todos os segmentos, sendo uma oportunidade ímpar de protagonizar mudanças.

Não cabe neste espaço explorar todos os achados e subsídios gerados ao longo da operacionalização desse modelo, nessa experiência singular. Contudo, vale ressaltar que, mediante o processo aqui sumarizado, foi possível desvelar mediações não percebidas nos procedimentos tradicionais e, com isso, refinar a análise, responder às questões de partida, fundamentando, não somente a continuidade do programa, mas a superação de importantes entraves que justificaram a demanda por sua avaliação.

Referências Bibliográficas

1. Guba EG, Lincoln YS. Fourth generation evaluation. New Delhi; Sage, 1989.
2. Bosi MLM, Mercado FJ (Orgs.). Avaliação qualitativa de programas de saúde: enfoques emergentes. Petrópolis: Vozes, 2013.
3. Serapioni M. Métodos qualitativos e quantitativos na pesquisa social em saúde: algumas estratégias para a integração. Ciência e Saúde Coletiva, Rio de Janeiro, v. 5, n. 1, p. 187-92, 2000.
4. Michelat G. Sobre a utilização da entrevista não-diretiva em sociologia. In: Thiollent, Michel Jean-Marie. Crítica metodológica, investigação social e enquete operária. 3 ed. São Paulo: Polis, 1982. p. 191-211.

Capítulo 8 – Revisitando a Avaliação de um Programa de
Treinamento em Epidemiologia Mediante o Enfoque Qualitativo-Participativo

99

5. Bosi MLM, Pontes RJS. Notas sobre a segunda avaliação externa do programa de treinamento em epidemiologia aplicada aos serviços do sistema único de saúde do Brasil - EPISUS: potencialidades do enfoque qualitativo-participativo. Saúde e Sociedade [online]. 2009, vol.18, n.3, pp.549-553.

6. Patton MQ. Utilization-focused evaluation. London: Sage; 1997.

7. Serapioni M. Avaliação da qualidade em saúde: delineamentos para um modelo multidimensional e correlacional. In: Bosi MLM, Mercado FJ (orgs). Avaliação qualitativa de programas de saúde: enfoques emergentes. Petrópolis: Vozes, 2013: 207-230.

8. Bosi MLM, Uchimura KY. Avaliação da qualidade ou avaliação qualitativa do cuidado em saúde? Revista de Saúde Pública, São Paulo, v. 41, n. 1, p. 150-3, fev. 2007.

9. Tesch R. Qualitative research: analysis, types & software tools. New York: The Falmer, 1990.

Avaliação da Atenção Primária à Saúde

Aylene Emília Moraes Bousquat

Juliana Gagno Lima

Paulo Henrique dos Santos Mota

Márcia Cristina Rodrigues Fausto

Introdução

Nas últimas décadas, houve um grande aumento no número dos serviços de saúde no Brasil, especialmente nos de Atenção Primária à Saúde (APS).[1] Em outubro de 2016, o País contava com 45.751 unidades de APS (Unidades Básicas de Saúde, Postos de Saúde, Unidades Móveis Terrestres e Fluviais), além de Academias de Saúde, Núcleos de Apoio à Saúde da Família, entre outros.[2] Sem dúvida, este campo de práticas abre as mais diversas possibilidades para o futuro exercício profissional dos estudantes de graduação e pós-graduação em nosso país.

Certamente a avaliação em APS faz e fará parte do cotidiano de muitos profissionais de saúde brasileiros. Afinal em um contexto de ampliação e de garantia ao acesso equitativo a serviços de qualidade, a avaliação em saúde se apresenta como um importante mecanismo para compreender os sistemas de saúde, sistematizar a análise dos contextos, bem como para responder às necessidades de informação dos responsáveis pela tomada de decisão.[3]

O objetivo deste capítulo é o de introduzir algumas questões básicas para a compreensão de especificidades da APS, que influenciam seus processos avaliativos. Serão também apresentadas algumas experiências de avaliação que vêm ocorrendo no Brasil desde 2005, com detalhamento do Primary Care Assessment Tool (PCAT)[R], instrumento de avaliação de serviços de APS, e também do Programa Nacional para Melhoria do Acesso e Qualidade da Atenção Básica (PMAQ-AB), processo de avaliação nacional dos serviços de APS, realizado pelo Ministério da Saúde Brasileiro na segunda década deste século. É preciso deixar claro que este capítulo não pretende abarcar toda a ampla produção brasileira existente sobre o tema.

Avaliação em APS

É consenso entre os atores da Saúde a necessidade de se institucionalizar a "cultura de avaliação" no nosso país. Mesmo que os resultados das avaliações não gerem necessariamente decisões imediatas, espera-se que contribuam para um julgamento que influencie mais positivamente essas decisões. Mas tendo em vista a dificuldade desse processo na prática, há alguns aspectos a serem destacados: a pertinência da avaliação, o mérito da avaliação e a credibilidade da avaliação de modo geral e também na APS.[4]

A pertinência da avaliação se refere à capacidade de responder aos problemas que precisam ser resolvidos e será tanto maior quanto mais coalizão ela suscitar. É preciso, portanto, que diferentes atores estejam cientes de sua importância e, consequentemente, de que a melhoria do sistema depende da institucionalização da avaliação. Já o mérito se relaciona às explicações teóricas para o potencial da avaliação em melhorar as decisões, visto os prováveis diferentes interesses envolvidos nessas decisões. E a credibilidade consiste no julgamento dos decisores sobre o valor da avaliação, ou seja, a avaliação enquanto dispositivo de qualidade.[4]

Para Champagne et al (2011: 44):[3]

Avaliar consiste fundamentalmente em emitir um juízo de valor sobre uma intervenção, implementando um dispositivo capaz de fornecer informações cientificamente válidas e socialmente legítimas sobre essa intervenção ou sobre qualquer um de seus componentes, com o objetivo de proceder de modo a que os diferentes atores envolvidos, cujos campos de julgamento são por vezes diferentes, estejam aptos a se posicionar sobre a intervenção para que possam construir individual ou coletivamente um julgamento que possa se traduzir em ações.

Ou, segundo o Departamento de Atenção Básica do Ministério da Saúde, a avaliação é compreendida como atribuição da gestão:

A avaliação em saúde é um processo crítico-reflexivo sobre práticas e processos desenvolvidos no âmbito dos serviços de saúde. É um processo contínuo e sistemático cuja temporalidade é definida em função do âmbito em que ela se estabelece. (...) Deve constituir-se, em um processo de negociação e pactuação entre sujeitos que partilham co- responsabilidades. (...) A avaliação é uma função importante da gestão. Nesse sentido, não é meramente atribuição de avaliadores externos, devendo fazer parte do conjunto de atividades desempenhadas pelos gestores do sistema e das equipes de saúde. (Brasil, 2005a: 18)[5]

Ambas as conceituações ressaltam a importância da avaliação para a tomada de decisão como embasamento para as ações. No entanto, o primeiro passo para avaliar é valorar, ter um objetivo com a ação desenvolvida. Desse modo, não existe um modelo de avaliação padrão que possa ser aplicado em qualquer contexto. Uma das primeiras questões que enfrentamos quando iniciamos uma avaliação com foco na APS é a definição de que modalidade de APS se tomará como referencial. O que será valorado em uma concepção certamente difere da outra, como ficará claro a seguir.

O documento de Renovação da Atenção Primária em Saúde nas Américas (OPAS/OMS, 2005)[6] aponta diferenças sobre a concepção da APS e seu papel no desenvolvimento do sistema social e de saúde, definindo quatro abordagens como principais:

- APS seletiva: abrange programas específicos e seletivos com cesta restrita de serviços voltada à população muito pobre. Há um enfrentamento limitado de problemas de saúde e é aplicada principalmente nos países pobres. A maior parte das ações é dirigida ao grupo materno-infantil, como monitoramento do crescimento e desenvolvimento, reidratação oral, imunização e aleitamento materno;
- APS como primeiro nível de atenção, corresponde: à APS como ponto de entrada no sistema de saúde e local de cuidados para a maioria das pessoas na maior parte do tempo; aos serviços ambulatoriais médicos de primeiro contato não especializados, incluindo ações de caráter preventivo e serviços clínicos para toda a população;
- APS abrangente ou integral: integrada ao sistema de saúde garantindo a integralidade e participação social. Princípios fundamentais: enfrentamento dos determinantes sociais da saúde, acesso e cobertura universal com base em necessidades, participação comunitária, ação intersetorial, tecnologias apropriadas e uso eficiente de recursos;
- APS como enfoque em saúde e direitos humanos (ênfase nos processos emancipatórios, setores sociais e saúde): APS como parte da compreensão da saúde como direito humano; abordagem dos determinantes sociais e políticos de saúde; defesa da ideia de que as políticas de desenvolvimento devem ser inclusivas; e que as políticas devem ser apoiadas em compromisso financeiro dos governos e em legislação para promover a equidade em saúde.

Starfield[7] afirma que a APS corresponde ao primeiro nível de atenção do sistema de saúde, articulando-se ao trabalho de todos os outros níveis e organizando o uso dos recursos, direcionados à promoção, manutenção e melhoria da saúde. Podemos dizer que a autora operacionaliza a concepção de APS abrangente, com foco na discussão da qualidade da atenção e identificando quatro atributos essenciais para avaliação da APS: primeiro contato, longitudinalidade, integralidade e coordenação. O poder de intervenção e a qualidade da APS são potencializados quando se considera a capacidade de interação dos serviços com os indivíduos e com a comunidade, o que foi nomeado pela autora, como atributos derivativos, também importantes elementos na avaliação da APS: orientação para a comunidade, centralidade na família e competência cultural (Quadro 9.1).

Os enfoques de avaliação de qualidade descritos por Donabedian[8] são muito utilizados nas avaliações em saúde em geral e nas da APS em particular.[10] Donabedian se baseia no modelo sistêmico (relação entre os componentes da estrutura, processo e resultado) e nas dimensões/atributos conhecidos como os "sete pilares da qualidade: efetividade; eficiência; eficácia; equidade; aceitabilidade; otimização e legitimidade".

Starfield[7] se baseia na concepção sistêmica de Donabedian para avaliar os serviços de APS, à medida que considera aspectos individuais e populacionais para análise da qualidade da atenção e refere necessidade de distintas abordagens para avaliação da qualidade, incluindo elementos de estrutura, processo e resultados. A operacionalização do conceito de APS por meio de atributos permite identificar sua orientação, comparar sistemas ou tipos de serviços e realizar a associação entre presença de atributos e efetividade

Quadro 9.1 – Definição dos atributos essenciais e derivativos da APS e tipos de informação para medição

Atributo	Definição	Tipo de informação
Atributos essenciais		
Atenção ao primeiro contato	Serviços procurados regularmente cada vez que o paciente necessita de atenção em caso de adoecimento ou para acompanhamento rotineiro da saúde	Acessibilidade da unidade Acesso à atenção
	Porta de entrada preferencial do sistema de saúde: ponto de início da atenção e filtro para acesso aos serviços especializados	Uso da unidade como local de primeiro contato
Longitudinalidade	Assunção de responsabilidade longitudinal pelo usuário com continuidade da relação equipe/usuário ao longo da vida, independentemente da ausência ou da presença de doença	Definição da população eletiva. Conhecimento do paciente e de seu meio social. Extensão e força da relação com os pacientes, não importando o tipo de necessidade para a atenção
Abrangência ou integralidade	Reconhecimento de amplo espectro de necessidades, considerando-se os âmbitos orgânico, psíquico e social da saúde, dentro dos limites de atuação do pessoal de saúde. Implica oferecer serviços preventivos e curativos e garantir acesso a todos os tipos de serviços para todas as faixas etárias, resolvendo a grande maioria das demandas ou por meio de encaminhamento, quando necessário	Espectro de problemas a serem tratados
		Atividades preventivas primárias e secundárias
		Reconhecimento e manejo dos problemas de saúde (incluindo saúde mental) na população. Porcentagem de pessoas atendidas na APS sem necessidade de encaminhamento
Coordenação da atenção	Coordenação significa integração de todos os serviços relacionados à saúde, onde quer que os pacientes tenham sido recebidos. Ocorre a partir da disponibilidade de informações relacionadas às necessidades de saúde para o presente atendimento	Mecanismos para continuidade. Reconhecimento de informações de consultas prévias. Reconhecimento de consultas para encaminhamento (ocorrência e resultados)

Continua

Continuação

Atributo	Definição	Tipo de informação
Atributos Derivativos		
Orientado para comunidade	Conhecimento das necessidades de saúde da população adscrita em razão do contexto econômico e social em que vive. Conhecimento da distribuição dos problemas de saúde e dos recursos disponíveis na comunidade	Mecanismos de alcance do conhecimento das necessidades de saúde da comunidade. Participação nas atividades comunitárias.
	Participação da comunidade nas decisões sobre saúde	Envolvimento comunitário na unidade
Centralidade na família	Consideração do contexto e dinâmica familiar para bem avaliar como responder às necessidades de cada membro	Conhecimento dos membros da família
	Conhecimento dos membros e de seus problemas de saúde	Conhecimento dos problemas de saúde dos membros da família
Competência cultural	Reconhecimento de diferentes necessidades de grupos populacionais, suas características étnicas, raciais e culturais, entendendo suas representações dos processos saúde-doença	Providências para atender a necessidades especiais associadas às características culturais Prestação de serviços especiais para atender necessidades culturais

Fonte: Adaptado de Starfield,[7] Giovanella e Mendonça,[8] Lima et al.[30]

da atenção.[7] Considerando a variabilidade de acordo com o contexto e época, Starfield apresenta uma abordagem para avaliação dos sistemas de saúde. Destaca que cada um tem uma estrutura (capacidade) que são as características que possibilitam a oferta/prestação de serviços; processos (desempenho) que são as ações que constituem a oferta e recebimento dos serviços (ações dos profissionais e usuários) e resultados, observados em vários aspectos de estado de saúde da população.[7] Para medir o potencial e o alcance de cada um dos atributos essenciais da APS (atenção ao primeiro contato, longitudinalidade, integralidade e coordenação), é necessário relacionar elementos de estrutura (capacidade) e processo (desempenho).[7] A autora argumenta que nenhum sistema de saúde alcança o desempenho perfeito em todos os atributos da APS ao mesmo tempo, pois este é um processo gradativo e a busca pela qualidade dos serviços é um processo constante. Ela chama a atenção para a necessidade de uma atualização constante dos padrões de qualidade, ou seja, à medida que um padrão é atingido, outro deverá ser elaborado para o alcance de um patamar superior no decorrer do tempo. O estudo dos atributos e da qualidade da atenção reforçaria a necessidade de qualificação dos profissionais e organização dos serviços para a melhoria da qualidade do sistema e dos resultados de saúde.[7]

Breve recuperação da APS/Atenção Básica no Brasil

No Brasil, nos anos 1980, o ideário da reforma sanitária compreendia a necessidade de reorientação do modelo assistencial e de mudança do modelo da assistência médico-previdenciária do Instituto Nacional de Assistência Médica da Previdência Social (Inamps). As Ações Integradas em Saúde (AIS) já eram um ensaio aos princípios de universalidade e atenção integral. Com a criação do SUS e seus princípios de universalidade, descentralização, integralidade e participação popular, a concepção de APS também foi se modificando. Para se diferenciar da concepção de APS seletiva, as políticas do Brasil adotaram o termo "Atenção Básica" (AB) definida como ações individuais e coletivas situadas no primeiro nível, voltadas à promoção da saúde, prevenção de agravos, tratamento e reabilitação e com o objetivo de responder a maior parte de necessidades de saúde da população.[8,11] Vale lembrar que a denominação AB é própria do cenário brasileiro, na literatura internacional o termo utilizado é APS.

A APS ganhou destaque nacionalmente, a partir da norma operacional básica (NOB) SUS 01/96, na qual aparece o termo "atenção básica", que passa a ser caracterizada como o primeiro nível de atenção à saúde. A NOB 96 traz inovações quanto à alocação de recursos, instituindo nova modalidade de financiamento – o PAB fixo e PAB variável; ao fortalecimento da capacidade gestora do Estado no âmbito local; à definição de indicadores de produção e de impacto epidemiológico.[12]

O Programa de Agentes Comunitários de Saúde (Pacs), criado em 1991, e o Programa Saúde da Família (PSF), de 1994, tinham o intuito de estimular a reorganização da atenção em âmbito local e tinham por foco as famílias vulneráveis. Foram criados enquanto programas verticais e focalizados para as regiões Norte e Nordeste do país para interromper epidemias. Porém, principalmente entre 1998 e 2002, o PSF deixou de ser uma política de focalização da atenção básica, para ser uma estratégia de mudança do modelo de atenção no SUS com vistas à universalização.[11]

Segundo Gil,[13] a expansão do PSF desencadeou reflexões como insuficiência nos arranjos organizacionais e falência das práticas profissionais e de gestão voltadas ao tradicional modelo de atenção. A autora destaca o referencial da vigilância em saúde como base do PSF, o que envolve organização das ações a partir do território e problemas de saúde, intersetorialidade, discriminação positiva e paradigma da produção social da saúde. Este novo cenário de prática cobra novos formatos avaliativos.

O PSF ganhou importância política governamental e passou a ser considerada uma estratégia prioritária para a organização dos sistemas municipais de saúde. Em 2006, a Política Nacional de Atenção Básica (PNAB), formalizou o PSF enquanto estratégia por meio de acordo tripartite. Vale ressaltar que a PNAB 2006 incorporou os atributos de APS propostos por Starfield.

A PNAB 2006 preconizava a incorporação de equipe multiprofissional, territorialização, adscrição de clientela, cadastramento e acompanhamento da população residente na área. O objetivo era que a UBS se constituísse como a porta de entrada preferencial ao sistema de saúde, integrada aos demais serviços da rede. As equipes deveriam trabalhar no enfrentamento dos determinantes do processo saúde-doença, desenvolvendo atividades de planejamento, de educação em saúde, ações intersetoriais e garantindo assistência integral às famílias.[31,32]

Mais recentemente, em 2011, com a atualização da Política Nacional de Atenção Básica, é reiterada uma concepção de APS abrangente:

> A Atenção Básica caracteriza-se por um conjunto de ações de saúde, no âmbito individual e coletivo, que abrangem a promoção, a proteção e a recuperação da saúde, com o objetivo de desenvolver uma atenção integral que cause impacto na situação de saúde e autonomia das pessoas e nos determinantes e condicionantes de saúde das coletividades.[27]

Esses elementos centrais da política nacional precisam ser considerados nos processos avaliativos realizados nas UBS brasileiras.

Avaliando os atributos da APS: o Primary Care Assessment Tool (PCAT)

O PCAT[R] foi o instrumento mais utilizado para avaliar a APS no Brasil até 2013.[14] O formato ágil das questões, as diferentes versões para trabalhadores e usuários (crianças e adultos) e o reconhecimento e validação em outros países contribuíram para sua disseminação no país. Ademais, as versões dirigidas a diferentes informantes nos serviços de saúde (profissionais e usuários) propiciam o diálogo entre as opiniões dos dois segmentos, fornecendo valiosos subsídios para gestão.

O PCAT[R] foi elaborado por Starfield et al,[15] posteriormente foi adaptado e validado para o Brasil por Almeida e Macinko[16] por meio de sua aplicação em município de médio porte no Estado do Rio de Janeiro.

O instrumento parte do referencial proposto por Starfield[15], traduzido nos atributos de avaliação da APS: acessibilidade, porta de entrada; elenco de serviços; vínculo; coordenação; orientação familiar; orientação comunitária; e formação profissional (Quadro 9.1).

A primeira versão do PCAT aplicada no Brasil se estruturava em um questionário com oito blocos, cada um abrangendo as dimensões propostas para a análise da qualidade de assistência da APS. Eram cerca de 100 perguntas, distribuídas pelos blocos correspondentes aos atributos. Cada pergunta, em escala Likert, contem sete possibilidades de resposta (nunca, quase nunca, algumas vezes, muitas vezes, quase sempre, sempre, não sabe), e a sua aferição se dá por meio de escala, na qual 0 (zero) corresponde ao pior desempenho e 5 (cinco) ao melhor. A média aritmética simples das questões de cada bloco apura o índice daquela dimensão, e, por sua vez, a média aritmética simples destes leva ao Índice de Atenção Básica (IAB).

O PCAT foi objeto de diversas revisões e adaptações no país, inclusive por parte do próprio Ministério da Saúde. As principais adaptações podem ser visualizadas na Tabela 9.1. Note-se que as diferentes adaptações e validações deram origem a instrumentos com número diverso de questões a serem respondidas, sem alterar a correspondência com os atributos da APS propostos por Starfield, em consonância com a Política Nacional de Atenção Básica.

Os diversos estudos realizados demonstram que o PCAT é um instrumento de fácil aplicação, podendo ser utilizado não só de uma forma transversal, mas também periodicamente,

Tabela 9.1 – Validações e adaptações do PCAT

Autor	Ano	Etapa	Método	Versão	Número de questões da versão
Almeira C, Macinko J	2004	Adaptação e validação	Tradução espanhol--português	Profissionais	92
				Gestor	94
			Tradução inglês--português	Adulto	107
				Infantil	110
Erno Harzheim et al	2006	Validação	Tradução, tradução reversa, adaptação, pré-teste, validade de conteúdo e construto	Infantil	45
Brasil. Ministério da Saúde	2010	Revalidação da versão Infantil	Utilizada a Teoria Clássica de Teste	Infantil	55
		Validação Adulto	Utilizada a Teoria Clássica de Teste	Adulto	87
		Adaptação versão profissionais	Versão para profissionais criada em espelho da versão PCATool Adulto, com acréscimo de itens do atributo Integralidade da versão para Criança	Profissionais	77
Oliveira MMC, Harzheim E, Riboldi J, Duncan BB	2013	Revalidação versão Adulto Reduzida Utilizada a Teoria da Resposta ao Item	Seleção dos itens seria baseada na discriminação (parâmetro de inclinação do modelo TRI) e na relevância teórica para o escore de orientação à APS	Adulto	23
Cardozo DD	2015	Validação para versão Saúde Bucal	Utilizou-se espelho do instrumento para adultos para os atributos trocando "médico/enfermeiro" por "dentista/serviço de saúde bucal"	Adulto- Saúde Bucal	126

Fonte: Elaborado pelos autores.

identificando os principais constrangimentos para a oferta de uma APS de qualidade e resolutiva à população.

De modo geral, os estudos realizados identificaram que os atributos da acessibilidade, enfoque familiar e orientação comunitária são os mais fracos, mesmo em unidades com a Estratégia da Saúde da Família, demonstrando a persistência de inúmeros obstáculos para que uma APS resolutiva e de qualidade se consolide no país.[16-25]

Programa Nacional para Melhoria do Acesso e Qualidade da Atenção Básica (PMAQ-AB)

A partir de 2011, a gestão do Departamento de Atenção Básica/Ministério da Saúde teve como uma das prioridades o PMAQ-AB, programa criado mediante a Portaria GM/MS 1.654 de 19 de julho de 2011 como base para repasse do incentivo financeiro por desempenho denominado "Componente Qualidade" do Piso de Atenção Básica variável.[26]

O principal objetivo do PMAQ-AB, segundo o Ministério da Saúde, foi o de induzir a ampliação do acesso e a melhoria da qualidade da Atenção Básica, por meio da instituição de processos contínuos e progressivos que ampliem a capacidade das três esferas de governo de ofertar serviços com garantia de um padrão de qualidade comparável nacional, regional e localmente.[27]

A análise mais aprofundada dos dados do PMAQ-AB pode contribuir para potencializar mérito e credibilidade do programa, tanto por difundir seus resultados, como por identificar pontos de aprimoramento nos instrumentos de avaliação de serviços de APS no Brasil, contribuindo para a tão necessária institucionalização da avaliação nos serviços de saúde.

O programa tem como diretrizes: considerar as diferentes realidades de saúde do país; gerar melhorias que envolvam a gestão, o processo de trabalho das equipes de Atenção Básica e os resultados em saúde; a transparência nas etapas do programa; a mobilização/responsabilização dos atores das três esferas de governo, por meio de uma cultura de negociação e contratualização; a mudança no modelo de atenção com foco nas necessidades e satisfação dos usuários; e o caráter voluntário de adesão ao programa.[26]

Para mobilizar a adesão, o Ministério da Saúde adotou a estratégia de indução financeira com repasse de recursos às equipes, vinculado ao desempenho das equipes de atenção básica, conforme padrões específicos que deveriam expressar a ampliação do acesso aos serviços, a melhoria nas condições de trabalho e investimentos no desenvolvimento dos profissionais da Atenção Básica.

O PMAQ-AB é constituído por quatro fases complementares que compõem um ciclo de melhoria do acesso e da qualidade da atenção básica. A primeira fase é chamada de "Adesão e Contratualização"; a segunda, "Desenvolvimento"; a terceira, "Avaliação Externa"; e a quarta, que representa o início do novo ciclo, é chamada de "Recontratualização".[26]

A Fase 1 – Adesão e Contratualização é considerada a etapa formal de adesão ao programa por contratualização de compromissos e indicadores, realizada por meio de pactuação voluntária entre equipes de atenção municipal inicialmente, para que, em um segundo momento, haja a formalização de adesão do município com o Ministério da Saúde (MS).

A Fase 2 – Desenvolvimento é a etapa de desenvolvimento de ações pelas equipes de atenção básica, gestões municipais, estaduais e MS a fim de instaurar processos de mudança para melhoria do acesso e da qualidade da atenção básica. Essa etapa inclui ações em quatro dimensões: autoavaliação; monitoramento dos indicadores contratualizados; apoio institucional às equipes de atenção básica; e ações de educação permanente.[26]

Em linhas gerais, a autoavaliação consiste na identificação, pelas próprias equipes, de pontos positivos e negativos do seu processo de trabalho para produzir iniciativas de mudança e aprimoramento. Para tal, o MS disponibilizou uma ferramenta específica: Autoavaliação para a Melhoria do Acesso e da Qualidade (AMAQ), que aborda múltiplas dimensões a partir do que é esperado em termos de qualidade na gestão e atenção à saúde. Já o monitoramento dos indicadores envolve indicadores, em áreas estratégicas.[28]

A Fase 3 – Avaliação externa é a etapa que inclui levantamento de informações para verificar as condições de acesso e de qualidade dos municípios e das equipes de atenção básica participantes do PMAQ-AB. Dois momentos são previstos: visita da equipe de avaliação externa e certificação. A avaliação externa ocorre de acordo com padrões específicos para avaliar município, infraestrutura das UBS, processo de trabalho e satisfação dos usuários. Principalmente nesta etapa, o MS atua em conjunto com Instituições de Ensino Superior brasileiras. A construção dos instrumentos de coleta, seleção e treinamento das equipes de entrevistadores, a organização e a execução do trabalho de campo, além da coleta de dados, são atividades realizadas pelo conjunto de instituições.[26,29]

Após a coleta, é responsabilidade do MS realizar a certificação e avaliação de desempenho das equipes participantes, segundo metodologia específica do programa. Essa avaliação gera um escore que resultará na certificação da equipe vinculada ao percentual do componente "Qualidade" que será repassado ao município.

A Fase 4 – Recontratualização é a etapa considerada de "conexão, reprocessamento, reinício" que ocorre posteriormente à certificação das equipes da Atenção Básica. Tomando como base a avaliação de desempenho de cada uma das equipes, uma nova pactuação de indicadores e compromissos deverá ser realizada, o que deve conferir ao programa o aspecto cíclico e sistemático de qualidade.[26,29]

Pinto et al[28] destacam pelo menos quatro aspectos em relação à lógica de construção das fases do PMAQ-AB. Um primeiro que se refere à adesão voluntária, cuja perspectiva é que a qualificação do serviço e as mudanças no processo de trabalho terão maior sucesso quanto maior a motivação e envolvimento dos trabalhadores e gestores. Um segundo, associado à segunda etapa (e principal) que objetiva motivar o protagonismo das equipes de Atenção Básica na promoção de melhorias no serviço, assim como das gestões municipais. Um terceiro, em que o PMAQ-AB visa estimular reflexão crítica e provocar ação no coletivo com vistas à mudança do cotidiano, mas se preocupa em não cometer o excesso de definir as formas – a realidade dos atores e do território é que irá definir estas formas de intervenção. E um quarto aspecto, segundo Pinto et al,[28] é que apesar de a corresponsabilidade preconizada pelo programa e de as dimensões avaliadas pelo PMAQ-AB interessarem diretamente às equipes de Atenção Básica, estas dimensões estão mais voltadas à governabilidade do gestor, ou seja, atribuir a responsabilidade do desempenho às equipes seria um erro, pois elas podem não ter a garantia de condições mínimas para desenvolver seu trabalho.[28]

O PMAQ-AB já realizou a fase de avaliação externa dos Ciclos 1 e 2, respectivamente em 2011/2012 e 2013/2014. As principais características e diferenças entre os dois ciclos pode ser visualizada no Quadro 9.2.

Quadro 9.2 – Características dos ciclos 1 e 2 do PMAQ-AB, 2011-12 e 2013-14

Características	PMAQ_AB ciclo 1	PMAQ_AB ciclo 2
Período 4 fases	2011 a 2012	2013-2014
Período de coleta Fase 3	Junho a novembro de 2012	Novembro 2013 a abril 2014
Limite para adesão das Equipes	50% das equipes de saúde da família do município	Sem limites
Municípios participantes do censo	5.543	Não houve censo
UBS participantes do censo	38.812	Não houve censo
Municípios com equipes contratualizadas*	3.935 municípios (71,3%)	5.211 municípios (93,5%)
Equipes de Atenção Básica contratualizadas*- total	17.482 equipes (54,1%)	30.562 equipes (94,5%)
Equipes de Atenção Básica com saúde bucal	12.075	19.948
Número de usuários entre-vistados	65.391 usuários	114.615 usuários

* Contratualização significa as equipes que fizeram adesão ao PMAQ-AB, sendo esse número reduzido na certificação (somente equipes classificadas). Fonte: Ministério da Saúde/Departamento de Atenção Básica/Banco de dados ciclo 1. Portaria de homologação da adesão ciclo 2; relatório descritivo ciclo 2, 2015. Número de equipes de Atenção Básica existentes no Brasil: 32.337 (Outubro/2011)

Vale ressaltar que, no Ciclo 2, não foi realizado censo das UBS, sendo visitadas exclusivamente as UBS com equipes de Atenção Básica que aderiram ao programa, num total de 30.562 equipes, adesão consideravelmente maior do que no Ciclo 1 (Quadro 9.1).

O instrumento utilizado para avaliação externa do Ciclo 2 também sofreu modificações, tanto em organização, como em conteúdo. Foram incluídos módulos adicionais para entrevista com os Núcleos de Apoio à Saúde da Família (NASF) e módulos específicos para infraestrutura e profissionais de saúde bucal.

Os resultados das entrevistas são de acesso público, o que garante a análise dos resultados por pesquisadores, trabalhadores e gestores interessados, tendo grande potencial para avaliações da APS nos mais diversos níveis (nacional, estadual, regional e local). A crescente produção bibliográfica sobre a APS no Brasil, a partir do PMAQ, demonstra a potencialidade do uso dos dados da Fase 3 para a avaliação da APS no Brasil.

Referências Bibliográficas

1. Paim J, Travassos C, Almeida C, Bahia L, Macinko J. The Brazilian health system: history, advances, and challenges. Lancet. 2011;377(9779):1778-97.
2. Brasil. Ministério da Saúde. Brasil, Ministério da Saúde, 2017. < http://tabnet.datasus.gov.br/cgi/tabcgi.exe?cnes/cnv/atambbr.def>. Acesso em 17mar2017.
3. Champagne F, Contandriopoulos AP, Brousselle A, Hartz Z, Denis JL. A avaliação no campo da saúde: conceitos e métodos. In: Brousselle A, Champagne F, Contandriopoulos AP, Hartz Z (org). Avaliação: conceitos e métodos. Rio de Janeiro: Editora Fiocruz, 2011. p.41-60.

4. Contandriopoulos AP. Avaliar a avaliação. In: Brousselle A, Champagne F, Contandriopoulos AP, Hartz Z (org). Avaliação: conceitos e métodos. Rio de Janeiro: Editora Fiocruz, 2011. p.263-272.

5. Brasil. Ministério da Saúde. Secretaria de Atenção à Saúde. Departamento de Atenção Básica. Coordenação de Acompanhamento e Avaliação. Avaliação na Atenção Básica em Saúde: caminhos da institucionalização. Brasília, DF: Ministério da Saúde; 2005a.

6. OPAS/OMS. Organização Pan Americana de Saúde. Organização Mundial da Saúde. Renovação da Atenção Primária em Saúde nas Américas. Documento de Posicionamento da OPAS/OMS. Brasília, 2005.

7. Starfield B. Atenção primária: equilíbrio entre necessidades de saúde, serviços e tecnologia. Brasília: Unesco, 2002.

8. Giovanella L, Mendonça MH. Atenção primária à saúde. In: Giovanella L, Escorel S, Lobato LVC, Noronha JC, Carvalho AL. Políticas e Sistema de Saúde no Brasil. Rio de Janeiro: Editora Fiocruz, 2012. p.493-546.

9. Donabedian A. The seven pillars of quality. Archives of Pathology e Laboratory Medicine. Chicago, 1990, 114(11): 1115-1118.

10. Kringos DS, Boerma WG, Hutchinson A, van der Zee J, Groenewegen PP. The breadth of primary care: a systematic literature review of its core dimensions. BMC health services research. 2010;10:65.

11. Teixeira CF, Solla JP. Modelo de atenção à saúde: vigilância e saúde da família. Salvador: Editora EDUFBA, 2006.

12. Levcovitz E, Lima LD, Machado CV. Política de saúde nos anos 90: relações intergovernamentais e o papel das Normas Operacionais Básicas. Ciência e Saúde Coletiva, Rio de Janeiro, 2001 jul/dez, 6(2): 269-291.

13. Gil CRR. Atenção primária, atenção básica e saúde da família: sinergias e singularidades do contexto brasileiro. Cadernos de Saúde Pública, Rio de Janeiro, 2006 jun, 22(6):1171-1181.

14. Fracolli LA et al. Instrumentos de avaliação da atenção primária à Saúde: revisão de literatura e metassíntese. Ciência e Saúde Coletiva, Rio de Janeiro, v. 19, n. 12, p. 4851-4860, dez 2014.

15. Starfield B, Xu J, Shi L. Validating the Adult Primary Care Assessment Tool. The Journal of Family Practice 2001; 50(2):161-175.

16. Macinko J, Almeida C, Sá PK. A rapid assessment methodology for the evaluation of primary care organization and performance in Brazil. Health Policy Plan [Internet], 2007.

17. Paula WKAS, Chamico I, Caminha MFC, Filho MB, Silva SL. Primary health care assessment from the users' perspectives: a systematic review. Rev. esc. enferm. USP, São Paulo, v., 50, n. 2, p. 335-345, abr 2016.

18. Elias PE, Ferreira CW, Alves MCG, Cohn A, Kishima V, Escrivão-Junior A, et al. Atenção básica em saúde: comparação entre PSF e UBS por estrato de exclusão social no município de São Paulo. Ciência e Saúde Coletiva [Internet]. 2006.

19. Chomatas ERV, Vigo A, Marty I, Hauser L, Harzhein E. Avaliação da presença e extensão dos atributos da atenção primária em Curitiba. Rev Bras Med Fam Comunidade [Internet]. 8(29):294-303. 2013.

20. Furtado MCC, Braz JC, Pina JC, Mello DF, Lima RAG. A avaliação da atenção à saúde de crianças com menos de um ano de idade na Atenção Primária. Rev Latino Am. Enfermagem [Internet]. 2013 [citado 2014 jun. 10];21(2):554-61.

21. Harzheim E, Duncan BB, Stein AT, Cunha CRH, Gonçalves MR, Trindade TG, et al. Quality and effectiveness of different approaches to primary care delivery in Brazil. BMC Health Serv Res [Internet]. 2006.

22. Ibañez N, Rocha JSY, Castro PC, Ribeiro MCSA, Forster AC, Novaes MHD, et al. Avaliação do desempenho da atenção básica no Estado de São Paulo. Ciência e Saúde Coletiva, 2006; 11(3):683-703.

23. Van-Stralen CJ, Belisário SA, van-Stralen TBS, Lima AMD, Massote AW, Oliveira CL. Percepção dos usuários e profissionais de saúde sobre atenção básica: comparação entre unidades com e sem saúde da família na região Centro-Oeste do Brasil. Cadernos de Saúde Pública [Internet], 2008.

24. Pereira MJB, Abrahão-Curvo P, Fortuna CM, Coutinho SS, Queluz MC, Campos LVO, et al. Avaliação das características organizacionais e de desempenho de uma unidade de Atenção Básica à Saúde. Rev Gaúcha Enferm [Internet], 2011.

25. Zils AA, Castro RCL, Oliveira MMC, Harzheim E, Duncan BB. Satisfação dos usuários da rede de Atenção Primária de Porto Alegre. Rev Bras Med Com [Internet], 2009.

26. Brasil. Ministério da Saúde. Secretaria de Atenção à Saúde. Departamento de Atenção Básica. Programa Nacional de Melhoria do Acesso e da Qualidade da Atenção Básica. Portaria 1.654, de 19 de julho de 2011. Brasília, DF: Ministério da Saúde, 2011c.

27. Brasil. Ministério da Saúde. Secretaria de Atenção à Saúde. Departamento de Atenção Básica. Manual instrutivo do PMAQ-AB para as equipes de Atenção Básica. Ministério da Saúde, 2013a.

28. Pinto HA, Sousa A, Florêncio AR. O Programa Nacional de Melhoria do Acesso e da Qualidade da Atenção básica: reflexões sobre o seu desenho e processo de implementação. RECIIS. Revista eletrônica de comunicação, informação e inovação em saúde. Rio de Janeiro, 2012, 6(suppl.2).

29. Fausto MCR, Souza Junior PRB. Nota metodológica sobre a avaliação das equipes de atenção básica e censo das unidades básicas de saúde no âmbito do Programa Nacional de Melhoria do Acesso e da Qualidade da Atenção Básica. Mimeo. Rio de Janeiro, 2013.

30. Lima JG, Giovanella L, Fausto MCR. Bousquat A. Qualidade da atenção básica por tipos de regiões de saúde. Novos Caminhos, N.12. Pesquisa Política, Planejamento e Gestão das Regiões e Redes de Atenção à Saúde no Brasil. Disponível em www.regiaoeredes.com.br (acesso em mar 2017).

31. Brasil. Ministério da Saúde. Secretaria de Atenção à Saúde. Departamento de Atenção Básica. Política nacional de atenção básica / Ministério da Saúde, Secretaria de Atenção à Saúde, Departamento de Atenção à Saúde. – Brasília: Ministério da Saúde, 2006.

32. Conill EM, Fausto MCR, Giovanella L. Contribuições da análise comparada para um marco abrangente na avaliação de sistemas orientados pela atenção primária na América Latina. Revista Brasileira de Saúde Materno Infantil (2010): s14-s27.

Leituras Complementares

- Almeida A, Macinko J. Validação de uma metodologia de avaliação rápida das características organizacionais e do desempenho dos serviços de atenção básica do Sistema Único de Saúde (SUS) em nível local. Brasília: Organização Pan-Americana da Saúde; 2006.
- Brasil. Ministério da Saúde (MS). Secretaria de Atenção à Saúde. Departamento de Atenção Básica. Política Nacional de Atenção Básica. Brasília: MS; 2012
- Brasil. Ministério da Saúde (MS). Secretaria de Atenção em Saúde. Departamento de Atenção Básica. Manual do Instrumento de avaliação da atenção primária à saúde: primary care assessment tool pcatool - Brasil. Brasília: MS; 2010.
- Pinto MEB. Promoção à saúde e atenção primária à saúde em Porto Alegre [tese doutorado].; Porto Alegre: Universidade Federal do Rio Grande do Sul, 2012.
- Harzheim E, Starfield B, Rajmil L, Álvarez-Dardet C, Stein AT. Consistência interna e confiabilidade da versão em português do instrumento de avaliação da atenção primária (PCATool-Brasil) para serviços de saúde infantil. Caderno de Saúde Pública [Internet], 2006.

Análise de Dados Secundários nos Serviços de Saúde

Marcos Drumond Junior

Introdução

Incorporar a avaliação no cotidiano dos serviços de saúde implica buscar permanentemente um julgamento de valor e tomar decisões sobre ações e projetos desenvolvidos numa instituição, e sugere a necessidade de considerar conceitos e métodos de forma flexível para adequá-los às condições que se dão na prática concreta. Apesar da relevância dessa incorporação, a alternância de poder e, consequentemente, das prioridades, a rotatividade de técnicos envolvidos e a burocracia institucional ameaçam a sustentabilidade das iniciativas. Superar os entraves exige um esforço para construir a capacidade de dar respostas oportunas às perguntas dos gestores e técnicos com informações relevantes para o aprimoramento da ação e da tomada de decisão no cotidiano.

Um dos aspectos importantes nessa incorporação é o uso quantitativo de dados secundários, que são aqueles não obtidos por pesquisa direta dos interessados, mas coletados cotidiana ou periodicamente pelas instituições produtoras ou processadoras que os disponibilizam para uso de gestores e técnicos, pesquisadores ou da população geral. No campo da Saúde, existem diversos sistemas de informações permanentes como os que registram mortes, nascimentos, internações e procedimentos ambulatoriais. Os dados secundários de interesse da Saúde também são obtidos por meio de levantamentos feitos com periodicidade fixa ou variável como os censos decenais ou inquéritos anuais realizados por instituições públicas, tais como o IBGE e o Ministério da Saúde.

Rotineiros ou periódicos, os dados são em geral públicos ou de interesse público e disponibilizados por acesso facilitado pela internet ou por solicitações que podem ser tanto das bases de dados como de tabelas com informações agregadas. O Departamento de Informática do SUS (DATASUS) desenvolveu nas últimas décadas uma política de disseminação da informação de grande abrangência temática com acesso aos dados por meio de tabuladores (http://www2.datasus.gov.br/DATASUS/index.php?area=0201). Também o IBGE (Instituto Brasileiro de Geografia e Estatística) disponibiliza dados de censos demográficos e sobre diversos outros temas de interesse da Saúde (http://www.ibge.gov.br/home/) com destaque para as Pesquisas Nacionais de Amostras de Domicílios (PNAD) com foco na saúde realizadas em 1998, 2003 e 2008 e a PNS (Pesquisa Nacional de Saúde) realizada em parceria com o Ministério da Saúde em 2013.

Contexto e conceitos gerais para análise de dados secundários

A construção do Sistema Único de Saúde (SUS) foi a síntese do embate de um conjunto de atores de diferentes origens e interesses em busca de dar resposta à falência econômica, social e ética de um modelo de organização da atenção à saúde centralizado, fragmentado, excludente e, na área hospitalar, com custos crescentes e não controlados. O contexto da época, que culminou na constituição de 1988 e na Lei Orgânica da Saúde de 1990 era de fortalecimento dos direitos de cidadania e do papel e deveres do Estado. Síntese da luta do movimento sanitário e inspirado nos modelos que adotavam políticas de saúde em Estados de Bem-Estar Social como o sistema inglês e canadense, o SUS encontrou resistências nas visões alternativas vindas de interesses dos mercados de planos e convênios de saúde e insumos médico-hospitalares e, especialmente, da cultura e estruturação de uma atenção à saúde tradicionalmente médico-centrada e hospitalocêntrica. Como resultante dos embates, foi produzida uma política de saúde mista, com uma saúde pública de inspiração solidária e inclusiva convivendo num livre mercado concentrador de capitais e com ideias, bens e serviços de organização e inspiração individualista e excludente.

As diretrizes doutrinárias e organizativas do SUS nacional definem desde um primeiro escopo temático inspirador de iniciativas de avaliação até a linha de definição do conteúdo das bases de dados dos sistemas de informações disponíveis. A universalidade, a integralidade e a equidade organizadas pela descentralização com comando único, a regionalização e hierarquização dos serviços e a participação comunitária indicaram o escopo geral do conteúdo necessário nas bases de dados. A organização e gerenciamento dos sistemas de informação tendeu a suprir informações para acompanhar a realização de tais princípios.

Entende-se informação como a construção de um significado, de uma representação da realidade produzida por um sujeito individual ou coletivo interessado, a partir de dados coletados ou disponíveis. Portanto os dados passam por um processo de construção da informação que lhes dê sentido e valor de uso.[1] Essencial nessa construção, a clareza da questão que se pretende abordar orientará a escolha dos dados, dos indicadores e dos métodos.

Na área da Saúde Pública, a epidemiologia tem na sua caixa de ferramentas muitos recursos utilizados na análise de dados, tais como o conhecimento da definição de variáveis e indicadores, da manipulação de bases de dados, da escolha e utilização de métodos para identificação de relações causais ou de associação de variáveis, das técnicas de análise temporal e espacial, além do conhecimento de estatística descritiva e inferencial.

A publicação do artigo seminal de Geofrey Rose em 1985[2] abriu um debate que confronta níveis de abordagem conceitual e metodológica em epidemiologia entre o foco no indivíduo e na população. Fica colocada uma discussão entre estreitamento e alargamento da perspectiva no estabelecimento da causalidade em epidemiologia numa era de genes e fisiopatologia num extremo e o contexto, tal como nas influências do ambiente, da política ou da exclusão social, no outro. A proximal e a distal.

Para a produção de conhecimento sobre a realidade de saúde e de definição das intervenções para abordar problemas de saúde pública, a análise das bases de dados secundários do SUS se encontra especialmente na perspectiva agregada e descritiva, sendo adequados, entretanto, antes para identificar padrões de relações concomitantes do que causas. No entanto, neste objetivo mostram maior proximidade relacional com os coletivos, contextos e ambientes, numa perspectiva distal.

O debate na área da epidemiologia se estende pelas críticas à sua insuficiência de uso na saúde pública com base na hegemonia do enfoque individual da epidemiologia etiológica, dita moderna, na pesquisa e na capacitação apesar da sua insuficiência em produzir conhecimento capaz de transformar as condições de vida e saúde das populações. Várias discussões apontam para a necessidade de revalorizar as abordagens pelo enfoque populacional e aproximar a epidemiologia das práticas de saúde pública voltadas à intervenção.[3,4]

Considerando o papel social da ciência em produzir conhecimento relevante para melhorar a condição de vida das pessoas, pode-se tomar a epidemiologia como ciência básica da Saúde Pública. Gerando conhecimentos sobre agravos, riscos e danos que impedem a produção de saúde e contribuindo na orientação de intervenções. Porém, é longo o caminho entre conhecimento e ação. Nem os poucos fatores identificados e fartamente associados como causais com o câncer tais como o asbesto ou o tabaco foram banidos das sociedades ou impedidos de deslocar seus mercados consumidores para os países chamados "em desenvolvimento".[5] Para produzir mudanças não basta produzir conhecimento, por mais relevante e esclarecedor que este seja.

Contudo, o uso dos dados secundários na avaliação por meio das análises descritivas necessita superar o sobrevoo genérico, introdutório ou protocolar habitual. Os estudos descritivos com dados secundários podem contribuir na avaliação com a caracterização de situações que permitam definir uma linha de base referencial para análises, tais como as de impacto. O monitoramento de indicadores sinalizando desempenhos indesejáveis e acionando aprofundamentos na análise pode contribuir na identificação de aspectos sobre problemas abordáveis com intervenções específicas numa avaliação permanente.

Numa perspectiva mais integrada, tais como em estudos de metodologias híbridas qualitativas-quantitativas[6] e na triangulação de métodos,[7] as análises de dados secundários podem ser realizadas conjuntamente a outras abordagens, seja com dados quantitativos primários, seja utilizando metodologias qualitativas, com o potencial de identificar relações concomitantes entre indicadores que permitam levantar hipóteses e apontar direções a serem aprofundadas (se prévias), seja dialogando com outras metodologias numa articulação em que as abordagens se complementam suprindo suas respectivas lacunas durante todo o processo de realização da avaliação.

Bases de dados disponíveis e suas características

O espectro de temas com bases de dados regulares do SUS é amplo e contempla eventos vitais, morbidade, produção de serviços, estrutura e gestão. O sistema de informações de mortalidade é o mais antigo enquanto sistema nacional com dados desde 1975. O Sistema de Informações de Nascidos Vivos é do início da década de 1990. Desde então são implantados os sistemas de produção e estrutura que abrangem, na produção, internações hospitalares e procedimentos ambulatoriais complementados posteriormente com sistemas próprios com foco na estratégia de saúde da família, no pré-natal, acompanhamento da prevenção, controle e diagnóstico dos cânceres de colo uterino e mama, entre outros. Quanto à estrutura, os dados abrangem estabelecimentos de saúde, equipamentos, profissionais, serviços e leitos.

Os sistemas de morbidade de abrangência nacional foram implantados durante a década de 1990 abrangendo doenças e agravos sujeitos à notificação. Os Registros de Câncer de Base Populacional foram criados a partir de 1968 e os Registros Hospitalares de Câncer começaram a ser implantados após 1998. Estão disponíveis ainda indicadores de saúde utilizados nos processos de planejamento e gestão do SUS, beneficiários e planos da saúde suplementar, além de dados sobre orçamento-finanças e regulação. Existem também dados de todas as variáveis da contagem e da amostra do censo demográfico disponível desde o setor censitário, de estimativas populacionais por sexo e faixa etária, além de pesquisas por amostragem realizadas pelo IBGE sobre temas diversos.

Mais recentemente, o SUS tem realizado e disponibilizado inquéritos domiciliares periódicos tratando de aspectos como fatores de risco (tabagismo, alcoolismo, alimentação e atividade física), morbidade e uso de serviços de saúde. A tendência no registro de dados caminha na direção da implantação dos prontuários eletrônicos que permitiriam um aprimoramento clínico do cuidado e também da gestão, pois possibilitariam relacionar locais de atendimento e residência e datas, possibilitando análises de fluxos e intervalos de tempo nos contatos dos usuários com o serviço.

Se quanto à abrangência os dados secundários disponíveis cobrem um conjunto significativo de temas, não se pode perder de vista que qualquer uso que se faça desses dados exige um conhecimento da lógica de construção/criação da base de dados ou sistema de informação e de suas variáveis componentes. Alguns exemplos mostram a relevância deste conhecimento.

O Sistema de Mortalidade, quando disponibiliza apenas uma causa, utiliza o conceito de causa básica da morte que é a doença que iniciou a sucessão de eventos que levou diretamente à morte ou a circunstância do acidente ou violência que produziu a lesão fatal. E estas são definidas segundo regras de seleção e modificação padronizadas internacionalmente. Sem o conhecimento desses conceitos e regras, pode-se incorrer em equívocos, por exemplo, ao estudar hipertensão arterial que, além de subinformada, é preterida como causa básica da morte em um grande número de situações previstas nas regras de modificação após a seleção da causa, mesmo sendo a afecção inicial. Variações ocorrem ainda quando existem alterações nas orientações sobre uso das regras de seleção e modificação produzindo mudanças muitas vezes artefatuais.

Outro exemplo é quanto ao Sistema de Informações Ambulatoriais que contabiliza procedimentos, e não atendimentos, pois o motivo principal da sua criação foi o faturamento. Desse modo, um atendimento pode gerar mais de um procedimento. Estes são contabilizados pelo número apresentado e pelo número aprovado, que passa por consistências e verificações quanto aos erros e aos tetos de produção e faturamento, o que aponta para valores diversos e que necessitam ser escolhidos segundo o interesse da análise. Já nas Autorizações de Procedimentos de Alta Complexidade, a lógica de registro deixa de ser pelo procedimento isolado e reflete um pacote de intervenções relacionadas a uma sessão de quimioterapia, hemodiálise ou ao período de acompanhamento de um paciente mental grave.

Nas internações hospitalares, no sistema da Autorização de Internação Hospitalar, é preciso compreender que a modalidade de faturamento está relacionada ao pacote de procedimentos realizados durante o período da internação, portanto ao contrário da seleção da causa da morte que busca o início da sequência, neste caso, é valorizado o evento que justifica o procedimento de maior valor que define o montante total pago. Um exemplo é a colocação de um marcapasso numa arritmia cardíaca grave decorrente do agravamento de uma doença cardíaca prévia. O diagnóstico principal da internação deve justificar a colocação do marca-passo, e não informar a origem do problema. Nas internações por lesões decorrentes de causas externas, estas são registradas como diagnóstico secundário, ficando o principal para a lesão que vai justificar a intervenção terapêutica, pois os custos decorrem do tratamento realizado.

Na vigilância são muitos os sistemas que registram os processos de trabalho de controle de vetores, de fiscalização sanitária e de imunização, porém o SINAN (Sistema de Informação dos Agravos de Notificação) é a principal fonte de dados secundários e agrega um grande número de agravos e cada um desses contém dados de sua ficha de investigação específica. As múltiplas variáveis destes bancos trazem informações detalhadas do manejo de casos e suspeitos e o uso desses bancos de dados exige conhecimento dos protocolos de abordagem.

Esses exemplos reforçam a necessidade de conhecer os objetivos de construção dos sistemas existentes para identificar aqueles que podem fornecer dados para produzir informação relevante sobre a questão em análise ou mesmo para orientar a forma de utilizá-los.

Processos de análise de dados secundários

Duas impressões devem ser superadas para potencialização da análise dos dados secundários nos serviços de saúde: a de que sua função se restringe a uma etapa introdutória ou mesmo protocolar nos projetos analíticos nos quais se inserem; e a de que estes não têm qualidade para produzir informação relevante.

Quanto à qualidade, é preciso ter clareza de que o problema existe e deve ser avaliado tanto antes de iniciar a análise como durante o seu processo. Apesar de não haver um monitoramento sistemático das instituições produtoras, existem estudos que informam sobre muitos dos problemas comuns nas bases de dados nacionais utilizando diferentes dimensões de avaliação da qualidade.[8] A publicação Saúde-Brasil produzida anualmente desde 2004 pela Secretaria de Vigilância em Saúde do Ministério da Saúde (SVS/MS) dedica item especial em várias edições às análises de qualidade das bases de dados nacionais, predominantemente de eventos vitais, mas ocasionalmente de outros temas. A descentralização da gestão dos sistemas que coletam e processam os dados mostram diferenças na qualidade dos registros entre locais ou instituições que devem ser conhecidas e consideradas. A existência de sistemas alternativos ou de duplicidades na coleta dos dados pode definir a fonte a ser utilizada segundo o objetivo da análise e a qualidade dos dados disponíveis.

No entanto, é preciso também relativizar os problemas de qualidade segundo o tipo de análise que será realizada. Numa análise temporal, como no monitoramento ou na vigilância, é possível obter conhecimento sobre tendências mesmo com ocorrência de sub-registro. As tendências podem se revelar por variações com relação a patamares prévios desde que a proporção subinformada permaneça constante. Pela mesma razão, é possível encontrar diferenças na magnitude entre locais diversos em situações com problemas de qualidade similares.

É habitual utilizar os dados secundários como fontes para uma descrição panorâmica e superficial de contextos. Tomado esse objetivo e o conjunto de seus usos comuns com indicadores tradicionais nos diagnósticos de saúde, tanto da perspectiva epidemiológica como na descrição da estrutura e desempenho dos serviços ou de um contexto socioeconômico-demográfico geral, as possibilidades são amplas e suficientes. No entanto, se o objetivo for o seu uso em processos de avaliação, é necessário aproximá-los de uma questão, um problema. É nessa perspectiva, de especificação analítica, que eles ampliam seu potencial de utilização.

É preciso que esteja clara a questão que se pretende analisar. Potencializa-se a produção de conhecimento relevante com esses dados em avaliação ao traduzir objetivos em perguntas avaliativas adequadas, assunto tratado em outros capítulos deste livro. Para a análise de dados secundários, aplica-se a mesma necessidade tanto no que diz respeito à questão geral (ou questões) como às perguntas específicas. A construção de hipóteses preliminares potencializa uma boa exploração das bases de dados existentes e aprimora a análise.

Tendo clara a questão, busca-se identificar as bases que fornecem conteúdos relevantes à análise pretendida. Considerando a quantidade de bases existentes, a ampliação da série histórica e sua disponibilização, é preciso definir aquelas que podem contribuir na análise. Essa escolha trata tanto do tema registrado na base, quanto do conteúdo específico e a forma como este é registrado. Importam a lógica de construção segundo seus objetivos, a unidade da base (individual ou agregada), os conceitos das variáveis com destaque para aquelas que trazem informações sobre local e tempo, além dos conteúdos específicos ao tema. Também importam os formatos em que essas variáveis estão nas bases, as tabelas de tradução dos códigos utilizados ou o formato da própria base de dados. Com esses conhecimentos é possível definir as ferramentas adequadas para a manipulação e preparo das bases, sua tabulação e análise.

Tendo claros esses aspectos referidos, pode-se começar o processo de produção da informação por meio de sessões de exploração da base utilizando as ferramentas escolhidas. Tendo as questões em mente, inicia-se a exploração com olhar atento nas concentrações e consistências relevantes preliminares. Ou na falta delas. As quantidades que se destacam pela magnitude, os grupos em que se concentram, as elevações aparentes, as contradições ao esperado, cada aspecto deve ser aprofundado em busca de identificar relações consistentes entre variáveis e padrões de variação. O processo envolve seleções e tabelas com cruzamento de variáveis para potencializar a identificação desses elementos. A construção de um plano de análise prévio ajuda a manter o foco, pois as possibilidades operativas em muitas das bases de dados são grandes.

No entanto não se pode perder de vista que estas quantidades exploradas serão relativizadas em indicadores que podem modificar certas suspeitas. A escolha dos indicadores é um processo que aproxima os dados quantitativos da questão em análise, como mediadores entre o dado bruto e um significado. O indicador é um operador da construção de um significado por delimitar e, assim, distinguir o foco da questão, pergunta ou interesse.

Pode-se considerar dois tipos principais de indicadores. Os que expressam probabilidade de ocorrência e os que destacam relações, parcela entre a parte e o todo de mesma natureza ou razão entre fenômenos de natureza diversa. No caso de indicadores que medem a força da ocorrência/incidência de um fato/evento específico, os denominadores devem ser definidos buscando-se proximidade com uma medida de probabilidade futura ao relacionar eventos ocorridos entre possíveis no passado. A aproximação é necessária porque as condições não são ideais. Com o uso dos dados secundários não é possível ter conhecimento seguro sobre a população que tem probabilidade de adoecer, morrer, procurar um serviço de saúde ou internar, mas recortes ou substituições podem chegar perto deste valor.

Quanto às concentrações que expressam subdivisões do todo em parcelas, deve-se atentar para os demais elementos que estão fora da faixa onde se encontra a informação pretendida. Neste caso, não se trata de probabilidade, mas de distribuições de eventos previamente ocorridos segundo categorias, daí que a variação na proporção da categoria estudada pode refletir uma mudança em outra categoria não analisada. Os indicadores que expressam razões entre fatos/eventos diversos permitem aferir ou acompanhar a variação concomitante temporal entre duas medidas diferentes. Cabe a mesma ressalva de identificar o elemento que explica a variação. Por exemplo, numa razão entre consultas médicas especializadas e consultas básicas crescente no tempo. Esse aumento pode resultar tanto do crescimento das especializadas como da redução das básicas, ou mesmo ambos os processos. É essencial identificar o elemento associado ao padrão encontrado da série, ou seja, a variável ou indicador que se expressa como motivo do padrão.

Outro aspecto importante na análise dos dados secundários é ter em vista que as bases ou os sistemas não foram criados para atender objetivos de perguntas específicas, portanto pode ser necessário utilizar o recurso de aproximações substitutivas para adequar o disponível ao pretendido. Pode-se tomar um fato/evento de maior relevância para informar sobre o grupo ao qual pertence, ou considerar um procedimento anual e unitário como indicativo de um dado de população não disponível ou mesmo selecionar um procedimento típico na abordagem de um determinado agravo como substituto da dimensão desse agravo sobre o qual não existem registros adequados.

Momento essencial na análise é atentar para aspectos que pareçam contraditórios com o padrão esperado na busca de inconsistências ou motivos para o seu registro na base de dados. Como se trata de dados secundários, muitas vezes o padrão observado de uma inconsistência pode revelar uma mudança na orientação de registro que produz uma variação artefatual ou administrativa. Uma boa técnica de verificação é analisar a homogeneidade das inconsistências que as caracterizem como tal. Um exemplo são os ignorados de uma determinada variável que são também ignorados de outras, o que pode caracterizar os casos como atípicos por ausência de dados gerais. No entanto, além da identificação das razões para os problemas, não perder de vista a possibilidade de estar exatamente nas contradições o elemento explicativo essencial. Outro aspecto a considerar é a dimensão da contradição, pois algumas inconsistências de baixo impacto na análise podem ou, até devem, ser desprezadas.

As técnicas estatísticas vão colaborar nestas análises descritivas pelas medidas de tendência central e dispersão que são boas sínteses da distribuição de valores dos dados secundários e ajudam a estabelecer comparações relevantes nas análises. A correlação entre variáveis é outra técnica muito útil e sintética nessas análises.

Dois procedimentos operativos básicos destacam-se na análise dos dados secundários relacionando os indicadores. Um tem como objetivo central a comparação de magnitudes, qualquer que seja o indicador escolhido. Importa detectar diferenças relevantes e/ou significativas. O atributo de comparação pode ser qualquer das variáveis do sistema de informação disponível como sexo, faixa etária, local de residência ou alguma outra especificação desejada e disponível. Nesse procedimento, o objetivo da análise é definir se uma magnitude se destaca numa comparação com outras. Testes de diferenças de médias e de proporções assim como medidas de associação ajudar na construção de raciocínios e decisões. Deve-se cuidar para reduzir interferências nas magnitudes que não decorram da comparação que se pretende fazer. Um exemplo são os indicadores cuja estrutura etária da população interfere nos valores e, portanto, é preciso padronizá-los para uma comparação adequada.

Outro procedimento de análise básico busca captar andamento e é, portanto, focado na análise temporal, na necessidade de identificar tendências relevantes e/ou significativas no padrão de expressão dos indicadores através do tempo. O intervalo pode ser considerado o ano, o mês, o dia, a semana ou outra faixa temporal segundo as características do fenômeno estudado ou do objetivo da análise. Importa identificar situações de ascensão, decréscimo, estabilidade ou variações temporais aleatórias. A análise de regressão linear, que gera uma reta de ajuste, permite estabelecer, com base nos dados existentes, uma faixa de previsão ou a significância de uma tendência após teste da inclinação da reta. Modelos de ajuste mais complexos, considerando tendência, sazonalidade ou elementos externos conjunturais podem ser usados se disponíveis.

É importante não perder de vista que grande parte das bases de dados secundários trata da contabilidade de eventos, e não de amostras, o que dispensa estatísticas de caráter inferencial (ou analítica ou indutiva) para verificar se aqueles valores devem-se ou não ao acaso. Os dados são computados no total dos eventos ou dos atendimentos num determinado serviço ou espaço geográfico.

O processo de raciocínio na análise decorre de contínuas e dinâmicas aproximações e afastamentos entre objetivos e produtos intermediários, generalizações e especificações, separações (análise) e junções (síntese). Não existe uma regra geral e única. O processo vai depender do material empírico disponível e do grau de especificação do objeto. É preciso ajustar métodos com os objetivos. Alguns são mais adequados aos contextos, outros ao individual, específico. É grande o espectro de possibilidades, porém a análise é realizada tendo como horizonte uma síntese interpretativa.

Na análise descritiva de dados secundários, mais do que relações causais, obtêm-se padrões de relações simultâneas concomitantes. Desse modo, muito mais que determinações ou causas, obtêm-se coerências e consistências num processo provisório e temporário de construção de raciocínio. Quando o objetivo é o estabelecimento de relações causais, estas se dão numa perspectiva mais distal, contextual como ocorre nos agregados espaciais ou institucionais e nos contextos socioambientais mais amplos. Nessa perspectiva, as análises temporais e espaciais são boas metodologias a serem utilizadas. Ambas por sua aproximação integral aos objetos.

Conclusões

Os dados secundários podem contribuir na avaliação na área da Saúde e são essenciais na perspectiva da sua incorporação no cotidiano institucional. Alguns fatores sintetizam seu uso nesta perspectiva. Um é a abrangência de temas contemplados e disponibilizados nas suas bases de dados acrescidos de uma ampla gama de variáveis em cada um dos sistemas com muitas alternativas analíticas. A oportunidade da disponibilização das bases de dados do SUS possibilita ainda seu uso em avaliações permanentes.

Outro fator é a necessidade de relativizar os rigores quanto à qualidade da informação produzida com base em dados disponíveis que não são tratados com o cuidado que se poderia ter numa coleta primária. Na análise dos dados secundários, recomenda-se valorizar a coerência, a consistência e as aproximações buscando compensar as perdas de exatidão.

Quanto ao conhecimento produzido com o uso de dados secundários, considera-se que seu ponto forte está na análise descritiva numa perspectiva contextual. O recurso à identificação de relações concomitantes com múltiplas possibilidades de exploração com variáveis agregadas pode gerar informações relevantes tanto numa análise original de contexto como na complementação e validação de análises realizadas por outras abordagens metodológicas avaliativas.

Acrescenta-se a possibilidade de apreensão intuitiva de muitos conhecimentos contextuais que sensibilizam e engajam sujeitos num processo avaliativo cotidiano ou permanente. Muito da experiência vivida reflete-se nos dados que contabilizam fatos ou eventos ocorridos estimulando a participação e o engajamento das equipes nos processos avaliativos.

Em suma, o uso de dados secundário implica a adoção de um grau de imprecisão compensado pelo acesso a amplas possibilidades de produção de conhecimento e influência na tomada de decisão.

Referências Bibliográficas

1. Campos GWS. Saúde pública e saúde coletiva: campo e núcleo de saberes e práticas. Ciência e Saúde Coletiva, 5(2): 219-30, 2000b.
2. Rose G. Sick Individuals and sick populations, Int J Epidemiol, 14:32-8, 1985.
3. Shy CM. The failure of academic epidemiology: whitness for the prosecution. Am J Epidemiol, 145 (6):479-487, 1997.
4. Pearce N. Epidemiology in a changing world: variation, causation and ubiquitous risk factors. Int J Epidemiol, 40:503-513, 2011.
5. Pearce N. Commentary: the rise and rise of corporate epidemiology and the narrowing of epidemiology's vision. Int J Epidem, 36: 713-717, 2007.
6. Tanaka OY. Avaliação da atenção básica em saúde: uma nova proposta. Saúde e Sociedade. v.20 (4): 927-34, 2011.
7. Minayo MCS, Assis SG, Souza ER, organizadoras. Avaliação por triangulação de métodos: abordagem de programas sociais. Rio de Janeiro: Editora Fiocruz, 2005.
8. Risso CAL, Schramm JMA, Coeli CM e Silva MEM. Revisão das dimensões de qualidade dos dados e métodos aplicados na avaliação dos sistemas de informação em saúde. Caderno de Saúde Pública, 25(10): 2095-2109, 2009.

Leituras Complementares

• Tanaka OY, Melo C. Introdução. In: Avaliação de programas de saúde do adolescente: um modo de fazer. São Paulo: EDUSP, 2001.
• Drumond Jr, M. Epidemiologia em serviços de saúde: conceitos, instrumentos e modos de fazer. In: Campos GWS, Bonfim JRA, Minayo MCS, Ackerman M, Drumond Jr M, Carvalho YM. Tratado de saúde coletiva, 2 ed., cap. 14. São Paulo-Rio de janeiro: Editoras Hucitec e Fiocruz, 2013.

Avaliação das Redes Regionais de Atenção à Saúde no SUS

Marília Cristina Prado Louvison

Introdução

A avaliação das redes de atenção à saúde no Sistema Único de Saúde (SUS) é um importante campo de estudo da avaliação de serviços de saúde. Na busca da integralidade, analisa o funcionamento, tanto do ponto de vista do acesso como da qualidade, dos serviços de saúde nas suas várias modalidades, com preocupação especial para os serviços de média e alta complexidade e sua relação com os serviços de atenção básica. A cultura avaliativa é mais relacionada historicamente aos serviços hospitalares com enfoque na qualidade, mas cada vez mais há interesse em analisar a continuidade do cuidado nos vários pontos de atenção da rede. Ampliou-se, assim, a necessidade da avaliação da atenção básica e dos serviços ambulatoriais especializados na medida em que estes foram sendo implementados no SUS.

A organização de redes regionalizadas e integradas no SUS depende de avanços na tomada de decisão para uma gestão e um cuidado compartilhado e pactuado em todos os territórios de saúde, voltados às necessidades das pessoas que ali vivem.[1] A constituição de redes regionais de saúde na organização dos serviços e as políticas de redes temáticas específicas, apesar da lógica burocrática normativa centrada ainda nos serviços, impõem a necessidade de avanços na continuidade e compartilhamento do cuidado. O debate que envolve as redes de atenção passa necessariamente pelo conceito da multiplicidade e da conectividade entre os pontos dessa rede. Pressupõe diferentes arranjos na organização dos serviços que produzam a integralidade da atenção. A construção de linhas de cuidado é de extrema importância para o desenho das redes e permite a organização de processos reguladores. Importante referência para o desenho das redes está na avaliação de tecnologias em saúde e na gestão da clínica entendida como um conjunto de tecnologias de microgestão sanitária que permite a atenção à saúde com foco nos usuários, nos vários serviços de um sistema integrado de saúde. Essa construção tem apoiado o olhar sobre os serviços e os parâmetros e padrões que se têm construído para o processo avaliativo.

Nesse sentido, várias abordagens metodológicas têm sido utilizadas e faz-se necessário sistematizar algumas delas, do ponto de vista da avaliação e informação para a tomada de decisão na gestão e regulação, considerando seus referenciais teóricos e potencialidades de aplicação no cotidiano do SUS. A avaliação das redes de atenção tem como premissa a atenção básica como porta de entrada da rede e propõe habitualmente a utilização de métodos mistos com abordagens quantitativas, baseadas nos bancos de dados existentes, bem como abordagens qualitativas que permitem maior compreensão do significado das relações encontradas nos serviços e na rede.[2] Neste capítulo, abordaremos a análise quantitativa, do ponto de vista das redes de atenção do SUS, e suas potencialidades de análise.

Uso da informação da atenção para a gestão, planejamento, regulação e avaliação e a contribuição da epidemiologia de serviços de saúde

A informação é fundamental para a tomada de decisão na área da saúde e, como sabemos, não se administra o que não se conhece. Contudo, nada conheceremos se não tivermos informações processadas e analisadas cotidianamente. No entanto, os gestores e especialistas estão pouco preparados para trabalhar com as informações em saúde, há uma pletora de informações em constante transformação. Muitas vezes, elas não têm a desagregação e a disponibilidade desejada pela gestão e não há uma cultura analítica de tomada de decisão baseada em informações. A dificuldade no uso da informação está relacionada à falta de cultura no uso da informação para a tomada de decisão, ao distanciamento e desconhecimento dos gestores no uso da informação e o nível de agregação e sua disponibilidade temporal. Os gestores locais, além de apontarem a insuficiência de equipamentos e quadros técnicos,[3] consideram as informações disponíveis defasadas em relação ao tempo da gestão e suas necessidades.

Contudo, reconhece-se o poder da informação e o quanto ela pode ser emancipatória ao ser sistematizada e publicizada para toda a sociedade, ao mesmo tempo que se tem grande preocupação com o conjunto enorme de dados produzidos pelo setor da Saúde e o uso que se tem dado a ele. Hoje há forte interesse do mercado em dados de uso de serviços e é preciso garantir que a gestão e disponibilização das informações em saúde tenham política amplamente partilhada com a sociedade e que se garanta transparência e segurança no sentido de atender aos interesses coletivos da sociedade.

Quatro eixos têm sido produzidos na construção de políticas de informação em saúde: o uso das informações no setor; a tecnologia da informação; a qualidade da informação; e a questão ética relacionada à informação em saúde.[4] A Política Nacional de Informação e Informática em Saúde (PNIIS), instituída pela Portaria 589 de 2015, foi constituída a partir de diretrizes relacionadas à Política de Governo Eletrônico Brasileiro (e-Gov), à estratégia de e-Saúde para o Brasil, as relacionadas à Gestão da Política Nacional de Informação e Informática em Saúde e as relacionadas à formação permanente de pessoal para o SUS na área de informação e informática em saúde. Muito se avançou, mas muito ainda é preciso avançar nesse sentido. Os objetivos dos Sistemas de Informação em Saúde são o de organizar a produção de informações compatíveis com as necessidades dos diferentes níveis, garantindo uma avaliação permanente das ações executadas e do impacto destas sobre a situação de saúde. Nesse sentido, deve ainda assessorar o desenvolvimento de sistemas voltados para as especificidades das diferentes unidades operacionais dos sistemas de saúde e contribuir para o desenvolvimento dos profissionais de saúde para a construção de uma consciência sanitária coletiva, como base para ampliar o exercício do controle social e da cidadania e para resgatar uma relação mais humana entre a instituição e o cidadão. Os sistemas de informação da atenção à saúde se organizam em função dos serviços de saúde e são influenciados pela estruturação do sistema de saúde como um todo. Têm como principais objetivos a análise da situação de saúde no nível local no sentido de contribuir com a identificação de necessidades que considerem as condições de vida da população e suas vulnerabilidades. Nesse contexto, o nível local tem uma responsabilidade não só com a alimentação dos sistemas de informação em saúde, mas também com sua organização e gestão que permite o uso da informação para a tomada de decisão.[5]

No entanto, o nível local e cada serviço de saúde é muito mobilizado para a captação dessa informação, pois só ele pode qualificar os registros e garantir a alimentação dos bancos de dados e isso, muitas vezes, não é suficiente para que se coloquem como protagonistas da gestão da informação local. A gestão dos sistemas de informação prioriza a centralização normativa, fundamental para a existência de um sistema de base nacional, assim como a disponibilização dos dados com finalidades de análises mais globais, mas que não contribui com os processos de planejamento territorial local, pois não produz sentido e valor de uso local.

Muitas vezes, para problemas locais específicos, criam-se planilhas que ajudam a monitorá-los, para além do registro habitual que já se faz do processo de trabalho da atenção à saúde no cotidiano.

Os inquéritos de saúde produzidos rotineiramente em função de necessidades específicas, tanto os de base populacional como os realizados nos serviços de saúde e os registros de doenças específicas como o câncer e a doença renal crônica terminal, muito relacionados à possibilidade de captação dessa informação nos serviços hospitalares e de alta complexidade, contribuem com as análises e a produção de indicadores relacionados.

De todo modo, temos muitos dados secundários que precisam ser organizados e sistematizados em indicadores, parâmetros, painéis e observatórios no sentido de ampliar sua capacidade de traduzir uma realidade e apoiar sua transformação.

Os sistemas de saúde no Brasil estão organizados em grandes bancos de dados nacionais relacionados às estatísticas vitais produzidas pelo IBGE, as estatísticas de vigilância epidemiológica de ocorrência de doenças, nascimento e morte e das estatísticas produzidas nos serviços ambulatoriais e hospitalares.[6] Temos, no Brasil, bons sistemas que dão conta da diversidade das informações e permitem análises de situação de saúde e monitoramento em tempo real de grande parte das informações. Os sistemas demográficos de nascimento e mortalidade se aperfeiçoaram muito ao longo do tempo e os sistemas de produção de serviços vêm avançando no sentido de se alinhar a padrões internacionais.

O uso da epidemiologia em serviços de saúde tem contribuído muito para esse processo e parte do pressuposto de que a informação é vital para o cotidiano dos serviços. A epidemiologia pode contribuir para o planejamento e avaliação das ações de saúde e instrumentalizar os gestores para o monitoramento do impacto das políticas públicas na redução das desigualdades.[7] Muitas vezes, o escopo da chamada epidemiologia de serviços de saúde se confunde com as ações de vigilância epidemiológica das infecções hospitalares ou com a epidemiologia clínica na produção de evidências, mas, muito para além disso, tem potencial de utilização que avança no processo analítico. A epidemiologia, na perspectiva dos serviços de saúde, apresenta quatro grandes campos de utilização como a análise da situação de saúde, a vigilância epidemiológica, os estudos de determinação e a avaliação de serviços, programas e tecnologias, sendo este último, mesmo com a ampliação da informatização na área da saúde, pouco utilizado no cotidiano dos serviços.[8] A epidemiologia de serviços tem grande contribuição na avaliação de serviços de saúde, de intervenções e outros procedimentos, além do monitoramento de eventos nas populações e análises de desigualdades que apoiem as tomadas de decisão pelos gestores. Também apoia o planejamento, organização e gestão dos serviços de saúde e busca medir o impacto dos serviços para assegurar universalidade, equidade e integralidade das ações de saúde, diminuindo a morbimortalidade e melhorando a qualidade de vida da população.[9]

Os sistemas de informação de atenção à saúde e os indicadores para monitoramento e avaliação de serviços de saúde

A fragmentação dos sistemas de informação reflete a fragmentação do sistema de saúde e acaba servindo pontualmente a alguns interessados, mas não se conseguiu ainda produzir diálogo com a sociedade, com a mídia e nem com grande parte dos gestores e trabalhadores no sentido de integrar e valorizar a potência de informações mais articuladas e integradas. A visão atual, muitas vezes, ainda é mais do trabalho que dá para registrar e coletar a informação, do que exatamente o que se tem feito com ela, tanto do ponto de vista da organização como de sua disponibilização, análise e uso.

Os Sistemas de Informação Gerenciais (SIG) dos serviços de saúde e, em particular, dos serviços hospitalares, permite a coleta, organização e disponibilização dos dados clínicos e assistenciais de forma que se alinhe à necessidade de quem usa e, muito frequentemente, têm usos voltados a interesses muito específicos, distanciados da chamada gestão da clínica. O dado se transforma em informação, que se transforma em conhecimento na medida que se estabeleça uma política que se ocupe disso e que esteja voltada à produção de melhorias permanentes no processo assistencial. Os problemas existentes na organização e disponibilização das informações dos sistemas de atenção à saúde têm dificultado seu uso e precisam ser superados ao longo do tempo e no cotidiano dos serviços.

Três sistemas de informação são bastante utilizados para a análise de dados secundários da produção de serviços de saúde: O Cadastro de Estabelecimentos de Saúde (CNES); o Sistema de Informações Ambulatoriais (SIA); e o Sistema de Informações Hospitalares (SIH). O CNES apresenta dados universais de todos os estabelecimentos de saúde do País com tabulações possíveis em seu site e avança para um amplo conhecimento não só da estrutura física e complexidade, mas também com relação aos recursos humanos, identificados em detalhes em cada serviço de saúde. Possibilita análises específicas e construção de indicadores de cobertura de recursos de saúde como leitos por habitante, médicos por habitantes, entre outros. Possibilita ainda a análise de comparação entre a capacidade instalada do SUS e da não SUS e sua evolução no tempo.

As análises das informações ambulatoriais são pouco utilizadas para avaliações de serviços de saúde, pois são pouco qualitativas do ponto de vista epidemiológico, no entanto, podem indicar a dimensão e tendência da utilização dos serviços e, nesse sentido, contribuir com as análises de acesso às redes de atenção, identificando problemas na organização da oferta e desempenho do SUS.[10] A ampliação de dados mais qualitativos em sistemas acoplados ao SIA, como os da Autorização de Procedimento de Alta Complexidade (Apac) de Oncologia e Terapia Renal Substitutiva, permite-nos a análise de dados epidemiológicos mais detalhados, mas ainda são muito pouco utilizados com esse objetivo. Um indicador que pode ser utilizado na avaliação da qualidade da atenção das condições crônicas cardiovasculares poderia ser, por exemplo, o da prevalência de pacientes que realizam procedimentos dialíticos.[11] Cada um dos sistemas serviu ao que se propôs inicialmente, sendo que tanto o SIH como o SIA nascem com a lógica de faturamento, ou seja, registrar para pagar. O SIH estava desde seu início relacionado com o pagamento e controle de procedimentos pelo INAMPS aos prestadores de serviços hospitalares privados contratados e o SIA voltado ao registro e remuneração do volume dos serviços públicos ambulatoriais produzidos, ambos com movimentos desde o final da década de 1970 e instituídos no início dos anos 1990. No entanto, é importante considerar que, ao longo do tempo, ambos foram evoluindo para além dessa finalidade e incorporando a necessidade de gestores no sentido da análise da situação de saúde e do impacto na produção de serviços no SUS.

Apesar da importância de sua publicização e ampla divulgação pelo DATASUS, os dados do SIH, por exemplo, embora sejam integralmente individualizados e permitirem análises de morbidade, sempre terão a limitação de se referirem apenas à produção de internações da rede pública, ou seja, no SUS. As internações da rede privada atualmente captadas ainda são muito restritas, pouco disponíveis e limitadas às dificuldades da obtenção da informação desses serviços.

Além disso, as internações hospitalares registradas no SIH têm, com frequência, regras que indicam a necessidade de altas administrativas como os casos de internações de longa duração de faturamento mensal por diárias ou a reinternação por reoperação. Refletem lógicas que não conseguiram avançar para as necessidades da visão epidemiológica de um sistema de informação da atenção, para além de um sistema de produção de serviços para pagamento. Mesmo considerando o avanço dos processos de contratualização por orçamento global e movimentos para enfrentar a lógica de pagamento por procedimento, pouco se tem avançado para isso, o que por um lado reflete e, por outro, impacta no processo de fragmentação do cuidado. Os indicadores de média de permanência hospitalar do SIH devem ser, portanto, considerados com essa limitação e não serão iguais aos indicadores captados por sistemas locais dos serviços de saúde.

Uma outra importante limitação é que o SIH não consegue identificar com facilidade as reinternações, ou seja, as internações da mesma pessoa, pois o cartão SUS ainda não é utilizado em sua totalidade e o sistema não tem a lógica de rastreabilidade por paciente, o que é possível apenas em sistemas de gerenciamento e controle local do SIH (SIHD – Sistema de Internação Hospitalar Descentralizado). A ampla divulgado dos dados pelo DATASUS, considerando a importância do sigilo da informação, tem a preocupação de eliminar os identificadores como nome, cartão SUS e endereço ao disponibilizar o banco do SIH com os dados consolidados de AIH reduzidas. O indicador de taxa de reinternação com menos de 30 dias tem contribuído tanto com a análise da qualidade hospitalar no sentido de altas precoces ou não seguras de casos mais graves como na capacidade do sistema produzir cuidado em rede que amplie as possibilidades de permanecer em atenção ambulatorial mais territorializada e comunitária em relação aos casos de menor gravidade. Só é possível a sua identificação em sistemas e não permite uma análise mais global e comparada.[6]

O indicador de **taxa de internação** do SIH estará, portanto, sempre se referindo às internações apenas no SUS, e não uma adequação e tendência populacional ao uso deste tipo de serviço. Além disso, pode ter variações em função da cobertura de planos privados em cada território e ainda da qualidade destes e do SUS em absorver ou não essa demanda. Importante considerar que a utilização dos serviços de saúde, no Brasil, tem frágil regulação público-privada e é muito influenciada pelos interesses do mercado em vender e efetivamente ofertar serviços conforme a necessidade e demanda da população que os consome. Considera-se sempre a necessidade, para efeitos de planejamento e avaliação, de realizar ajustes para a população não coberta por planos privados. Para considerar a ampla utilização do SUS por parte de toda a população e a premissa constitucional da universalidade do sistema, recomenda-se evitar o uso do termo população SUS-dependente ou que usa exclusivamente o SUS.

As informações dos atendimentos dos pacientes realizados pelo setor privado, financiado com recursos de fontes externas ao SUS, por pessoas físicas ou jurídicas, de direito público ou privado, são registradas e captadas pela Comunicação de Informação Hospitalar e Ambulatorial (CIHA).

A CIH foi criada em 1999 (Portaria GM/MS nº 221) e ampliada para a inclusão de procedimentos ambulatoriais, passando a se chamar Comunicação de Informação Hospitalar e Ambulatorial (CIHA) em 2011 (Portaria GM/MS Nº 1.171/2011). Tem a finalidade de ampliar o processo de planejamento, programação, controle, avaliação, monitoramento, regulação e auditoria da atenção à saúde e permite um conhecimento mais aprofundado do perfil epidemiológico da população brasileira, como um todo, e da produção de serviços do conjunto de estabelecimentos de saúde do país.

No site do DATASUS estão disponíveis algumas bases do CIH para serem utilizadas com o Tabwin, ainda com grande fragilidade na sua completude. Os dados mais recentes desde a implantação da CIHA ainda não estão disponíveis no Tabnet do DATASUS e no da ANS, o que dificulta sua utilização e análise. O Tabnet da ANS (http://www.ans.gov.br/anstabnet/) e a sala de situação da ANS (http://www.ans.gov.br/perfil-do-setor/dados-e-indicadores-do-setor/sala--de-situacao) disponibilizam a evolução do número de beneficiários por operadoras, da situação dos planos, as taxas de cobertura e os atendimentos de beneficiários no SUS identificados pelo sistema de ressarcimento das operadoras, mas não foram localizados dados disponíveis referentes aos indicadores de qualidade assistencial e de morbidade. As regiões metropolitanas e cidades maiores com maior número de beneficiários podem utilizar com maior interesse essas informações da saúde suplementar, no entanto persiste a dificuldade de análises do processo assistencial e clínico, menos fragmentado do ponto de vista da necessidade territorial como um todo, para planejamento e intervenção voltados à integralidade do sistema.

O processo de inovação dos bancos de dados da produção encontra-se em grande transformação com a indicação da organização de um CMD (Conjunto Mínimo de Dados) definido pela Resolução CIT nº 6 de 2016, que compõe o Registro Eletrônico de Saúde (RES) e integra o Sistema Nacional de Informação em Saúde (SNIS). Relaciona dados administrativos da gestão de recursos dos estabelecimentos de saúde que prestam assistência, tais como humanos, materiais ou financeiros, dados clínico-administrativos relacionados com a gestão dos pacientes, enquanto usuários dos estabelecimentos de saúde e ainda dados clínicos relacionados ao estado de saúde ou doença dos indivíduos, expressos em diagnósticos, procedimentos e tratamentos realizados. O CMD substituirá um total de nove sistemas de informação atuais relacionados ao SIA e SIH: Boletim de Produção Ambulatorial (BPA/SIA), Autorização de Procedimento Ambulatorial (APAC/SIA), Registro das Ações Ambulatoriais de Saúde (RAAS/SIA), Autorização de Internação Hospitalar (SISAIH01/SIH), Sistema de Informação Ambulatorial (SIA), Sistema de Informação Hospitalar (SIH), Coleta da Comunicação de Informação Hospitalar e Ambulatorial (CIHA01), Processamento da Comunicação de Informação Hospitalar e Ambulatorial (CIHA02) e Sistema de Regulação, Controle e Avaliação (SISRCA).

São condições necessárias para a qualidade da informação que produza indicadores para a gestão da atenção à saúde, a cultura de valorização da informação clínica, administrativa e de pesquisa, o compartilhamento da informação e os adequados registros clínicos, estatísticas hospitalares e sistemas de informações hospitalares.[12]

O prontuário eletrônico envolve um conjunto de informações compartilhadas entre serviços e usuários que dependem da importância que ambos dão a elas. Tem uma questão importante relacionada ao sigilo das informações clínicas que deve ser sempre considerada pois, ao mesmo tempo que é necessário responder à disponibilidade e à sua rastreabilidade, é fundamental proteger a informação cujas guarda e responsabilidade são compartilhadas entre o usuário, o profissional e o estabelecimento.

A confiabilidade da informação, por sua vez, está fortemente relacionada à dificuldade que o profissional de saúde tem de identificar o registro como parte do seu processo de trabalho e também que possa permitir o compartilhamento e a continuidade do cuidado. O profissional de saúde, frequentemente, não valoriza o registro do processo assistencial e, nesse sentido, não o vislumbra como possibilidade de melhoria do seu processo de trabalho específico ou até mesmo da instituição como um todo, identificando-o como um instrumento de controle e gerenciamento. Práticas normativas gerenciais no trato com a informação contribuíram para piorar essa situação.

O Brasil tem hoje uma política de informação em fase de implantação que avança no processo de informatização de toda a rede, no estabelecimento de padrões e conjuntos mínimos de dados que enfrentem a fragmentação dos sistemas, na disponibilização da informação ao usuário com a implantação do cartão SUS e sistemas de prontuário eletrônico compartilhados, na construção de sistemas interligados em redes como tem sido organizado no E SUS, no aperfeiçoamento dos sistemas de nascimento e morbimortalidade, bem como na produção de inquéritos populacionais que contribuam com conhecimentos específicos e sobre o uso e acesso aos serviços de saúde. Assim, é necessário avançar na cultura de uso e análise das informações em saúde que permitam a tomada de decisão e o monitoramento das ações e serviços de saúde e, acima de tudo, não sejam organizadas como sistemas de controle, mas sistemas de produção de conhecimento e de tomada de decisão.

Avaliação da qualidade dos serviços de saúde e os indicadores das redes de atenção à saúde

Para avaliar a qualidade da assistência é necessário traduzir os conceitos e definições gerais, da melhor maneira, em critérios operacionais, parâmetros e indicadores, validados e calibrados pelos atributos da estrutura, processo e resultados. Segundo Donabedian, o "propósito dos sistemas de atenção à saúde, em seu núcleo e por meio de inúmeras partes, é proporcionar o mais alto nível de qualidade ao menor custo, de maneira mais equitativa, ao maior número de pessoas". São considerados por ele sete pilares da qualidade:

- Eficácia – habilidade da ciência médica em oferecer melhorias na saúde e no bem-estar dos indivíduos;
- Efetividade – relação entre o benefício real oferecido pelo sistema de saúde ou assistência e o resultado potencial, representado esquematicamente por uma fração, em que os estudos epidemiológicos e clínicos oferecem as informações e resultados para obter a resultante dessa relação;
- Eficiência – relação entre o benefício oferecido pelo sistema de saúde ou assistência médica e seu custo econômico, representado pela equação Eficiência = Melhoria gerada pelo sistema oferecido/Custo econômico desse sistema;
- Otimização – estabelecimento do ponto de equilíbrio relativo, em que o benefício é elevado ao máximo em relação ao seu custo econômico. Em termos gráficos, é o ponto de estabilização da curva de benefícios. Em outros termos, segundo Donabedian (1990), é a tentativa de evitar benefícios marginais a custos inaceitáveis, ou é a relação entre as necessidades reais de saúde (comprováveis epidemiologicamente) e o atendimento destas pelo sistema de saúde;
- Aceitabilidade – adaptação dos cuidados médicos e da assistência à saúde às expectativas, aos desejos e valores dos pacientes e suas famílias. Esse atributo é composto por cinco conceitos: acessibilidade, relação médico-paciente, amenidades, preferências do paciente quanto aos efeitos da assistência, preferências do paciente quanto aos custos da assistência;
- Legitimidade – possibilidade de adaptar satisfatoriamente um serviço à comunidade ou à sociedade como um todo. Implica conformidade individual, satisfação e bem-estar da coletividade;
- Equidade – determinação da adequada e justa distribuição dos serviços e benefícios para todos os membros da comunidade, população ou sociedade.

Os processos de avaliação dos serviços de saúde podem ser internos ou externos. A habilitação pela vigilância sanitária, o credenciamento, a categorização como amigo da criança são exemplos da avaliação interna. Os Prêmios de Qualidade da Gestão e a acreditação são exemplos de avaliação externa. A acreditação é um procedimento de avaliação sistêmica da qualidade que procura abranger os aspectos de estrutura, processo e resultados. É voluntária, confidencial, periódica, baseada em padrões previamente conhecidos e executada por uma entidade independente em relação ao estabelecimento avaliado. Os processos existentes estão muito baseados no processo iniciado em 1919, quando o Colégio de Cirurgiões adota o "Padrão Mínimo", um conjunto de cinco padrões oficiais para a prestação de cuidados hospitalares, que incluíam a necessidade de existência de um corpo clínico licenciado, de caráter e com ética profissional, a exigência do registro de todos os atendimentos e a existência de instalações adequadas para o diagnóstico e o tratamento.

Dois importantes exemplos de programas de avaliação desenvolvidos pelo Ministério da Saúde baseados em padrões de qualidade são o Programa Nacional de Melhoria do Acesso e da Qualidade da Atenção Básica – PMAQ e o Programa Nacional de Avalição dos Serviços de Saúde – PNASS. O PMAQ foi instituído em 2011 com o objetivo de induzir a ampliação do acesso e a melhoria da qualidade da atenção básica de maneira a permitir maior transparência e efetividade das ações governamentais direcionadas à atenção básica em saúde. O Programa Nacional de Avaliação de Serviços de Saúde (PNASS) originou-se do Programa Nacional de Avaliação dos Serviços Hospitalares (PNASH), desenvolvido a partir de 1998, e tem objetivo de avaliar a totalidade dos estabelecimentos de atenção especializada em saúde, ambulatoriais e hospitalares, contemplados com recursos financeiros provenientes de programas, políticas e incentivos do Ministério da Saúde, quanto às seguintes dimensões: estrutura, processo, resultado, produção do cuidado, gerenciamento de risco e a satisfação dos usuários em relação ao atendimento recebido.[13]

A reflexão sobre como avaliar redes de saúde do ponto de vista da atenção nos ajuda a pensar como isso também possibilita avaliar os sistemas de saúde, considerando os princípios de universalidade, equidade e, particularmente, da integralidade do SUS e da lógica de organização de serviços em redes de atenção para produzir um cuidado integral. Isso se aproxima das necessidades de saúde da população? Indica um avanço no cumprimento dos pactos intergestores? Demonstra um melhor desempenho da atenção básica e do sistema como um todo? A produção de serviços contribui com a melhoria das condições de vida da população? Reduz desigualdades?

Várias dessas inquietações têm sido analisadas no âmbito da gestão do SUS utilizando indicadores que considerem a relação entre os serviços de saúde na rede de atenção. Um bom exemplo, bastante utilizado atualmente em vários tipos de análise e em processos de pactuação é o indicador de Internações por Condições Sensíveis à Atenção Básica (ICSAB) que analisa a proporção de internações por causas passíveis de intervenções na atenção básica como importante contribuição para a análise do sistema de saúde como um todo.

Uma matriz analítica foi produzida por um conjunto de pesquisadores (www.proadess.cict.fiocruz.br) para auxiliar na compreensão de quais são e como se inter-relacionam os fatores que influenciam a eficiência, a efetividade e a equidade no desempenho do SUS; melhorias na formulação de políticas, além do monitoramento das desigualdades no acesso e na qualidade dos serviços recebidos pelos diferentes grupos sociais no Brasil. A matriz indica o contexto político, social e econômico em que seriam identificados os determinantes de saúde associados aos problemas de saúde tidos como prioritários, evitáveis e passíveis de intervenção. A caracterização desses problemas de saúde em termos de morbidade, mortalidade, limitação de atividade física e qualidade de vida associada permitiria conhecer a magnitude dos problemas e sua expressão em diferentes regiões geográficas e grupos sociais. Esse perfil de morbimortalidade, ao expressar as necessidades de saúde, orientaria a definição de elementos da estrutura do sistema de saúde que, por sua vez, condicionaria as possibilidades de melhor ou pior desempenho do sistema de saúde. O monitoramento e avaliação do desempenho do SUS é uma função importante para indicar necessidades de melhoria dos mecanismos de regulação das relações intergestoras e com relação aos serviços público e privados.

A figura a seguir sintetiza proposta de avaliação de desempenho do Sistema Único de Saúde, do Proadess – Comunicação e Informação Científica e Tecnológica em Saúde (CICT) – Fiocruz.[14] Foi baseado nesse modelo que, em 2012, o Ministério da Saúde desenvolveu o Índice de Desenvolvimento do SUS (IDSUS), utilizando informações estratégicas sobre o desempenho do SUS para apoiar os estados e municípios na melhoria de seus indicadores de saúde. É uma síntese de 24 indicadores que atribui uma nota (grau) de 0 a 10 para estados e municípios, relacionados aos temas de cobertura (acesso potencial ou obtido) com 14 indicadores, e efetividade (resultados esperados) do SUS, com 10 indicadores. Os indicadores de cobertura foram definidos em três áreas assistenciais (atenção básica, atenção ambulatorial e hospitalar de média complexidade e atenção ambulatorial e hospitalar de alta complexidade), enquanto os indicadores de efetividade levaram em consideração a atenção básica e a atenção ambulatorial e hospitalar de média e alta complexidade em conjunto (Quadro 11.1).

Quadro 11.1 – Contexto político, social, econômico e a conformação do sistema de saúde

Contexto Político, Social, Econômico e a Conformação do Sistema de Saúde

Determinantes de saúde	Os fatores determinantes da saúde impactam igualmente todos os grupos sociais?
Condições de saúde da população	Qual o estado de saúde dos brasileiros? Como varia o estado de saúde da população brasileira entre as áreas geográficas e os grupos sociais?
Estrutura do sistema de saúde	A estrutura do sistema de saúde é adequada ao bom desempenho do sistema de saúde?
Desempenho do sistema de saúde	O sistema está prestando serviços de boa qualidade? O desempenho do sistema de saúde varia entre as áreas geográficas e grupos sociais? Quais são as oportunidades para melhorar o desempenho do sistema de saúde e a saúde da população? O desempenho do sistema de saúde está de acordo com os princípios definidos na lei? Qual a contribuição do sistema de saúde para a melhoria da saúde das pessoas?

Por fim, cabe considerar que tudo que é produzido e analisado no ambiente acadêmico e de pesquisa muito pouco, frequentemente, é compartilhado e utilizado pela gestão local, traduzindo-se em um importante desafio para as áreas de ensino, pesquisa e extensão das universidades, em particular as públicas. Além disso, hoje os processos avaliativos são bastante induzidos pelas necessidades e desejos das políticas implantadas, em vez de inovarem para além do que já está sendo produzido, construindo pouco conhecimento e inovação que ajudem a enfrentar e resolver os problemas de saúde e da organização da atenção à saúde. O lugar ocupado historicamente pelo planejamento em si e, hoje, pela avaliação precisa ceder à efetiva produção de políticas amparada pela participação da sociedade que contribua com o desempenho dos sistemas de saúde que promovam a redução das desigualdades em saúde e a melhoria das condições de vida e saúde.

As pesquisas avaliativas produzidas no âmbito da pesquisa e as avaliações geradas no âmbito da gestão podem impactar de maneira importante a produção de políticas públicas. No entanto, pergunta-se: e o cidadão? Quando passaremos a incluir efetivamente o cidadão ou, ao menos, o usuário de serviços de saúde como protagonista do processo avaliativo? Esse é outro importante desafio.

Chegar mais perto da necessidade das pessoas e da singularidade do território, olhar para as várias dimensões da vulnerabilidade e incluir a sua percepção e expectativa no que acha razoável, por exemplo, do ponto de vista da espera para acessar algum serviço, de muitas vezes não ser razoável precisar ir várias vezes aos serviços para resolver seu problema ou enfrentar a falta de vacinas e de remédios, do que para ele tem maior significado do ponto de vista da humanização e da qualidade, entre tantas outras questões muito além do que eventualmente entendemos como um bom desempenho de um serviço ou um sistema de saúde.

É preciso construir essa cultura tanto disponibilizando informação de modo que produza sentido para quem a poderia usar, como, cada vez mais, aperfeiçoando os sistemas para que forneçam uma informação com uma ética emancipatória da sociedade e que atuem no fortalecimento da participação social. É fundamental aproximar-nos da reflexão a que a epidemiologia crítica de Breih[15] nos convida para a reconstrução de paradigmas que resgatem a riqueza do conhecimento produzido pela epidemiologia tradicional, pela ciência e pelo saber popular. Epidemiologia para quê? Informação para quê? Saúde pública para quê? Política e gestão para quê?

A política e gestão, como campo do conhecimento e base da saúde coletiva brasileira, têm uma importante responsabilidade na construção de outros olhares e lugares para a gestão, planejamento, regulação, informação e avaliação de sistemas e serviços de saúde. Os sistemas de informação da atenção devem continuar como cenário da nossa produção de conhecimento na área e, em particular, na produção de sentidos para alunos de graduação em saúde pública e saúde coletiva em contribuir com o sistema e os serviços de saúde no Brasil.

A reflexão deste capítulo se insere na importância e necessidade dessa temática para novos e velhos sanitaristas, nem sempre pesquisadores, avaliadores e reguladores, mas sempre cidadãos de direito e defensores da Saúde como uma importante política democrática de direito do nosso país e a transparência da informação como responsabilidade ética e emancipatória da sociedade.

Referências Bibliográficas

1. Silva SF da. Organização de redes regionalizadas e integradas de atenção à saúde: desafios do Sistema Único de Saúde (Brasil). Ciênc. Saúde Coletiva. Rio de Janeiro, v. 16, n. 6, p. 2753-2762, jun 2011.
2. Tanaka, O Y. Avaliação da atenção básica em saúde: uma nova proposta. Soc Saúde. São Paulo, v. 20, n. 4, p. 927-934, dez 2011.
3. Cohn A, Westphal MF, Elias PE. Informação e decisão política em saúde. Rev. Saúde Pública, São Paulo, v. 39, n. 1, p. 114-121, jan 2005.
4. Moraes IHS de, Santos SRFR dos. Informações para a gestão do SUS: necessidades e perspectivas. Inf. Epidemiol. SUS, Brasília, v. 10, n. 1, p. 49-56, mar. 2001.
5. Brasil. Ministério da Saúde. Secretaria de Atenção à Saúde. Departamento de Regulação, Avaliação e Controle. Sistemas de Informação da Atenção à Saúde: Contextos Históricos, Avanços e Perspectivas no SUS/Organização Pan-Americana da Saúde – Brasília, 2015.
6. Viacava F. Informações em saúde: a importância dos inquéritos populacionais. Ciência e Saúde Coletiva; 7: p. 607-622, 2002.
7. Drumond Jr M. Epidemiologia em serviços de saúde: conceitos, instrumentos e modos de fazer. In: Campos GW, Minayo MC, Akerman M, Drumond JM, Carvalho YM. Tratado de saúde coletiva. Editora Hucitec, 2012.
8. Goldbaum M. Epidemiologia e serviços de saúde. Cad. Saúde Pública, Rio de Janeiro, v. 12, supl. 2, p. S95-S98, 1996.
9. Meneghel SN. Epidemiologia: exercícios indisciplinados. Porto Alegre: Editora Rede Unida, 2015.
10. Tanaka OY, Drumond Jr M. Análise descritiva da utilização de serviços ambulatoriais no Sistema Único de Saúde segundo o porte do município, São Paulo, 2000 a 2007. Epidemiol. Serv. Saúde, Brasília, 19(4):355-366, out-dez 2010.
11. Louvison MCP, Cecilio MAM, Osiano VLLR, Portas SLC, Sesso R. Prevalência de pacientes em terapia renal substitutiva no Estado de São Paulo. Bepa 2011;8(95):23-42.
12. Schout D, Novaes HMD. Do registro ao indicador: gestão da produção da informação assistencial nos hospitais. Ciênc. Saúde Coletiva, Rio de Janeiro, v. 12, n. 4, p. 935-944, ago 2007.
13. Brasil. Ministério da Saúde. Secretaria de Atenção à Saúde. Departamento de Regulação, Avaliação e Controle de Sistemas. Curso básico de regulação, controle, avaliação e auditoria no SUS/Ministério da Saúde. Secretaria

de Atenção à Saúde. Departamento de Regulação, Avaliação e Controle de Sistemas; Secretaria de Gestão Estratégica e Participativa. Departamento Nacional de Auditoria do SUS. 2 ed. Brasília: Ministério da Saúde, 2011.

14. Viacava F, Ugá MAD, Porto S, Laguardia J, Moreira RS. Avaliação de desempenho de sistemas de saúde: um modelo de análise. Ciênc. Saúde Coletiva, Rio de Janeiro, v. 17, n. 4, p. 921-934, abril de 2012.

15. Epidemiologia crítica: Ciência emancipadora e interculturalidade. Breilh J. Rio de Janeiro: Editora Fiocruz; 2006. 317 pp.

Avaliação de Implantação de Programas Nacionais

Oswaldo Yoshimi Tanaka
Edith Lauridsen Ribeiro

Introdução

A avaliação de programas de âmbito nacional ganhou maior relevância na medida em que a Constituição de 1988 estabeleceu o sistema universal da atenção à saúde como direito do cidadão e dever do Estado. Esse objetivo, a ser alcançado por meio dos princípios de universalidade, integralidade e equidade, tem exigido que as estratégias utilizadas pelos distintos gestores do Sistema Único de Saúde (SUS), tanto do nível federal como dos estadual ou municipal, sejam continuamente monitoradas e avaliadas para que os programas atinjam os objetivos propostos de maneira a mais fiel possível, tendo em vista os distintos contextos socioeconômicos e oferta de serviços existentes.

Tendo em vista a complexidade do processo de cuidado em saúde e a diversidade de expectativa dos usuários quanto aos resultados esperados da oferta de ações e serviços, é importante que a avaliação contemple diversidade de estratégias que permitam ajustes da implantação/implementação de programas nacionais. Essa flexibilidade é importante para garantir resultados que beneficiem toda a população da forma mais concreta possível e que não aprofunde diferenças de contexto, principalmente aquelas originadas dos determinantes sociais.

Habitualmente, os programas nacionais são baseados em evidências científicas bem conhecidas e pressupõem que as propostas de intervenção sejam as mais adequadas para os objetivos propostos. No entanto, pela importância política e pela necessidade de mobilização de distintos recursos, sejam físicos, financeiros, humanos ou tecnológicos, o programa precisará passar por ajustes definidos pelas limitações dos contextos político e social dos distintos interesses e interessados envolvidos na sua implementação em âmbito nacional.

Assim, o desafio da avaliação de programas nacionais exige dos desenhos metodológicos uma abordagem empírica capaz de compreender e descrever experiências concretas realizadas em contextos locais complexos e singulares.[1] A partir dessa abordagem, ao considerar de maneira mais abrangente e contextualizada as ações e estratégias propostas, é preciso realizar um processo analítico que permita utilizar os achados de maneira a relativizar as concepções teóricas que embasaram o programa, visando aumentar sua factibilidade nos distintos contextos. Isso permite determinar os limites e alcances dos objetivos propostos pelo programa levando em conta as variáveis específicas dos distintos locais de implantação. Essa forma de análise dos juízos de valor da avaliação resulta em alternativas de ajustes que permitem maior alcance no processo de implementação do programa.

O processo avaliativo, iniciado por uma abordagem local contextualizada, exige que as fontes de dados sejam compartilhadas e compreendidas pelos distintos interessados em mobilizar recursos para que possa haver transparência, diálogo, negociação e ajuste que permitam que os limites e alcances identificados na avaliação sejam desencadeadores de modificações na prática e que propiciem resultados mais efetivos aos programas nacionais, mantendo os objetivos, mas respeitando as diferenças locais.

As pesquisas avaliativas têm uma finalidade prática, isto é, produzir conhecimento que permita a tomada de decisões que aprimorem projetos e programas. As referências teóricas que costumam embasar as propostas de avaliação surgem a partir de ações, de situações e de consequências, e não de enquadres teóricos previamente definidos:[2]

Há uma preocupação com as aplicações – o que funciona – e soluções para os problemas. Em vez dos métodos serem importantes, o problema é mais importante, e os pesquisadores usam todos os meios para entender o problema (Creswell, 2007, p. 29).

Nem todas as questões que se colocam na prática cotidiana são baseadas em teorias.[4] Os pesquisadores que utilizam os referenciais teóricos derivados do pragmatismo não estão comprometidos com um único sistema de filosofia e realidade e têm liberdade de escolha de métodos, técnicas e procedimentos. As pesquisas sempre ocorrem em contextos sociais, históricos e políticos e, desse modo, podem incluir métodos variados para propiciar melhor entendimento da questão de pesquisa.[2] A utilização de métodos mistos, isto é, coletar e analisar tanto dados quantitativos como qualitativos no mesmo estudo, vem se desenvolvendo bastante nos últimos anos na busca de estratégias de investigação que procuram explicar, explorar e compreender um problema.

Programas de abrangência nacional, em um país tão diverso e desigual, colocam um grande desafio aos avaliadores. Contemplar os vários territórios de tamanhos e complexidades distintos captando as variáveis que influenciam o desfecho final do programa é o principal objetivo do desenho da metodologia do estudo avaliativo. Nesse sentido, a utilização da abordagem mista, quantitativa e qualitativa traz uma contribuição valiosa. A seguir, um exemplo de utilização de uma abordagem mista na avaliação de um programa de abrangência nacional. Procurou-se ressaltar os principais passos do estudo, em especial aqueles que integram os dados quantitativos e os qualitativos na busca da melhor compreensão da realidade concreta e complexa.

O Programa de Humanização no Pré-natal e Nascimento (PHPN)[3] foi instituído pelo Ministério da Saúde pela Portaria/GM nº 569 de 1 de junho de 2000, com os seguintes objetivos:

- Reduzir as altas taxas de morbimortalidade materna, peri e neonatal;
- Melhorar o acesso, a cobertura e a qualidade do acompanhamento pré-natal, da assistência ao parto, puerpério e neonatal;
- Ampliar as ações na área de atenção à gestante, como os investimentos nas redes estaduais de assistência à gestação de alto risco, o incremento do custeio de procedimentos específicos e outras ações, além da destinação de recursos para treinamento e capacitação de profissionais diretamente ligados a essa área de atenção e a realização de investimentos nas unidades hospitalares integrantes dessas redes.

O PHPN tinha como fortaleza a normatização técnica do processo de atenção à gestante e à puérpera, englobando os momentos de pré-natal, parto e puerpério e estabelecia os passos administrativos e técnicos para o envolvimento dos distintos níveis do sistema local de saúde.

Para conhecer a efetividade do PHPN foi elaborado um estudo buscando abranger todo o território nacional. Foi considerado importante iniciar com um olhar ampliado para depois focar nos territórios que pudessem indicar as fortalezas e as fraquezas do programa e também apontar as possíveis intervenções que pudessem contribuir para sua melhoria.

Desenho metodológico

O desenho do estudo utilizou como estratégia o procedimento de métodos mistos.[2] Foi construído um projeto exploratório sequencial iniciado pela coleta de dados quantitativos que devidamente analisados permitiu a coleta dirigida de dados qualitativos. Os achados foram analisados tanto separadamente como em conjunto, permitindo uma visão ampliada do problema e uma compreensão aprofundada dos vários componentes do programa (Figura 12.1).

Inicialmente, foram coletados os dados quantitativos referentes a todo o território nacional, contemplando abrangência do programa. A seguir, focou-se nos territórios que, segundo análise dos dados da coleta inicial, propiciaram o aprofundamento da compreensão das questões em estudo.

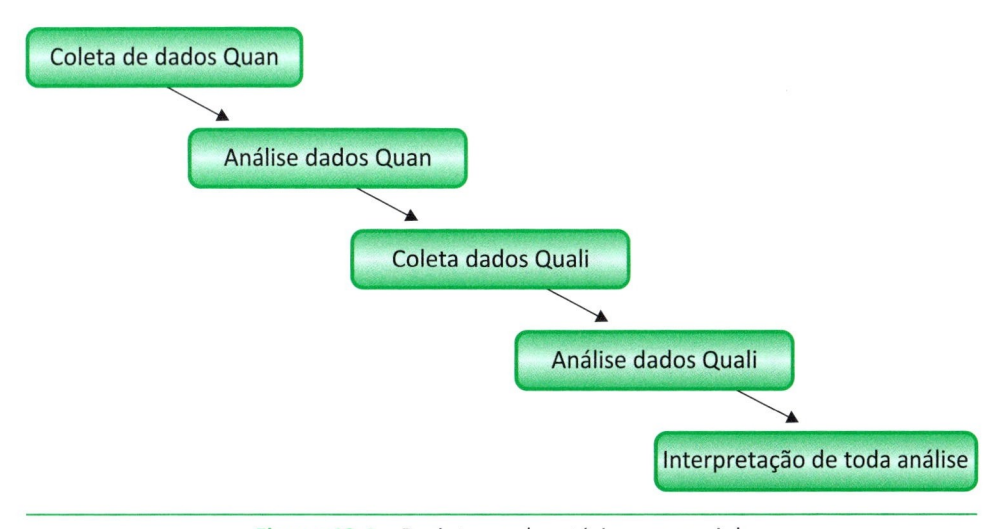

Figura 12.1 – Projeto exploratório sequencial.

Tendo em vista que a diretriz principal do PHPN foi a gestão local, a base para coleta, organização e análise dos dados utilizada foi o município. A metodologia exposta compreende as fontes de dados, o plano de coleta, o esquema de análise e os resultados.

Abordagem quantitativa

Baseou-se na coleta, organização e análise de dados disponíveis no Sistema DATASUS, de acesso livre pela internet. A utilização desses dados secundários buscou facilitar a obtenção, a análise e o diálogo com os distintos interessados.

Organização dos dados secundários disponíveis na internet

Sistemas oficiais de informação do SUS

Essa etapa metodológica foi iniciada por meio do levantamento dos dados, por município, das seguintes fontes:

- Sistema de Informação sobre Nascidos Vivos (Sinasc): nascidos vivos em 1999 – último dado disponível no momento do estudo;
- Cadastro Nacional de Estabelecimentos da Saúde (CnesWeb): capacidade física instalada de consultórios de rede básica e maternidades;
- Sistema de Informação Hospitalar (SIHSUS): infraestrutura de recursos hospitalares disponíveis (produção de hospitalização por parto normal e cesárea);
- Sistema de Informação Ambulatorial (SIASUS): produção de consultas médicas da rede básica;
- Sistema de Informação da Atenção Básica (Siab): Programas específicos – ESF e Pacs;
- Sistema de Acompanhamento do Programa de Humanização no Pré-natal e Nascimento (Sisprenatal): adesão ou não ao PHPN e produção. O Sisprenatal é disponibilizado apenas parcialmente na Internet.

Além dos sistemas disponibilizados pelo DATASUS, também foram utilizados dados do site do IBGE para categorizar o porte dos municípios.

As informações coletadas permitiram a construção de uma base de dados com todos os municípios do país que possibilitou melhor entendimento da dinâmica do sistema de saúde nesses municípios. A quantidade de dados de livre acesso existentes hoje na internet deveria ser utilizada com maior frequência como abordagem inicial de estudos, pois permite uma primeira aproximação mediante dados já previamente exixtentes.

Organização dos dados não disponíveis na internet

Referem-se aos dados que foram fornecidos por relatórios gerenciais emitidos pelo Sisprenatal. Esses dados não estavam disponíveis na internet e foram obtidos presencialmente na sede do DATASUS no Rio de Janeiro. Essas novas informações contemplaram as ações realizadas com a população-alvo: o total de gestantes cadastradas e o total de cada um dos procedimentos realizados previstos no PHPN e listados como indicadores dos relatórios gerenciais no documento de implantação do PHPN (Brasil, 2002). Além desses dados gerais também foram disponibilizados, para cada gestante, o município no qual ela foi cadastrada, e a realização ou não de cada um dos procedimentos previstos no PHPN. Essas informações possibilitaram a categorização de cada município tomando como base a situação da realização dos procedimentos de cada gestante. Esses dados propiciaram conhecer mais detalhadamente o papel de cada procedimento, e não apenas aqueles relacionados às seis consultas e exames contemplados no relatório gerencial.

Análise dos dados quantitativos

A análise do banco de dados construído com as informações coletadas foi realizada em aproximações sucessivas. Considerando a diversidade de contexto e as distintas velocidades de adesão e implantação do PHPN, foi necessário definir uma diretriz para organização e análise dos dados. Decidiu-se trabalhar em duas dimensões: (1) por porte populacional entendendo-se que este retrataria, de forma indireta, as condições estruturais necessárias ao processo de implementação do PHPN, como recursos físicos e de pessoal e capacidade técnica; e (2) o estágio de adesão ao PHPN.

Categorização dos municípios para relacionar porte populacional e adesão

Os municípios foram classificados de acordo com essas duas dimensões, porte populacional (menos de 20.000 habitantes, 20.000 a 49.999 habitantes, 50.000 habitantes ou mais, e capitais) e estágio de adesão ao PHPN (não aderidos, aderidos sem produção, aderidos com produção, mas sem ciclo completo de procedimentos e aderidos com ciclo completo de procedimentos). A partir dessa análise, foi possível identificar que o porte populacional dos municípios estava diretamente relacionado aos recursos e à produção e seria um bom indicador para a capacidade de atuação do município na implantação do PHPN.

O agrupamento dos municípios por estágio de adesão ao PHPN buscou aprofundar a exploração da implantação do PHPN e teve como base a Portaria GM/MS nº 9 de 5 de julho de 2000. A partir dessa portaria, os municípios aderidos foram divididos nas três categorias seguintes:

a. Municípios que aderiram ao PHPN, mas não apresentaram dados de produção até outubro de 2002. O dado básico utilizado foi a data de publicação no Diário Oficial da União (DOU) da adesão do município ao programa.

b. Municípios que aderiram ao PHPN e que apresentaram dados de produção no Sisprenatal, mas que não registraram nenhuma gestante com todos os procedimentos realizados conforme prescrito pelo programa, até outubro de 2002.

c. Municípios que aderiram ao PHPN e apresentaram dados no Sisprenatal que indicavam que já apresentavam acompanhamento de gestação, parto e puerpério completos de acordo com as normas do programa.

Essa categorização também propiciou a identificação de quais variáveis independentes estudadas facilitariam ou dificultariam a adesão ao PHPN.

A Figura 12.2 sistematiza a situação dos municípios quanto à adesão ao PHPN.

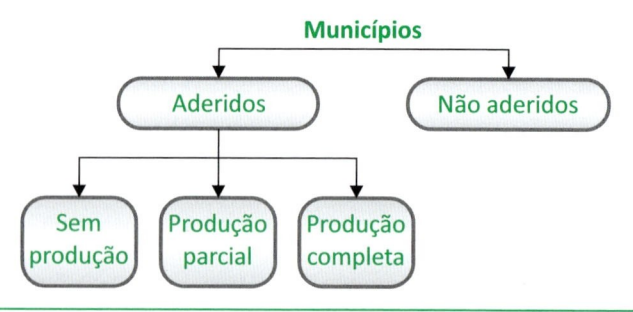

Figura 12.2 – Situação dos municípios segundo a adesão ao PHPN.

A partir dessas informações, foi construído um banco de dados específico do estudo para a análise das variáveis do grau de desenvolvimento do PHPN para cada município do país, em relação aos dados demográficos e de recursos municipais. Com base nesse banco, foram estudadas as diferenças de desempenho do PHPN nessas distintas categorias e por região do país, visando a identificação de fatores intervenientes, tanto do contexto local como nacional, que influenciaram de forma positiva a execução do PHPN, bem como os fatores preditivos de maior probabilidade de desempenho positivo. Os dados disponibilizados foram tratados em programa estatístico (SPSS for Windows).

Tendo como base os agrupamentos de municípios, os dados disponíveis na internet e no Sisprenatal, foram realizadas as seguintes etapas avaliativas:

Análise comparativa entre os municípios aderidos e não aderidos ao PHPN

O primeiro passo foi analisar as diferenças existentes entre o grupo de municípios aderidos ao PHPN e o grupo ainda não aderido. Os indicadores selecionados para esta comparação foram: dados demográficos, informações sobre a oferta de infraestrutura de serviços, tipos de programas prioritários de atenção básica ofertados no município (Pacs e PSF) e tipo de produção ambulatorial e hospitalar para a população-alvo (gestantes).

Análise comparativa entre os municípios que aderiram ao PHPN

A etapa seguinte foi a de análise comparativa entre os municípios com adesão publicada em DOU que, em outubro de 2002, era de 3.923 municípios. Esses municípios foram divididos em três subgrupos de acordo com o grau de desenvolvimento do PHPN. Para a análise de cada um desses subgrupos, foi mantida a separação por porte anteriormente definida. Tendo em vista a grande diversidade dos municípios, os grupos foram definidos buscando mais evidenciar as principais diferenças do que descrever todas as diferenças existentes entre eles.

- Municípios que aderiram, mas não apresentam registro de produção (1.892 municípios);
- Municípios que aderiram e apresentavam registro parcial de produção até agosto/2002 (2031 municípios).

- Municípios que aderiram e apresentavam registro de produção e gestantes com todos os procedimentos realizados conforme o PHPN, até agosto/2002 (634 municípios).

O total de gestantes cadastradas no PHPN, de janeiro de 2001 até agosto de 2002 foi de 316.154. Cabe realçar que o número total de gestantes cadastradas de janeiro de 2001 até fevereiro de 2002 (portanto gestantes que tiveram a oportunidade de realizar o ciclo completo de procedimentos previstos no PHPN) foi de 167.056, representando 52,8% do total de cadastradas. Dessas, somente 11.789 gestantes tiveram registro completo de procedimentos (cód. 0707103) conforme o PHPN, perfazendo um total de 7,04% do total da população-alvo.

Resultados da análise quantitativa

Essa etapa da análise permitiu a identificação preliminar de pontos positivos e problemas nas estratégias implementadas pelos municípios para a execução do programa.

Os principais resultados encontrados na abordagem quantitativa foram:

Análise do tempo de adesão e de realização das atividades do PHPN

O tempo necessário para a adesão ao PHPN foi inversamente proporcional ao porte do município, o mesmo ocorrendo com o tempo entre a adesão e o início dos procedimentos, isto é, quanto menor o município, maior a demora para a adesão e para o início da produção de informação sobre os procedimentos. As capitais representaram uma exceção, apresentando o maior tempo necessário para a adesão, bem como entre a adesão e o início dos procedimentos. O tempo entre a adesão e a realização dos procedimentos completos previstos no PHPN foi diretamente proporcional ao porte populacional, inclusive entre as capitais. A análise da adesão e da realização de procedimentos indicou que os municípios de pequeno porte demoraram mais para aderir e iniciar os procedimentos, mas completaram o previsto pelo PHPN em menor tempo que os municípios de grande porte.

Esses resultados permitiram levantar a hipótese de que os municípios menores encontraram dificuldades em relação aos recursos humanos e à capacidade técnica necessária para desencadear a organização dos dados, pactuações e recursos para o planejamento do sistema de saúde local, o que pode ter levado à demora na operacionalização do PHPN. De forma distinta, os municípios maiores, que dispunham de recursos humanos mais preparados e antecedentes de prática de planejamento, concretizaram com maior presteza os pré-requisitos necessários para a implantação do PHPN.

Desempenho no atendimento pré-natal

A captação média de gestantes com até 120 de gestação dias foi alta em todas as regiões do país. Quanto menor o porte populacional de município, maior o percentual de permanência das gestantes em atendimento. A média de gestantes com seis consultas de controle pré--natal, seis exames laboratoriais e imunizadas apresentaram seus menores valores nas regiões Norte e Nordeste do país.

A execução e implementação das ações planejadas ocorreram de maneira mais lenta nos municípios de maior porte populacional e não possibilitaram o alcance do planejado. Em contrapartida, os municípios pequenos, que apresentaram dificuldades no planejamento e no cumprimento dos critérios predefinidos pelo PHPN, como já referido, apresentaram desempenho melhor considerando, provavelmente, maior agilidade de ajustes na prática cotidiana. O nível de execução de ações planejadas dependeu da capacidade física instalada e, portanto, da oferta de serviços existentes nas distintas regiões do país.

Abordagem qualitativa

Amostragem de municípios para a abordagem qualitativa

O processo de amostragem dos municípios foi iniciado pela análise preliminar de cada um dos municípios aderidos classificados nos três subgrupos. O objetivo dessa análise foi identificar quais municípios, pelo seu estágio de adesão ao programa, apresentavam maior potencial de tornar explícitos os pontos positivos e os problemas na implantação e implementação do PHPN.

Foram selecionados preliminarmente 25 municípios, em diferentes estágios de adesão ao programa, de distintos portes populacionais e recursos existentes. Por exemplo, municípios com bons recursos e baixa produção ou, ao contrário, poucos recursos e boa produção. O Quadro 12.1 ilustra a forma como os municípios foram categorizados.

A partir dessa pré-seleção de 25 municípios, foi realizada uma reunião com a equipe do Ministério da Saúde responsável pelo PHPN e os coordenadores estaduais dos respectivos municípios pré-selecionados, para a escolha definitiva dos municípios da amostra final da abordagem qualitativa. O objetivo era propiciar uma aproximação entre a formulação teórica e a experiência empírica e subjetiva dos responsáveis estaduais pelo PHPN. A definição final sobre os critérios e os municípios selecionados foi estabelecida de forma participativa envolvendo os pesquisadores e os gestores nacionais e estaduais. A amostra final foi constituída pelos sete municípios realçados no Quadro 12.1. Essa amostra contemplou os subgrupos de municípios constituídos de acordo com o estágio de adesão ao PHPN, porte populacional e as macrorregiões do país. A introdução das macrorregiões como critério de escolha dos municípios partiu da pactuação com os gestores que tinham interesse estratégico e político em conhecer todas as regiões. Foram escolhidos dois municípios nas regiões Centro-Oeste e Nordeste e um município nas regiões Sul, Norte e Sudeste.

Coleta de dados qualitativos

Em cada um dos municípios selecionados, foi realizada uma coleta de dados primários qualitativos visando conhecer em detalhes informações referentes à qualidade da atenção prestada. Considerando a complexidade do PHPN, a coleta de dados qualitativos não foi aleatória ou apenas descritiva, mas partiu de questionamentos identificados na análise dos dados quantitativos anteriormente trabalhados.

Para a análise mais aprofundada das diferenças encontradas entre os municípios, foi necessário garantir uma coleta extensa e controlada de dados na abordagem qualitativa, caracterizando essa etapa como "estudo de caso múltiplos" em uma amostra de municípios.[5]

Em cada município visitado, foram selecionadas as unidades prestadoras de serviços a serem visitadas a partir das seguintes características:

Quadro 12.1 – Relação dos 25 municípios selecionados segundo a localização e as variáveis de análise

UF	Município	Região	Porte	P102	P103	RA	RH	Pacs	PSF	Adesão
RO	1	1	3	5	5	7	5	1		1
RO	2	1	4	1	5	2	5	1		1
RO	3	1	2	1		10	8	2	1	3
AM	1	1	1	1		9	5	9	6	15
TO	1	1	1	9		2		5	7	12
TO	2	1	4	4	1	2	1	4	7	11
CE	1	2	3	5	4	6	2		1	1
CE	2	2	2	1		6	5		10	10
CE	3	2	1	2	3	4	2	2	8	10
CE	4	2	3	2		4	1		9	9
CE	5	2	1	9		2	1	10		10
SE	1	2	4	2	1	1	3	4	3	7
ES	1	3	4	3		3	7	2	2	4
SP	1	3	1	8	2	6	10			0
SP	2	3	2	6	2	3	1	1	10	11
SP	3	3	3	9	7	3	7	2		2
PR	1	4	3	9	6	9	8	2		2
PR	2	4	3	5	5	1	1	1	3	4
PR	3	4	2	2	6	5	10		3	3
SC	1	4	4	4	1	5	4			0
MS	1	5	3	6	5	1	3	2	2	4
MS	2	5	1	6	3	2	2	3	6	9
GO	1	5	1	1		7		9		9
GO	2	5	4	7	1	7	8		1	1
GO	3	5	3	4	6	2	1			0
Observações										
UF: Unidade da federação										
P102: procedimentos incompletos										
P103: procedimentos completos										
RA: recursos ambulatoriais										
RH: recursos hospitalares										

1) Número de gestantes cadastradas;
2) Período decorrido entre cadastros iniciais e momento da visita;
3) Datas das primeiras e últimas informações registradas sobre atendimentos;
4) Tipo de unidade: maternidade, Unidade Básica de Saúde, presença de Pacs e ESF;
5) Número de gestantes que completaram o programa.

Em cada município, dependendo dos critérios elencados, do porte populacional e dos recursos disponíveis, foram visitados de um a quatro serviços de saúde (Quadro 12.2).

Quadro 12.2 – Número e tipo de serviços nos municípios selecionados

Unidade da Federação - Município	Unidades
RO-1	3 UBS
CE-1	2 UBS
CE-4	2 UBS
SP-1	1 UBS
PR-3	2 UBS
GO-1	1 UBS
GO-2	1 Maternidade 3 UBS

Em cada serviço, foram entrevistados os informantes-chaves envolvidos no programa: coordenadores estadual e municipal; profissionais dos serviços de saúde (médicos, enfermeiros e funcionários administrativos vinculados ao Sisprenatal – digitadores); e puérperas dos serviços selecionados.

O trabalho de campo foi realizado por dois pesquisadores, dependendo do porte do município e do número de unidades a serem visitadas, por um período de 3 a 5 dias úteis. A técnica de coleta dos dados qualitativos foi a entrevista semiestruturada para os coordenadores e os profissionais de saúde e o grupo focal para as usuárias (puérperas) dos serviços de saúde.

O envolvimento dos coordenadores estaduais e municipais no processo de planejamento da visita aos serviços foi considerado fundamental para garantir a adequada operacionalização da coleta e a plena identificação dos informantes-chaves e dos componentes do grupo focal de usuárias.

Análise dos dados qualitativos

A análise dos dados qualitativos coletados nos municípios selecionados foi realizada utilizando-se a análise de conteúdo das entrevistas e dos grupos focais[6]. Os passos metodológicos compreenderam um processo de desconstrução e reconstrução do conteúdo das entrevistas na busca do significado das distintas etapas de operacionalização do programa.[7]

Buscou-se explorar os seguintes aspectos:

- Organização do município – facilidades e dificuldades.
- Central de regulação – funcionamento e relações.

- Mecanismo de vinculação da gestante no pré-natal e no atendimento ao parto.

Resultados da abordagem qualitativa

Os resultados obtidos na abordagem qualitativa foram compatíveis com a maioria dos achados da abordagem quantitativa, a saber: as gestantes são captadas com até 120 dias de gestação, realizam as seis consultas durante o pré-natal, realizam a primeira bateria de exames laboratoriais e a maioria é imunizada contra o tétano.

Além disso, foi possível a identificação das seguintes fragilidades do PHPN:

- A falta de integração funcional efetiva entre o pré-natal e o parto.
- A reduzida realização da segunda bateria de exames no terceiro trimestre.
- A escassa realização da consulta de puerpério.

A análise crítica do sistema de informação Sisprenatal apontou que:

- É amigável, acessível e tem coerência interna.
- Tem o potencial de instrumentalizar o gerenciamento do PHPN a partir dos relatórios gerenciais que emite, quando utilizado com oportunidade.
- Não retrata de forma integral a realidade do atendimento realizado no local de atenção.
- Apresenta uma defasagem no tempo e no quantitativo dos dados disponíveis no sistema em nível local, quando comparado com o central.
- Depende de uma atitude proativa constante do coordenador municipal do PHPN para o funcionamento e o fluxo de informações, mais do que da capacitação e/ou institucionalização do Sisprenatal.
- Tem uma concepção linear valorizando igualmente todos os indicadores selecionados para o monitoramento da atenção e buscando controle de todas as atividades, independentemente da sensibilidade ou especificidade de cada um dos indicadores.

Análise integrada

A partir da análise conjunta dos achados nas abordagens qualitativa e quantitativa foi possível fazer a recomendação de que a manutenção do PHPN seria pertinente e justificável se fossem efetivados os seguintes ajustes:

1) Definição de um mecanismo funcional efetivo de integração entre o pré-natal e o parto, acompanhado de um instrumento administrativo de controle e de remuneração, seja por meio de uma autorização específica ou por um plano de meta para essa integração.

2) Contextualização da consulta do puerpério, com flexibilização do intervalo de tempo definido entre o parto e o momento de contato da puérpera com o serviço, no qual as atividades de controle do pós-parto sejam decorrentes das oportunidades de contato já existentes com o serviço, tais como o controle do recém-nascido, a consulta de planejamento familiar ou a visita domiciliar.

3) Focalização da segunda bateria de exames no diagnóstico precoce da sífilis, flexibilizando os outros exames laboratoriais para indicação médica. Desse modo, a norma técnica poderia ser relativizada, permitindo a pactuação junto ao sistema

local do retorno do resultado de forma mais rápida e com factibilidade de atuação (tratamento, se necessário) prévia ao nascimento.

4) Modificação da atual lógica de financiamento para metas de integração do pré--natal e parto, para realização do controle pós-parto na oportunidade de contato da puérpera com o serviço de saúde, e para priorização do VDRL na solicitação normativa de exames no terceiro trimestre, possibilitando potencializar o impacto induzido pelo estímulo financeiro ao PHPN.

A manutenção do sistema de informação Sisprenatal dependeria de:

1) Utilização dos dados com a atual defasagem no tempo e no quantitativo do registrado, de maneira que a análise da tendência seja o significado a ser interpretado e monitorado, mais do que a busca por conhecer a situação atual na sua totalidade.

2) Seleção de indicadores de síntese do PHPN que, pela capacidade de retratar etapas cruciais do processo, permitam a formulação de hipóteses e, a partir delas, o desencadeamento de intervenções rápidas e que efetivamente ampliem o processo de flexibilização do programa frente ao contexto local.

3) Estratificação do universo de municípios, seja em âmbito nacional, regional ou estadual, por porte, e pelo nível de alcance dos indicadores de síntese selecionados, que possibilite análises e decisões direcionadas aos distintos subgrupos de municípios, visando aumentar a efetividade da intervenção dos gestores estadual e federal, e abrindo a possibilidade de utilizar ferramentas de informática mais ágeis e objetivas.

Considerações finais

O exemplo descrito permite acompanhar uma proposta de desenho metodológico partindo de uma base de dados acessível que, apesar de não ter indicadores precisos, permitiu a análise do programa em todo o território nacional contemplando todos os municípios do país. Essa visão abrangente permitiu a formulação de hipóteses do que estaria ocorrendo em distintos contextos. Nesse exemplo, utilizou-se o porte populacional como a variável que teria maior capacidade de identificar diferenças de contextos que influenciam direta e indiretamente a implantação de programas nacionais. As hipóteses formuladas pela equipe de avaliação, baseadas em dados empíricos de produção, serviram de base para a formulação das relações entre as atividades propostas pelo programa que apresentariam distintos desempenhos diretamente relacionados às variáveis de contexto local. Foram essas hipóteses baseadas nas relações entre as variáveis que foram utilizadas como critério de escolha dos municípios para coleta local de dados qualitativos que permitissem aprofundar as relações que seriam influenciadas pelo contexto local. A partir do estudo desses municípios, nos quais as relações elaboradas nas hipóteses estariam ocorrendo em condições concretas, foi possível realizar recomendações para a formulação do programa que contemplassem maior alcance das ações implementadas em benefício da população-alvo.

A utilização das bases de dados secundários disponíveis no sistema DATASUS facilita e potencializa a interlocução entre os vários interessados, permitindo transparência e economizando tempo. Possibilita, com um plano de análise simples e contextualizado, elaborar explicações para subsidiar para o processo de decisão. Um projeto exploratório misto sequencial, iniciando com dados quantitativos, torna mais racional, objetiva e efetiva a abordagem qualitativa de sistemas complexos com abrangência nacional, na medida em que permite uma amostra seletiva intencional para validar as hipóteses formuladas previamente pela abordagem quantitativa.

É importante assinalar que avaliações de programas nacionais em que a decisão política é tomada baseada em resultados obtidos pelos serviços visam aprimorar a velocidade de implementação e a direcionalidade dos objetivos definidos no programa.

Referências Bibliográficas

1. Champagne F, Contandriopoulos AP, Brousselle A, Hartz Z, Denis JL. A avaliação no campo da saúde: conceitos e métodos. In: Brousselle A., Champagne F, Contandriopoulos AP, Hartz Z. Avaliação: conceitos e métodos. Rio de Janeiro: Editora Fiocruz, 2011.
2. Creswell JW. Projeto de pesquisa: métodos qualitativo, quantitativo e misto. Trad. Luciana de Oliveira da Rocha. 2 ed. Porto Alegre: Artmed, 2007.
3. Brasil. Ministério da Saúde. Programa de humanização do parto: humanização no pré-natal e nascimento. Brasília: Ministério da Saúde, 2002.
4. Patton MQ. Qualitative research & evaluation methods. 3 ed. Thousand Oaks, California: Sage Publications, 2002.
5. Yin RK. Estudo de caso: planejamento e métodos. Trad. Daniel Grassi. 3 ed. Porto Alegre: Bookman, 2005.
6. Bardin L. Análise de conteúdo. São Paulo: Edições 70, 2011.
7. Minayo MCS. O desafio do conhecimento: pesquisa qualitativa em saúde. 14 ed. São Paulo: Hucitec, 2014.

Considerações sobre a Condição Traçadora

Lucieli Dias Pedreschi Chaves

Sílvia Helena Henriques Camelo

Priscila Balderrama

Verônica Modolo Teixeira

Janise Braga Barros Ferreira

Introdução

O sistema de saúde brasileiro apresenta desafios crescentes na gestão e no financiamento, principalmente no que diz respeito à qualidade e sustentabilidade dos serviços e programas de saúde. As doenças reemergentes, a tripla carga de doenças, o envelhecimento populacional, a crescente incorporação de novas tecnologias e a necessidade de racionalidade de recursos existentes requerem complexa reorganização do sistema, gestão acurada de recursos, avaliação dos serviços, acompanhamento de resultados e do impacto das ações à saúde da população, a fim de favorecer a eficiência e efetividade de um sistema de saúde universal, como está proposto o Sistema Único de Saúde (SUS).

Processos permanentes de decisão transversalizam a gestão dos sistemas de saúde, sendo possível inferir que esses processos deveriam ocorrer fortemente articulados àqueles de planejamento e de avaliação, amparados em sistemas de informação apropriados.

Considerando o ato de avaliar como premissa básica para organização e sustentabilidade dos sistemas e serviços de saúde, esse capítulo tem como objetivo compartilhar o conceito e a experiência do uso da condição traçadora, uma metodologia bastante reconhecida para fins de predizer a qualidade da atenção. A vivência acadêmica e profissional na utilização dessa abordagem metodológica permite descrever, de maneira simples e objetiva, as possibilidades de utilização da condição traçadora para avaliação de acesso e da integralidade da atenção em programas, serviços e sistemas de saúde, a fim de desmistificar e potencializar o uso da avaliação para aqueles que atuam no SUS.

Contextualizando a temática

O entendimento de que saúde é um direito social, democraticamente conquistado, que precisa ser respeitado e atendido, tem como implicações a garantia de que todos os cidadãos brasileiros têm direito ao acesso a todos os cuidados necessários à manutenção de sua saúde, sejam os preventivos, curativos, de tratamento, reabilitação e de promoção. A adequada oferta desses serviços requer planejamento, monitoramento, avaliação e aplicação eficiente de recursos, que são reconhecidamente limitados.

A capacidade de gestão de municípios, regiões e estados brasileiros pode influenciar nos resultados da atenção prestada, sendo notória a discrepância de formação e capacitação dos gestores em saúde, bem como da estrutura e organização dos sistemas e serviços de saúde, constituindo-se, entre outros, importantes desafios a serem superados para a sustentabilidade e avanço do SUS.

Em um país de dimensões continentais como o Brasil, com fortes disparidades econômicas, sociais e culturais, com regiões de extrema vulnerabilidade social e piores indicadores de saúde, a avaliação pode ser um balizador para adoção, manutenção e aperfeiçoamento de programas e políticas de saúde.

Pensando na necessidade de organização regional, dadas as limitações dos municípios para atendimento integral no que diz respeito à oferta de ações de média e alta densidades tecnológicas, a conformação e a avaliação da rede de atenção à saúde consegue, em uma perspectiva ampliada, trazer elementos para a sua sustentação e efetividade. O desafio está em identificar as singularidades, avaliar as potencialidades e as fragilidades dessa realidade, de modo a cooperar e apoiar a gestão, possibilitando proposições que atendam às reais necessidades de saúde da população.

Embora existam diferentes definições e atribuições para a avaliação, pode-se dizer que há convergência na ideia de estabelecer juízo de valor e que ela deva contribuir para a tomada de decisão comprometida com a melhoria das intervenções, a distribuição de recursos no presente e no futuro, a manutenção dos sistemas e serviços de saúde, empregando-se um olhar analítico para a própria saúde e o cuidado.

Destaca-se, ainda, que propiciar a participação de diferentes atores sociais no procedimento avaliativo pode favorecer o desenvolvimento de processo crítico e reflexivo sobre as práticas, no âmbito dos sistemas e serviços de saúde, além de desencadear um processo de corresponsabilização dos sujeitos implicados, a fim de tornar a avaliação contínua e sistemática, mediada por relações de poder e de interesses.

Na prática dos sistemas e serviços de saúde, documentos técnicos, dados, relatórios gerenciais, protocolos assistenciais e de regulação, pactuações diversas são disponibilizados e podem ser incorporados para a operacionalização da atividade de avaliação, o que também pode favorecer sua institucionalização.

O SUS tem um conjunto de Sistemas de Informações de Saúde (SIS) que produz dados diversos decorrentes de ações assistenciais, gerenciais, de controle social, pesquisa e de ensino que se constituem em importante fonte de dados. Os SIS podem ser utilizados como ferramentas para a organização do trabalho, planejamento das ações, identificação do perfil de saúde da população, controle de gastos, controle de demanda, manejo de recursos humanos, avaliação da capacidade técnica dos serviços e qualificação dos profissionais envolvidos, tendo grande utilidade para os gestores públicos de saúde.

A experiência acadêmica e de gestão de serviços de saúde indica que, para a realização de avaliação em saúde, o rigor e a sensibilidade são determinantes, assim como aspectos relativos a temporalidade, senso de oportunidade, criatividade, contexto e conhecimento. Nesse sentido, abordagens que colaborem na compreensão e no entendimento do objeto de estudo, que possibilitem análise qualificada dos dados sistematicamente disponibilizados, podem constituir-se em diferencial para profissionais de saúde, de diferentes esferas de gestão, comprometidos com a avaliação.

Pensar na avaliação de serviços, programas e sistemas de saúde é, antes de tudo, pensar como é possível organizar a atenção de maneira que se possa melhorar as condições de acesso e assistência à população.

Por exemplo, avaliar mecanismos de articulação de recursos de distintas densidades tecnológicas assistenciais, disponibilizados em diferentes pontos de atenção da rede de saúde, permite identificar fortalezas e fragilidades das estratégias de integração adotadas, favorece a estruturação de mecanismos inovadores que contribuam para o fortalecimento do sistema de saúde.

O Quadro 13.1 sistematiza as perguntas que orientam o processo de planejamento da avaliação.

Desse modo, em um estudo avaliativo, destaca-se a importância de considerar o modelo de serviço/programa/sistema de saúde desejado, os parâmetros para fins de comparação os quais direcionarão a trajetória metodológica.

Considerações sobre a abordagem mista em avaliação

No âmbito do SUS, as avaliações focalizam majoritariamente a análise de utilização e qualidade dos serviços, relacionando-se principalmente a serviços de atenção básica e hospitalar. As contribuições resultantes de tais estudos, que têm sido crescentes, podem ser ampliadas, enfocando qualquer tipo de serviço, independentemente da esfera de atenção, sendo desejável que cada vez mais as avaliações tenham como perspectiva o olhar ampliado e contínuo para os sistemas e serviços de saúde, avançando em relação às avaliações pontuais.

> **Quadro 13.1 – Perguntas subsidiárias ao processo de planejamento da avaliação**
>
> - O que será avaliado?
> - Por que será avaliado?
> - Qual a finalidade da avaliação?
> - Qual serviço/programa/sistema de saúde pretende-se construir?
> - Qual o referencial teórico adotado?
> - Qual abordagem metodológica será empregada?

Cabe esclarecer que, dados a complexidade e o dinamismo dos sistemas e serviços de saúde, um importante desafio consiste na definição da abordagem metodológica a ser empregada, uma vez que apreender a completude do objeto a ser avaliado/investigado não é uma tarefa de fácil atribuição. Tal afirmação é corroborada pela experiência vivenciada e pela literatura científica, as quais evidenciam que a definição da abordagem metodológica traz implicações substanciais para a condução dos estudos de avaliação em saúde. Nesse sentido, a opção por abordagens metodológicas mistas, utilizando dados quantitativos e qualitativos, permite o olhar e o entendimento ampliados acerca do objeto de estudo.

O método misto sequencial é aquele em que os achados de um método podem ser expandidos com a utilização de outro. Uma pesquisa se inicia com uma abordagem quantitativa, em que uma teoria ou conceito são testados e, posteriormente, a abordagem qualitativa pode proporcionar a exploração mais detalhada do objeto.[1]

No tocante a avaliação de políticas, programas e sistemas públicos de saúde no contexto brasileiro, acredita-se ser mais vantajoso iniciar o processo por meio de abordagem quantitativa utilizando sistemas de informação, disponíveis no Departamento de Informática do SUS (DATASUS), que são bastante abrangentes, de domínio público, com dados incluindo eventos vitais, epidemiológicos, assistenciais, sociais, de regulação, financeiros, de gestão, ambulatoriais e hospitalares.[2]

A abordagem quantitativa em estudos avaliativos possibilita estabelecer um diagnóstico situacional a partir de dados objetivos, numéricos, que podem fornecer um retrato momentâneo ou estendido do objeto de estudo, a depender do recorte temporal em que se dará a coleta de dados, favorecendo uma aproximação inicial com o objeto de avaliação. Para fins de comparação e análise, acredita-se que recortes temporais ampliados podem ser mais adequados, na medida em que mostram a situação de saúde ao longo de um período de tempo, ou a partir da adoção de uma determinada política, implantação de um serviço ou intervenção em saúde.

Ressalta-se que, no âmbito da gestão dos sistemas de saúde, mostra-se muito pertinente e operacional a análise quantitativa de serviços, intervenções ou procedimentos de saúde a partir de dados que são disponibilizados rotineiramente em sistemas e relatórios gerenciais que podem subsidiar a avaliação em saúde.

Na conformação do processo avaliativo a escolha dos indicadores constitui-se como uma das tarefas mais difíceis, dadas a gama de opções possíveis e a necessidade de eleição daqueles que realmente representem o fenômeno que está sendo avaliado. Considera-se que, na escolha de um indicador, deva-se atentar para as suas propriedades, tais como a sua validade (medir efetivamente o que pretende medir), a sua fiabilidade (apresentar o mesmo resultado mesmo que seja utilizado por pessoas ou em circunstâncias diferentes), a sua sensibilidade (capacidade de captar mudanças na situação ou no objeto estudado) e sua especificidade (refletir mudanças apenas no objeto que está sendo estudado). Além disso, a seleção de indicadores deve considerar a capacidade de dar resposta à pergunta avaliativa; o poder de síntese; sua factibilidade; aceitabilidade. Ademais, deve-se constituir um conjunto limitado de indicadores que tenham parâmetros correspondentes para fundamentar o juízo de valor.[3]

Uma opção viável para os parâmetros de comparação são metas acordadas para os principais indicadores de saúde do SUS. Importante salientar que o Pacto pela Saúde (2006) propõe metas para serem pactuadas em âmbito municipal, regional e estadual. Além disso, os programas nacionais de saúde, normatizados pelas portarias, trazem essas referências que podem e devem ser utilizadas como parâmetros. No campo prático, o avaliador que conhece a fundo a rede de serviços, programa ou o sistema de saúde tem facilidade operacional tanto para estabelecer quais condições avaliará como para reconhecer bons parâmetros balizadores.

Embora sejam extremamente importantes para retratar o "problema" ou "situação de saúde", os dados quantitativos não são, na maioria dos casos, suficientes para a explicação ou análise profunda do problema. Por sua vez, a abordagem qualitativa pode compor essa importante etapa do processo de avaliação, favorecendo a interpretação e o entendimento, possibilitando a análise ampliada do objeto de estudo. Enquanto a abordagem quantitativa revela os contornos gerais do objeto avaliado, a abordagem qualitativa centra-se na sua explicação.[2]

Sistemas e serviços de saúde revestem-se de peculiaridades de enfoque uma vez que têm características de subjetividade, relações de poder, concomitância entre produção e consumo, assimetria de conhecimentos entre profissionais e usuários, particularidades que trazem implicações para a avaliação. Destarte, a abordagem qualitativa, por suas características, permite captar com profundidade e pertinência as diferentes nuances situacionais, favorecendo a compreensão dos resultados da abordagem quantitativa.

Na operacionalização da etapa qualitativa, a experiência e o conhecimento do avaliador no que tange ao aspecto avaliado e a interação com os atores sociais podem ser os diferenciais para condução dessa abordagem.

A depender do objeto de avaliação, pode-se ter como público-alvo de investigação gestores, profissionais de saúde, usuários ou a combinação de dois ou mais grupos de atores. A seleção intencional de participantes, por meio da identificação de "informantes-chaves", pode trazer contribuições significativas ao estudo, por representarem os pontos de vista da coletividade, ou terem conhecimento de aspectos expressivos acerca do objeto de estudo.

Para direcionar a coleta de dados, um roteiro pode favorecer a interação, apresentando questões simples, de fácil compreensão pelo público-alvo, mas que permita captar elementos significativos para a análise e explicação da investigação. Roteiros semiestruturados possibilitam a manifestação espontânea do participante, permitindo ao avaliador o planejamento da entrevista, orientando-o acerca das perguntas que deve fazer, sem restringir as manifestações dos participantes.

Destaque-se que, mesmo com um roteiro pré-determinado, é importante que o avaliador/entrevistador mantenha uma postura aberta ao processo de interação, a fim de permitir o reconhecimento de aspectos relevantes, não contemplados no instrumento. Nesse caso, a *expertise* do profissional pode ser um diferencial.

Outro aspecto importante para realização das entrevistas é a realização de "pré-teste" com voluntários que não comporão o estudo definitivo, de modo a possibilitar a testagem e adequação dos instrumentos e procedimentos da coleta de dados. O registro das entrevistas deve ser realizado por meio de gravações em áudio, com prévia autorização dos entrevistados. O Quadro 13.2 cita algumas reflexões que podem colaborar para a análise dos dados.

Entende-se que os próprios princípios e diretrizes do SUS podem ser adotados como referenciais teóricos e, no tocante à opção metodológica, o uso da condição traçadora constitui-se em um referencial utilizado na avaliação da qualidade e acesso a um serviço ou rede de saúde.

> **Quadro 13.2 – Algumas reflexões que podem colaborar para a análise dos dados**
>
> - Qual o significado desses dados?
> - Existe relação desses resultados com quais situações?
> - Quais fatores influenciam ou são responsáveis por esse resultado?
> - Há relação, direta ou não, com algum outro resultado encontrado na avaliação?
> - Quais as implicações/consequências desses resultados?
> - Quais as possíveis ações diante dos resultados?

Condição traçadora

Pode ser definida como "uma atividade típica do sistema de saúde que possa ser utilizada como preditor da qualidade da atenção".[4]

É interessante destacar que o uso de uma situação específica de saúde para avaliação em saúde não é algo novo, porém o desafio diz respeito a encontrar métodos e técnicas que permitam captar a combinação relativa aos aspectos de processo e resultados de intervenções para avaliar a qualidade em saúde.

Assim, a condição traçadora permite avaliar processo e resultado considerando a seleção e combinação de critérios que atendam seis condições básicas: ter um efeito funcional definido; ser de fácil diagnóstico; apresentar altas taxas de prevalência; ter história natural sensível à intervenção médica; contar com conduta médica bem definida (prevenção, diagnóstico, tratamento e reabilitação) e sofrer efeitos conhecidos de fatores não médicos.[4]

Uma relevante vantagem da utilização da condição traçadora é seu potencial para gerar dados de fácil compreensão. A partir da avaliação da atenção a um grupo de condições/patologias, pode-se inferir a qualidade da atenção à saúde, em geral, com a produção de informações capazes de retroalimentar a gestão do sistema de serviços de saúde.

A depender da intervenção, agravo ou serviço estudado por meio da condição traçadora é possível escolher a fonte de coleta de dados quantitativos, sendo viável a opção por utilizar dados secundários disponíveis em SI e documentos gerenciais. Além disso, a definição de um conjunto de variáveis pertinente a ações ou intervenções expressivas do sistema de saúde permite identificar a assistência em diferentes pontos de atenção e de interesse para o estudo e que podem direcionar os procedimentos de coleta de dados.

Salienta-se que a seleção da condição traçadora, ao considerar um problema de saúde, requer análise crítica de contexto e temporalidade, uma vez que o dinamismo inerente aos sistemas e agravos de saúde faz com que, em um dado momento, determinado problema de saúde possa adequar-se aos critérios necessários para ser considerado uma traçadora, entretanto, em outro momento e lugar, pode não se atender a tais critérios. Além disso, é possível entender os serviços de saúde como intervenção, adequando-se o uso dessa técnica para avaliação de sistemas, políticas e programas de saúde.

O conceito de condição traçadora considera o enfoque a agravos de saúde utilizados para avaliar a qualidade dos serviços, em uma perspectiva sequencial, relacional e

> Na seleção da condição traçadora, uma doença não é necessariamente a escolha. Ações de prevenção de agravos e promoção de saúde, como uso de vacinas e aleitamento materno, podem ser consideradas traçadoras. Por exemplo, pode-se analisar a promoção da saúde na Estratégia de Saúde da Família (ESF) por meio da amamentação, reconhecida unanimemente na literatura como atividade essencial para a saúde da mulher e da criança, além de trazer benefícios consideráveis para a família e para o Estado. Trata-se de um aspecto básico da promoção da saúde materno-infantil. As intervenções de serviços de saúde promovidas pela ESF são oportunas na promoção da amamentação, pois a promoção da amamentação, já tendo sua eficácia comprovada por diversos estudos, permite uma análise sequencial de ações da atenção à saúde da mulher e da criança, no pré-natal, no nascimento, no puerpério e no acompanhamento do crescimento e desenvolvimento da criança.

não isolada dos diferentes pontos de atenção do sistema de saúde. Desse modo, mostra-se uma possibilidade para a avaliação da integralidade, articulando múltiplos pontos de atenção à saúde e a integração dos diferentes serviços.

A abordagem metodológica quantitativa e/ou qualitativa empregada no uso da condição traçadora pode variar, repercutindo na seleção dos procedimentos de coleta e análise dos dados. Ressalta-se que a opção de abordagem metodológica se baseia no objeto de estudo, não deve ser algo idealizado que represente uma limitação ou inviabilize o desenvolvimento de avaliações em saúde.

É possível identificar na literatura científica a utilização de condição traçadora com foco em agravos respiratórios, agravos cardiovasculares, programas de saúde mental, programas voltados para o cuidado do adulto e idoso, destacando-se diretrizes para o cuidado da hipertensão arterial e diabetes melito, saúde da mulher, em especial o câncer de colo uterino, evidenciando a versatilidade dessa abordagem para a avaliação em saúde, assim como outros enfoques possíveis, a depender da análise de contexto para atendimento dos critérios de eleição determinantes da condição traçadora.

Uma experiência no uso da condição traçadora

A regionalização favorece a efetivação do acesso à saúde, uma vez que permite organizar a atenção à saúde no território, definir as necessidades dos serviços, otimizar recursos humanos e tecnológicos, estabelecer fluxos regulatórios para diferentes pontos de atenção, mobilizando recursos sociais e políticos que estimulam o compartilhamento de responsabilidades entre os atores regionais, favorecendo o planejamento e avaliação das ações em saúde.

Nossa opção foi a de realizar o exercício de avaliação em um contexto regional para favorecer a visualização do sistema de saúde como um todo, no sentido de captar (ou não) a integralidade do cuidado prestado, considerando-se que para fins da integralidade da atenção, a assistência deve ser contínua, resolutiva, oportunamente realizada e integrada nos diversos serviços da rede de saúde municipal ou regional.

Fez-se uma escolha por espaços políticos institucionais, como os Departamentos Regionais de Saúde (DRS), compostos por municípios, Regiões de Saúde (RS) e suas respectivas Comissões Intergestoras Regionais (CIR) para permitir a visão ampliada de sistema de saúde, na medida em que representa um território de saúde no qual há um conjunto articulado de recursos assistenciais, capazes de melhor atender as demandas e necessidades de acesso à rede de serviços de diferentes densidades tecnológicas.

No emprego da condição traçadora, tem-se como desafio a seleção do agravo. A magnitude e relevância do problema, no contexto regional, são importantes para sua eleição e posterior qualificação como condição traçadora. Nesse exemplo, os agravos cardiovasculares atendem aos critérios caracterizados no Quadro 13.3.

> O contato prévio para apresentação da proposta junto ao DRS, CIR, município ou outro cenário de escolha é parte fundamental da avaliação. Ter aprovação e, acima de tudo, parceiros junto ao cenário de escolha faz diferença na adesão dos participantes, contribuindo para o alcance dos objetivos, assim como na possibilidade de utilização dos resultados da avaliação.

Quadro 13.3 – Características dos agravos cardiovasculares para qualificação como condição traçadora[4]

Critérios	Características dos agravos cardiovasculares
Ter um efeito funcional definido	As implicações decorrentes desses agravos trazem custos para os indivíduos (hospitalização, "sequela", morte) e também para o sistema de saúde (recursos humanos, materiais e financeiros).
Ser de fácil diagnóstico	Os agravos cardiovasculares correspondem a um rol de doenças de fácil definição/diagnóstico.
Altas taxas de prevalência/incidência	Estão entre as principais causas de morbimortalidade no mundo e também no Brasil.
História natural sensível à intervenção médica	Os agravos cardiovasculares têm história natural sensíveis a intervenções disponíveis em serviços públicos de saúde.
Conduta médica bem definida: (prevenção, diagnóstico, tratamento e reabilitação)	Todas as dimensões (prevenção, diagnóstico, tratamento ou reabilitação) são bem definidas em relação a esses agravos.
Sofrer efeitos conhecidos de fatores não médicos	A compreensão dos fatores não médicos (em especial os hábitos de vida) são amplamente compreendidos.

Uma questão importante a se considerar é "como fazer a avaliação", que implica o planejamento metodológico do estudo. A experiência em projetos acadêmicos e serviços indica que a adoção de métodos mistos, com abordagem quanti-qualitativa é mais eficiente na medida em que amplia o enfoque para a análise e entendimento do problema, motivo pelo qual optou-se por essa configuração metodológica.

A vivência profissional proporcionou a delimitação da abordagem quantitativa por meio da utilização dos SIS disponibilizados pelo Ministério da Saúde (MS), elegendo o Sistema de Informação Ambulatorial (SIA), que permite a identificação do total de consultas ambulatoriais (consultas de atenção básica, consultas de urgência, consultas em cardiologia) e exames especializados (eletrocardiograma, ecocardiograma, teste ergométrico, holter, MAPA e cateterismo), e também o Sistema de Informação Hospitalar (SIH), que sumariza todas as internações clínicas e cirúrgicas nessa área, em um período de 13 anos.

Importante reiterar que a escolha dos indicadores é parte fundamental do processo e fornece um retrato da situação de saúde da região e dos municípios. No caso das consultas, por exemplo, pôde-se identificar o modelo de atenção à saúde vigente na região, na medida em que a relação entre consultas de atenção básica *versus* consultas de urgência e, ainda, atenção básica *versus* cardiologia retratam a lógica de produção de saúde, inclusive trazendo subsídios para análise da resolutividade, efetividade e capacidade de coordenação do cuidado pela Atenção Básica (AB), bem como da priorização de outras esferas de atenção. A utilização de recursos diagnósticos, como exames, pôde trazer indícios para análise de adequação da oferta. Já internações, clínicas ou cirúrgicas trouxeram um retrato de saúde que perpassa a questão do acesso a serviços especializados, predizendo também quando comparadas entre si, sobre a efetividade de um sistema de saúde.

Após a coleta, os dados foram armazenados em planilhas eletrônicas do formato Microsoft Excel. Para análise, utilizou-se a estatística descritiva das variáveis, adotando-se frequências absolutas e relativas, construindo séries temporais que indicam as tendências. A análise das tendências dos procedimentos selecionados permitiu comparar o nível de ampliação da oferta e a consequente resposta institucional para o diagnóstico e acompanhamento dos casos de agravos cardiovasculares.

Interessante destacar que a construção de razões entre procedimentos permitiu inferir a complementariedade da atenção necessária para o provimento da atenção integral aos agravos cardiovasculares. Essa dinâmica de análise pode ser útil para estudos de avaliação, uma vez que permite a reconstrução lógica do cuidado de uma forma empírica que possibilite conhecer a efetividade das ações de saúde em um dado território.

Como resultado da análise quantitativa oriunda de dados do SIA e SIH, pôde-se identificar a oferta desigual de serviços nas microrregiões, tanto no que diz respeito à diversificação de procedimentos ambulatoriais e de internações realizados como na quantidade de procedimentos produzidos. Foi possível identificar que todas as regiões de saúde realizam eletrocardiogramas e internações clínicas, entretanto exames de maior densidade tecnológica e internações cirúrgicas concentram-se em uma região de saúde. Além disso, a série temporal evidenciou maior oferta de procedimentos que permitem diagnóstico precoce, monitoramento e tratamento oportuno.

Esses resultados vão ao encontro do preconizado para a organização de regiões/redes de atenção à saúde, na medida em que a centralização de alguns recursos de maior complexidade tecnológica otimiza não só a utilização de recursos (humanos, materiais, estruturais etc.), mas também favorece a regulação do acesso (com critérios únicos, estabelecidos regionalmente), bem como a organização e planejamento do transporte sanitário.

A compreensão acerca da operacionalização da rede de atenção para atendimento desses agravos foi possível a partir da análise qualitativa, que permitiu um aprofundamento do olhar para o que integra o processo de atenção. Importante destacar também que, nesse contexto, de acordo com os objetivos do estudo e referencial teórico adotado, foi possível realizar a etapa qualitativa com a totalidade das regiões e municípios de estudo ou, ainda, eleger apenas um caso único que correspondia a uma única CIR ou município. A região (ou município) de estudo deve ser intencionalmente escolhida, desde que seja uma região (município) que tenha serviços suficientes para se alcançar a integralidade da atenção.

No contexto de estudo, para realização da etapa qualitativa, optou-se pela realização de entrevistas semiestruturadas, considerando-se como "informantes-chaves" gestores de saúde e responsáveis por serviços de regulação. Entende-se que estes podem ser considerados profissionais com alto nível de conhecimento acerca da rede de atenção aos agravos cardiovasculares, suas potencialidades, fragilidades e desafios.

Na elaboração do roteiro para guiar a entrevista, priorizaram-se questões de fácil

> No momento da eleição do público-alvo das entrevistas, um aspecto importante é a eleição de atores que possam intermediar o contato, atuando como "parceiros" na captação dos entrevistados, abordando-os e sensibilizando-os para as entrevistas. Parceiros também podem disponibilizar contatos pessoais como e-mail e telefone celular, bem como ceder espaço comum para viabilização das entrevistas. No cenário regional, a sede do DRS, ou do município polo da região de saúde podem ser essas referências.

compreensão para o público-alvo. Importante salientar também que o processo de interação entre entrevistador e entrevistado foi dinâmico, não limitado à fiel execução do roteiro, de modo a permitir a apreensão de informações relevantes para a análise e explicação do problema.

Embora não tenha sido objeto do estudo em questão, entende-se que a participação dos usuários pode ser muito útil para o processo de avaliação, ampliando seu escopo de análise. Assim, um estudo avaliativo que propicia a participação do "usuário" na etapa de abordagem qualitativa, enriquece o processo de avaliação na medida em que introduz elementos para comparação dos resultados, sob diferentes perspectivas: percepção de gestores; profissionais; usuários; e dados secundários.

No que tange à análise, a literatura científica apresenta referenciais consolidados para a interpretação de dados qualitativos, em diferentes vertentes. Entretanto, nossa ideia foi a de expor uma possibilidade que diz respeito à exploração sistematizada, aprofundada dos depoimentos ou falas dos participantes, de maneira a apreender aspectos relevantes do conteúdo que se repetiam e/ou apresentavam semelhança semântica, permitindo o seu agrupamento. Esse olhar analítico possibilitou identificar dimensões relevantes para ampliar a compreensão acerca dos dados quantitativos, assim como acrescentar outros elementos importantes para a análise do objeto.

Ao final da experiência, concluiu-se que a opção por uma abordagem metodológica mista, utilizando dados quantitativos e qualitativos, ampliou o entendimento do objeto estudado, mostrando-se uma estratégia oportuna para estabelecimento de diretrizes, em especial afeitas ao planejamento do acesso em cardiologia, na perspectiva das redes de atenção à saúde, podendo inclusive subsidiar organização de sistemas e de serviços de saúde, municipais e/ou regionais.

A análise desses resultados da atenção cardiológica evidenciou a necessidade de ações voltadas à organização da rede de atenção. A oferta de recursos para confirmação diagnóstica e\ou acompanhamento de casos se fazia necessária, requerendo recursos humanos, materiais e equipamentos especializados, bem como a adoção de protocolos que pudessem ser pactuados no sistema regional, na perspectiva de ordenar o acesso. De acordo com os princípios de regionalização e hierarquização, a pactuação da centralização de exames, procedimentos e demais ações de maior densidade tecnológica e de complexidade distinta, em um município de maior porte, poderia ser uma estratégia para organização da rede, possibilitando racionalização e otimização de recursos. Em contrapartida, requer a organização de fluxos de referência e contrarreferência que garantisse o acesso integral e equitativo do usuário, ressaltando-se a necessidade de articulação entre os pontos de atenção no sistema regional. Por sua vez, a efetivação dessa estratégia requer a implantação de estruturas sólidas de gestão envolvendo planejamento regional, controle, regulação e avaliação da assistência.

Referências Bibliográficas

1. Creswell JW. Projeto de pesquisa: método qualitativo, quantitativo e misto. 3 ed. Porto Alegre: Artmed; 2010.
2. Chaves LDP, Ferreira JBB, Camelo SHH, Balderrama P, Tanaka OY. Reflexões acerca de sistemas de informações em saúde, pesquisa avaliativa e enferm. Enferm. Glob. vol.13 n. 34:303-312, 2014.
3. Tanaka OY, Tamaki EM. O papel da avaliação para a tomada de decisão na gestão de serviços de saúde. Ciência & Saúde Coletiva, 17(4):821-828, 2012.
4. Kessner DM, Singer J, Kalk CE, Schlesinger ER. Infant death: an analysis of maternal risk and health care. Washington DC: Institute of Medicine, National Academy of Sciences, 1973.

Regionalização da Saúde em Mato Grosso – Uma Experiência de Avaliação

João Henrique G. Scatena
Nereide Lúcia Martinelli
Ligia Regina de Oliveira
Cassia Maria Carraco Palos

Introdução

Políticas públicas podem ser compreendidas como ações governamentais idealizadas e formuladas em atendimento aos propósitos das agendas governamentais, permeadas com os anseios e demandas de grupos sociais, mediante estratégias, planos e programas, em âmbito federal, estadual ou municipal, com o propósito de transformar uma dada realidade. Neste contexto, a regionalização, um dos princípios do Sistema Único de Saúde (SUS), é entendida como uma estratégica política que visa a organização e o funcionamento desse sistema de forma mais racional e efetiva. Conforma, assim, um objeto prioritário de avaliação.

No Brasil, a avaliação das políticas e de programas de saúde vem ganhando relevância nas últimas décadas, após as profundas transformações ocorridas no Estado e na sociedade, especialmente, a partir da Constituição de 1988 e da criação do SUS. Isso se deve, sobretudo, às pressões cada vez mais crescentes da sociedade para que os governos e as instituições avaliem suas políticas, revejam suas práticas e reestruturem suas ações, melhorando os padrões de desempenho e qualidade da administração pública na busca de resultados mais consistentes; eficiência, eficácia e efetividade das políticas; transparência e ética dos processos; racionalidade na alocação dos recursos públicos, que são escassos.[1,2]

Este capítulo apresenta a experiência de análise/avaliação do processo de regionalização da saúde no Estado do Mato Grosso, que pode suscitar sua apropriação ou reprodução e também contribuir para o debate no campo da avaliação. Nesse sentido, cabem breves considerações sobre a trajetória da avaliação e algumas conceituações.

Historicamente, a avaliação tem o seu nascimento em programas das políticas públicas de saúde e educação, em meados do século XX, logo após a Segunda Guerra Mundial, em função do papel que o Estado passa a desempenhar na condução dessas e outras políticas.[2]

As abordagens utilizadas nessas avaliações ancoravam-se em um paradigma experimental quantitativo de correlação estatística e de aferição de produtos e resultados baseados no rigor do cientificismo típico das áreas das ciências exatas e biológicas, conforme sustentam.[3]

Embora, no âmbito de políticas e programas de saúde, ainda se dê o desenvolvimento de avaliações mais tradicionais e verticalizadas, correntes significativas da área vêm ressaltando a importância da inclusão de estratégias participativas, que incluam os diversos interessados nas avaliações, ampliando, assim, a legitimidade dos processos. Esse tipo de questionamento não é recente, sendo debatido desde as últimas décadas do século XX. Mediante minucioso trabalho crítico no campo das avaliações, Guba e Lincoln[3] propuseram a avaliação de 4ª geração ou a avaliação construtivista responsiva, referindo-se a avaliações que implicam a participação e o envolvimento dos grupos de interessados no processo avaliativo e para o qual a realidade é uma construção social, o que inclui o objeto da avaliação.

A avaliação de políticas públicas e de programas sociais é uma tarefa complexa que lida com sujeitos sociais, interesses, representações e contextos concretos e variados. Daí a necessidade de se conhecer os resultados no cenário de transformações ocorridas no âmbito do Estado e da sociedade contemporânea.[4] Para Patton,[4] apenas a excelência técnica e o rigor metodológico não garantem o sucesso de uma avaliação que contribua para a tomada de decisão, fazendo-se necessários proposições e compromissos entre o avaliador e os interessados para que o processo avaliativo seja útil para todos os envolvidos.

Outros autores do campo da saúde vêm evidenciando que, para além dos aspectos técnicos que devem sustentar a metodologia e o gerenciamento de um processo de avaliação, é também essencial que os avaliadores reconheçam o contexto no qual as políticas e os programas se desenvolvem e contemplem os interesses de gestores, financiadores e demais grupos interessados, sobretudo o público beneficiário.[5]

Em contribuição, Contandriopoulos[2] traz à tona o aspecto do julgamento nos processos de avaliação. Para esse autor, pode-se conceber que os resultados de uma avaliação não se traduzam automaticamente em decisões, mas, fundamentalmente, espera-se que as informações produzidas contribuam para um julgamento de uma determinada situação, de maneira mais apropriada e validada, influenciando positivamente as decisões.

A avaliação, enquanto instrumento político, deixa de ser intervenção para ser processo, possibilitando uma oportunidade de formação para os diversos segmentos da comunidade envolvida, contribuindo para a democratização da gestão e a sedimentação de uma cultura da avaliação com intencionalidade de aprendizagem.[4]

A avaliação, muitas vezes, é entendida como pesquisa avaliativa ou como investigação avaliativa, por se tratar de produção de conhecimento, por meio de investigação sistemática, ancorada em procedimentos estruturados da metodologia científica. Para Scriven,[6] o que distingue a avaliação da pesquisa aplicada é que, para chegar a conclusões avaliativas, a avaliação requer a identificação de padrões e dados de desempenho e a integração dos dois. Para esse autor, a prática avaliativa é uma parte essencial da pesquisa avaliativa e a pesquisa é uma parte essencial da prática de avaliar. Rossi e Freeman, citados por Vieira da Silva e Formigli,[7] consideram a avaliação e a pesquisa avaliativa como sinônimos e as conceituam como uma aplicação sistemática dos procedimentos advindos das ciências sociais para analisar programas de intervenção.

Worthen et al[8] acrescentam que avaliação e investigação avaliativa são semelhantes em alguns aspectos, especialmente no fato de que ambas dependem profundamente de técnicas e métodos empíricos de investigação, porém algumas características as distinguem, principalmente no que se refere ao propósito para a qual a atividade é conduzida. Segundo esses autores, a avaliação contribui para a solução dos problemas práticos pelo julgamento de valores sobre os eventos que estão sendo avaliados e a investigação avaliativa tem o propósito de produzir conhecimentos. Enquanto a pesquisa busca conclusões, a avaliação leva a decisões, sustentam os autores, para os quais, investigadores e avaliadores trabalham dentro de um mesmo paradigma de investigação, porém, assumem papéis gerenciais diferentes e atuam para diferentes audiências.

Alinhados com a conceituação de Worthen et al,[8] entende-se a experiência de análise do processo de regionalização da saúde em Mato Grosso como uma pesquisa avaliativa, desenvolvida no âmbito da academia, mas que não descarta a intencionalidade de produzir conhecimentos que tenham utilidade para os gestores envolvidos.

Não perdendo o caráter intersetorial e multidisciplinar das políticas públicas de saúde, no que se refere especificamente ao processo de regionalização, as políticas de formulação, implementação e execução são permeadas por situações e desafios que demandam práticas de monitoramento e avaliação que não só corrijam eventuais rumos na condução das ações, mas que também atendam às constantes mudanças estruturais que o dinamismo do processo apresenta.

Avaliar uma política pública é, em última instância, refletir com os diversos segmentos da comunidade de saúde a respeito da qualidade, dos resultados e dos impactos de uma política pública, a curta, médio e longo prazos, com o intuito de contribuir para que decisões mais amplas sobre sua continuidade, pertinência de expansão ou reformulação e de sustentação sejam tomadas.

A pesquisa em Mato Grosso: percurso metodológico e síntese dos resultados

Na pesquisa do processo de regionalização em Mato Grosso, buscou-se:
a. Descrever aspectos do processo histórico da regionalização no Estado;
b. Caracterizar as regiões de saúde atualmente conformadas;
c. Caracterizar os instrumentos de planejamento, o processo decisório, os padrões de relacionamento e o papel indutor das instâncias estaduais/regionais na gestão;
d. Analisar a implementação da regionalização, comparando os modos de funcionamento e atuação dos Colegiados de Gestão Regional (CGR);
e. Identificar aspectos que afetam os processos de negociações e a integração entre as instâncias envolvidas na regionalização.

Dada a abrangência do que se pretendia investigar, a pesquisa contemplou distintas abordagens, que também conformaram recortes específicos:

1) Levantamento e análise de dados quantitativos secundários, para caracterização das 16 regiões;

2) Pesquisa documental, para investigação dos antecedentes históricos da regionalização;

3) Realização de inquérito com informantes-chaves regionais, para mapeamento da percepção desses atores sobre as dimensões abordadas;

4) Estudos de casos em regiões selecionadas, para aprofundamento da investigação (instâncias envolvidas, dinâmica de seu funcionamento frente à regionalização, fatores e situações que influenciam a implementação dessa estratégia, entre outras).

Para orientação do processo de levantamento e análise de dados, uma matriz foi construída (Quadro 14.1) tendo como referência um estudo nacional com enfoque na regionalização e na Comissão Intergestores Bipartite (CIB).[9] Excetuando-se o recorte relativo aos antecedentes históricos da regionalização, os demais abordaram basicamente o período de vigência do Pacto pela Saúde, avançando, no máximo, até 2013.

Quadro 14.1 – Matriz síntese de levantamento e análise da base empírica

Dimensões	Categorias investigadas	Abordagem*			
		1	2	3	4
Diagnóstico de saúde da região	Características da região	X	X	X	
	Histórico da regionalização	X	X	X	
Institucionalidade do CGR	Formas de organização interna do CGR		X	X	X
	Representatividade e legitimidade		X	X	X
Governança da regionalização	Estruturas de integração e gestão regional		X	X	X
	Papel do CGR na regionalização		X	X	X
	Relações interinstâncias		X	X	X
	Relações público-privadas		X	X	X
Planejamento regional de saúde	Finalidade e escopo		X	X	X
	Financiamento		X	X	X
	Estratégias e ações regionais de saúde		X	X	X
Modos de gestão regional colegiada	Processo político e padrões de relacionamento no CGR			X	X
	Agendas e temática predominante nas reuniões			X	X
	Gestão cotidiana e operação do CGR			X	X
Resultados e impactos da regionalização	Mudanças institucionais e implementação de políticas		X	X	X

Adaptação de Viana e Lima[9].

* Os números de 1 a 4 referem-se àqueles quatro recortes mencionados em parágrafo anterior.

Para a Análise de Situação de Saúde e tendo como unidade de investigação cada uma das 16 regiões de saúde, foram construídos, a partir de dados secundários extraídos do DATASUS, 60 indicadores, abrangendo as seis dimensões da RIPSA[10] e cobrindo aspectos de contexto social, demográfico e econômico; de estrutura, processo e resultados; da relação público-privada na saúde e no âmbito do SUS.

A Pesquisa Documental, etapa de abrangência estadual e inicial, foi desenvolvida com o intuito de resgatar a história da política de regionalização no Estado; caracterizar a institucionalidade da regionalização e apreender os elementos que informassem a governança dessa estratégia política. De caráter qualitativo, esse recorte teve como foco os documentos que tratavam principalmente da regionalização, ainda que também fossem considerados aqueles relacionados à descentralização, pelo vínculo de ambas as estratégias. Fontes primárias abarcaram leis, decretos, portarias, resoluções, regimentos, relatórios, planos, além de pautas e atas (CIB). Como fontes secundárias, destacaram-se livros, artigos, teses, dissertações e monografias. Exploração, processamento e síntese dessa base empírica foram orientados pela Análise de Conteúdo.[5,11]

O Inquérito envolveu como informantes-chaves regionais os gestores das principais instâncias institucionais constituídas no território: Colegiado de Gestão Regional (o CGR, à época da pesquisa); Escritório Regional de Saúde (ERS); Consórcio Intermunicipal de Saúde (CIS); Hospital Regional (ou de referência); Conselho de Secretarias Municipais de Saúde (COSEMS); e Secretaria Municipal de Saúde (SMS). Foi construído um questionário semiestruturado, contemplando as dimensões e categorias da matriz referida e, após pré-teste e teste piloto, foi encaminhado *on-line* a 98 informantes-chave, para autopreenchimento e devolução: diretores de ERS (16); secretários municipais (32); vice-presidentes regionais do COSEMS (16), secretários executivos de CGR (16), secretários executivos de CIS (15) e diretores de Hospitais Regionais (4). As respostas a esse instrumento foram processadas em planilha excel, sendo analisadas apenas as questões fechadas, tabuladas em médias e percentuais.

Quanto aos Estudos de Casos, de modo geral, eles contemplaram as etapas mencionadas da "pesquisa mãe" utilizando a base empírica já levantada e analisada ou reproduzindo etapas específicas, mais comumente a caracterização da região, agora detalhada por município constituinte. Complementaram a base empírica de tais estudos: o levantamento e a análise de documentos específicos da região (pautas e atas de CGR, regimento interno e demais documentos disponíveis); e entrevistas com informantes-chaves: diretor de ERS, secretários municipais (minimamente o do município-sede e o vice-presidente regional do COSEMS), secretário executivo do CGR e do CIS, diretor de Hospital Regional, entre outros atores, dependendo da região de estudo. Não houve uma total homogeneidade nos estudos de caso, ainda que todos se apoiassem na mesma base teórico metodológica. Isso porque eles foram desenvolvidos como dissertações ou teses, em tempos diferentes e com prazos e recortes distintos. O caso da região Sul Mato-Grossense foi o primeiro (2009-2010), envolvendo basicamente a caracterização da região (e seus 19 municípios) e a análise documental. Já os casos das regiões Garças Araguaia, Noroeste Mato-Grossense e Oeste Mato-Grossense deram-se entre 2012-2013 e tiveram enfoque e abordagens semelhantes, assim como o caso Médio Norte Mato-Grossense (2012-2014), em que se aprofundou também a discussão da relação público-privada naquele território.

Uma síntese dos resultados dessa experiência é apresentada a seguir. Alguns recortes específicos foram publicados em periódicos nacionais e um livro editado recentemente[13] trata em detalhe tal experiência.

A caracterização geral das regiões de saúde (abordagem 1), mediante os 60 indicadores simples trabalhados, embora rica, não facilitou a agregação de regiões em dimensões. Assim, com base nos critérios poder discriminatório, simplicidade, disponibilidade, facilidade de acesso, sensibilidade, confiabilidade, qualidade dos dados e facilidade de desagregação,[10,13] foram selecionados 25 daqueles indicadores, organizados em sete dimensões (Quadro 14.2). A transformação desses indicadores (em escala de 0 a 100) e sua consolidação resultaram em indicadores compostos, mais adequados para evidenciar a diversidade das regiões mato-grossenses, em face a dimensões específicas.

À guisa de exemplo, apresenta-se a situação das regiões de saúde em relação a duas das dimensões construídas (Figura 14.1). Na dimensão socioeconômica, observou-se uma concentração de indicadores ruins (quartil inferior) nas sete regiões ao norte do Estado, e a correlação dessa dimensão com a dimensão valorização da atenção básica foi inversa, como se esperava, mas foi fraca (r = -0,14), informando que nem sempre a condição socioeconômica comprometida está correlacionada com maior valorização da atenção básica e vice-versa. Contudo, a dimensão socioeconômica mostrou-se fortemente correlacionada (r = -0,79) com a dimensão relação público-privada, mostrando uma relação inversa: redução da participação pública na saúde com o aumento do nível socioeconômico e vice-versa.

Quadro 14.2 – Relação dos indicadores selecionados para a conformação de dimensões específicas, Mato Grosso, 2013

Dimensão	Indicadores
Demográfica	Crescimento (Razão de Crescimento, Crescimento Vegetativo)
	Envelhecimento (Razão de Envelhecimento, Idade Mediana)
Socioeconômica	Produto Interno Bruto *per capita*; Índice de Desenvolvimento Humano; Cobertura do Esgotamento Sanitário
Valorização da Atenção Básica	Cobertura da Estratégia de Saúde da Família; Cobertura do Pré-Natal (> 6 consultas); Número de consultas médicas de AB por habitante
Despesas com Saúde	Despesas gerais com saúde; Percentual de despesas próprias municipais
Epidemiológica	Taxa mortalidade infantil precoce; Taxa Incidência de Dengue; Taxa de Incidência de Tuberculose; Coeficiente de internação hospitalar por IVAI em < 5 anos; Coeficiente de internação por Gastroenterocolite aguda GECA
Disponibilidade de Serviços de Saúde	Disponibilidade de UBS por habitantes; Disponibilidade de serviços especializados + SADT por hab.; Disponibilidade de leitos hospitalares por hab.; Disponibilidade de médicos + enfermeiras por hab.
Relação Público--Privada no SUS	Participação público-privada nos serviços especializados; Participação público-privada nos SADT; Participação público-privada nos leitos hospitalares; Percentual da população coberta pela saúde suplementar

AB: Atenção Básica, IVAI: Infecções das vias aéreas inferiores, GECA: Gastroenterocolite aguda, SADT: Serviço de Apoio Diagnóstico Terapêutico, UBS: Unidade Básica de Saúde.

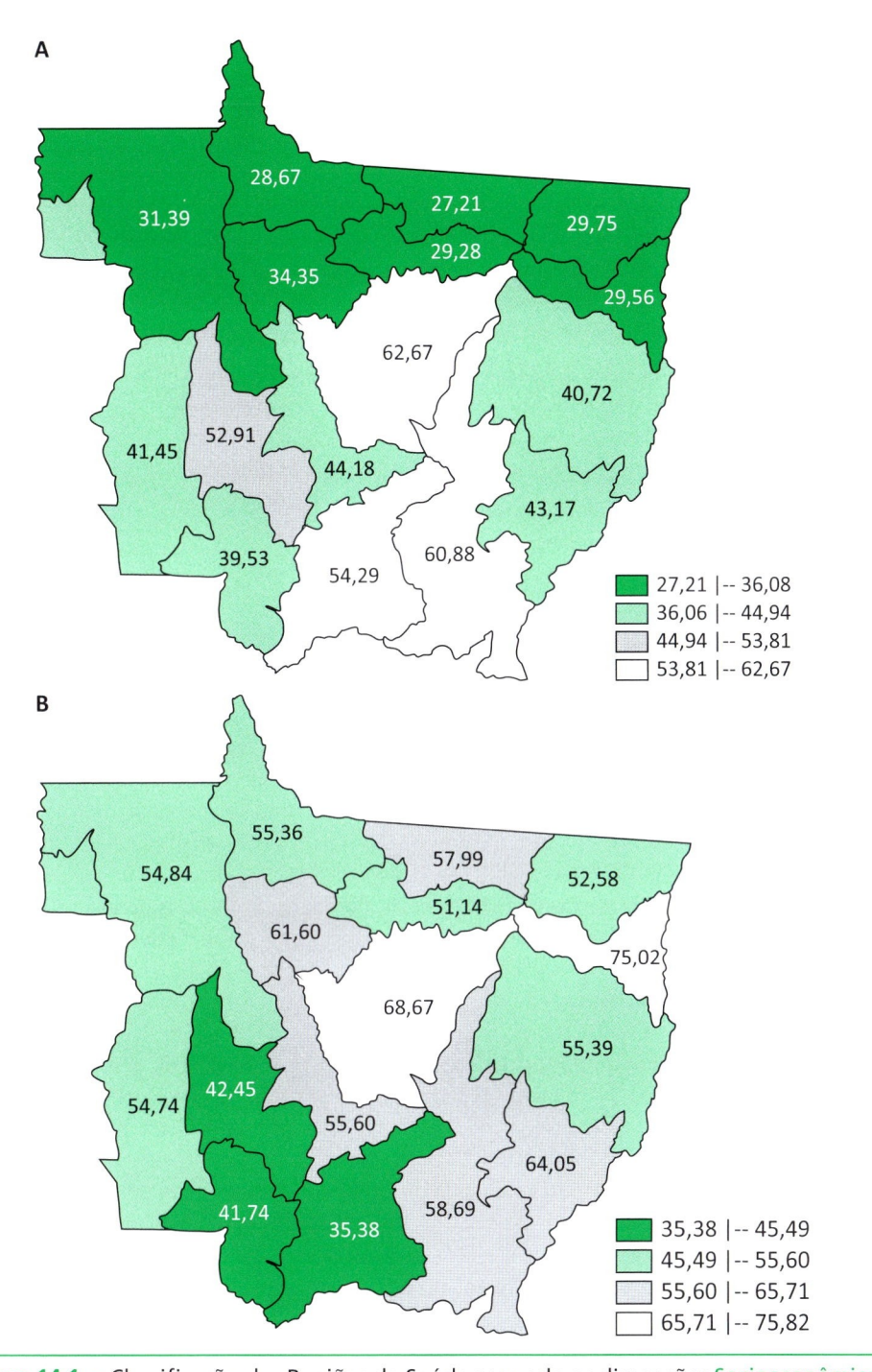

Figura 14.1. – Classificação das Regiões de Saúde segundo as dimensões Socioeconômica (Acima) e Valorização da Atenção Básica (Abaixo), MT, 2012

A pesquisa documental (abordagem 2) resgatou os antecedentes da regionalização, incluindo o processo de criação (e redimensionamento) das regiões de saúde, assim como as primeiras iniciativas de descentralização de ações e serviços aos municípios.

Destacaram-se os avanços ocorridos no período referente a 1995-2002, evidenciados por expressivo volume de documentos e publicações. Vários elementos fomentaram a regionalização no referido período, salientando-se, entre outros:

1) Gestão estadual da saúde exercida por uma única pessoa (sanitarista histórico e defensor do SUS), durante dois mandatos do mesmo governador;
2) Saúde concebida como política social prioritária e de Estado;
3) Plano Estadual de Saúde, contemplando a regionalização;
4) Fortalecimento das instâncias da SES nas regiões da saúde, à época os Polos Regionais de Saúde (hoje ERS);
5) Instituição, de forma pioneira, das CIB Regionais;
6) Criação dos Consórcios Intermunicipais de Saúde (CIS);
7) Estabelecimento de parceria com municípios (e COSEMS);
8) Instituição do Complexo Regulador;
9) Elaboração do Plano Diretor de Regionalização (2001);
10) Criação de incentivos financeiros específicos;
11) Construção/implantação de Hospitais Regionais;
12) Instituição de novos convênios com os setores públicos e privados para a oferta de serviços de média complexidade e UTI nas regiões.

Assim, quando da edição da Norma Operacional da Assistência à Saúde (NOAS) (2001-2002), o estado de Mato Grosso já tinha avançado para além da municipalização autárquica, qualificando a descentralização concomitantemente com a regionalização e construindo o arcabouço institucional e as condições necessárias para que essa estratégia evoluísse. Isso não foi o que se deu, como se evidenciou nos estudos de casos.

A resposta dos atores-chaves ao inquérito (abordagem 3) foi considerada satisfatória, com 62% de resposta aos questionários e representação, em todas as regiões, de gestores do nível regional e nível municipal, predominando: sexo feminino (2/3), tempo menor que 4 anos na função (55,6%) e bom nível de escolaridade (90% com formação universitária e 70% pós-graduação).

Os atores manifestam pouco conhecimento sobre os processos de descentralização e regionalização no Estado, valorizando sobremaneira o período do "Pacto pela Saúde" e reconhecendo no ERS a instância que mais contribuiu nesse processo. O tempo dos atores no exercício da função pode ter influenciado tal percepção.

No que concerne à institucionalidade do CGR, constatou-se: sua presidência é exercida majoritariamente pelo diretor do ERS (98,4%); existência e cumprimento do regimento interno (97,8%); boa participação de gestores (80%) e técnicos das SMS (94,7%) nas reuniões.

Em termos de governança da regionalização, destacam-se o CGR e o ERS, considerados as principais instâncias de gestão. Também é destacada (73,2%) a liderança do diretor do ERS, no âmbito do CGR.

O processo de planejamento regional apontado pelos atores mostrou-se frágil visto que poucos (39%) referiram a existência de Plano Regional de Saúde, apesar do reconhecimento da existência de metas estabelecidas (71,1%). Metade dos atores referiu a elaboração integrada de um diagnóstico regional das necessidades de saúde, o que poderia significar uma primeira etapa em direção a um planejamento regional. A Programação Pactuada e Integrada (PPI) é referida como o instrumento de planejamento mais utilizado, assim como o principal instrumento de alocação de recursos financeiros.

Ainda que tenha havido algum incremento nos modos de gestão regional colegiada, não ocorreu enfrentamento e/ou diminuição das desigualdades intrarregionais.

Como principais mudanças institucionais advindas do processo de regionalização da saúde, os atores-chaves destacam: organização da atenção à saúde; processo de gestão da política de saúde; divulgação de decisões/proposições do CGR; e prestação da atenção à saúde. Tal percepção, no entanto, não se explicita em avanços significativos na regionalização, que tem como principais obstáculos: a fragilidade na condução da política estadual Secretaria Estadual de Saúde (SES) após 2002, a rotatividade dos secretários municipais de saúde e o não fortalecimento de práticas de gestão regional colegiada, no âmbito do CGR.

Dos cinco estudos de casos (abordagem 4) que se basearam na mesma estrutura teórico metodológica (em parte ou na sua totalidade), pôde-se apreender um conjunto de evidências que, em diálogo com as demais bases empíricas investigadas, informam:

1) De modo geral, foi baixa a participação do nível central estadual (SES) nas questões relativas à regionalização da saúde, no período 2003-2013, comprometendo, também, o exercício do papel de sua representação institucional das regiões, os ERS. A prática de indicação política para a diretoria dos ERS passou a ser frequente, com importante rotatividade desses gestores e consequente desarticulação e enfraquecimento das instâncias regionais ou das relações entre elas.

2) Limitação e atraso de repasse de recursos financeiros, principalmente por parte do Estado.

3) Plano de Desenvolvimento Regional desatualizado e inexistência de plano ou planejamento regional, apesar da constatada diversidade inter e intrarregional;

4) Implantação ou implementação de alguns serviços por indução (e transferência de recursos) da União;

5) Regiões buscando, isoladamente, ampliar acesso mediante pactuações, definições de fluxos e outras estratégias;

6) Em regiões que contam com Hospitais Regionais, foi referida a diminuição de acompanhamento e controle dessas unidades pelas instâncias regionais, após a introdução do modelo de gestão por Organizações Sociais de Saúde (OSS), em 2011. As regras, definidas pela SES e adotadas na gestão por OSS, acabaram interferindo na relação público-privada, tanto influenciando as relações com prestadores privados tradicionais do SUS como, eventualmente, valorizando o prestador privado em detrimento de um equivalente público, na instalação de determinados serviços.

7) Em todas as regiões, o CGR tem funcionado regularmente e com boa participação, também por conta do aprendizado institucional, fruto do pioneirismo mato-grossense do período 1995-2002. No entanto, a identidade e a solidariedade regional, componentes cognitivos da institucionalidade, ainda não se fortaleceram. No CGR, há predominância de pautas oriundas de demandas da União e do Estado, assim como dos municípios; mas incipiência de demandas regionais. É baixa ou pontual a participação dos CIS nas reuniões e inexistente a participação social.

8) O CGR conta com paridade numérica dos dois segmentos – estado e municípios –, mas a participação desses segmentos é desequilibrada, no que tange à pauta,

condução, argumentação e decisão, em que se sobressai a representação estadual. Nessas instâncias colegiadas, entre os gestores municipais, têm papel de destaque o secretário do município-sede e o vice-presidente regional do COSEMS. Ainda que as decisões sejam por consenso, o conflito é presença frequente.

9) Somam-se a isso: a rotatividade e a dificuldade de fixação de profissionais (principalmente médicos) nas regiões; os vínculos precários que regem o trabalho entre servidores do SUS; o alegado despreparo dos secretários municipais para a gestão da saúde, além de sua alta rotatividade.

Todas essas evidências, além de várias outras não elencadas aqui, são indicativas de uma incipiente (quando não inexistente) governança regional, elemento imprescindível à efetivação da regionalização assim como da instituição de redes de atenção à saúde, ambas estratégias que só se viabilizam e se fortalecem ao se complementarem.

Possibilidades de apropriação dos resultados de uma avaliação (ou de uma "avaliação acadêmica")

No processo de institucionalização das diretrizes do SUS, a realização de pesquisas avaliativas tem contribuído para a implementação da política, que agrega interesses locais, regionais, estaduais e nacional, mantendo a autonomia dos integrantes. O SUS é uma política federativa e intergovernamental de relações complexas que exige do gestor o estabelecimento de pactos e tomada de decisões, condutas que as experiências aqui relatadas mostram que nem sempre são simples em face à diversidade de contextos em que os municípios estão inseridos e à complexidade do arcabouço constitucional do sistema de saúde brasileiro.

A diversidade do perfil epidemiológico associada ao uso de novos conhecimentos e técnicas nas práticas de saúde tem aumentado os custos, diversificado as alternativas de intervenção frente às necessidades de saúde da população, fomentando o uso rotineiro da avaliação para a decisão.[6]

Nesse sentido, as práticas avaliativas em saúde, como as destacadas neste capítulo, oferecem subsídios que permitem fazer um julgamento mais consistente, com base em evidências que podem contribuir para as mudanças necessárias e aprimorar a gestão, com a tomada de decisão que considere o ponto de vista de atores em diferentes posições. Na experiência relatada, os CGR, espaço institucional deliberativo das decisões intergovernamentais, mostraram a importância de se construir objetivos comuns para a gestão cooperativa, o que requer a tomada de decisão qualificada.

Para essa maneira de gerir, é necessário que as instâncias de decisão envolvidas tenham clareza do que foi (ou do que se deseja que seja) avaliado, em que contexto e de que forma foi ou será realizada a avaliação. Tais condutas permitem aos gestores decidir com segurança o que será avaliado ou o que será aplicado do produto das pesquisas, nas situações e/ou problemas caracterizados pelos múltiplos fatores que podem condicionar a saúde e a doença.[14] Reitera-se também a necessidade de se ter claro quem toma as decisões e criar as condições para que os atores envolvidos, sejam eles gestores ou outros, participem e tenham interesse em executar as ações decorrentes das decisões, entendendo que os resultados podem direcionar para as principais necessidades de saúde da população e dos serviços, em consonância com as diretrizes da política de saúde.

Ao se dar no âmbito acadêmico, essa avaliação não contou, na sua concepção e desenho, com o envolvimento de gestores e outros interessados; no entanto, muitos deles participaram como informantes-chaves. Além disso, os estudos de caso foram conduzidos por trabalhadores do SUS, de nível estadual e/ou municipal, em pós-graduação. Assim, ainda que as dimensões e categorias avaliadas possam não ter sido aquelas que mais interessassem aos gestores, as evidências emanadas dessa avaliação têm grande potencial de utilização, obviamente a depender do interesse desses tomadores de decisão.

As pesquisas que conformam essa experiência utilizaram um modelo metodológico de avaliação que analisou a influência dos fatores do contexto político, organizacional, econômico e sócio demográfico, ou seja, os determinantes e condicionantes do processo de regionalização nas regiões de saúde instituídas desde a década de 1990. Os resultados revelaram que vários fatores facilitaram ou dificultaram o processo de regionalização no Estado e podem auxiliar o processo de tomada de decisão por parte dos gestores municipais e estaduais (de nível central ou regional), visto que foram evidenciados elementos que explicam tais fatores. Alguns, mesmo quando favoráveis, não foram suficientes para estabelecer acordos entre os entes federativos e garantir o fortalecimento da região como espaço de negociação, pactuação e deliberação da política de saúde regionalizada.

Um dos recortes, por exemplo, mostrou que as desigualdades políticas, econômicas, demográficas e financeiras das regiões e respectivos municípios são desafios que requerem, dos entes envolvidos, o fortalecimento do processo de planejamento e regulação, da capacidade instalada da rede de atenção, da educação permanente para gestores e equipes, entre outros.[15]

Os resultados podem contribuir com a gestão e melhorar a qualidade da tomada de decisão, inclusive pela gestão estadual, já que os estudos de caso evidenciaram, sobretudo, a atual fragilidade das representações estaduais nas regiões e a necessidade, por parte da Secretaria de Estado da Saúde, de orientar e coordenar ações de cooperação intergovenamental para o fortalecimento das relações e da condução da política de saúde.

Alguns autores[16-19] têm apontado que, nos últimos anos, iniciativas de avaliação têm sido desenvolvidas e mostram a importância da avaliação para qualificar a tomada de decisão e o apoio à gestão. No entanto, elas ainda não são rotineiras, são limitadas e pouco incorporadas à prática, geralmente não fazem parte da cultura institucional e nem sempre contribuem para a tomada de decisão e para a formação profissional.[18,20]

A realização dessa avaliação por iniciativa da academia e a constatação de sua pouca (ou nenhuma) governabilidade, no que tange às possibilidades de intervenção suscitadas pelas evidências encontradas, apontam para uma iniciativa que há muito se defende:[6,22] a necessidade de que se desenvolva, no interior das instituições, a cultura da avaliação, com a realização de processos avaliativos participativos, para que os resultados desses estudos tenham mais chance de ser utilizados. Acredita-se que a presente experiência, ao envolver, como "avaliadores", profissionais dos serviços de saúde, também possa contribuir para o processo de institucionalização da avaliação, no âmbito de suas instâncias de origem.

Por fim, entende-se que as finalidades dos processos avaliativos não se limitam ao uso da academia e a demonstrar resultados, problemas e soluções e que dificilmente os diferentes atores que vivenciam o problema chegarão a um consenso quanto aos resultados desses processos. Mas se reitera a importância de sua institucionalização, estratégia que pode contribuir para o aprendizado, pode incentivar os diferentes atores a utilizá-la para fortalecer a negociação, por meio da reflexão e diálogo e, assim, chegar aos resultados para mudanças necessárias. Concorda-se com Tanaka[21] que afirma que sua institucionalidade poderá ocorrer se formos capazes de despertar o interesse dos diferentes sujeitos sociais para o uso mais racional de informações objetivas, no cotidiano das escolhas, para a tomada de decisão.

Como apresentado, essa experiência de avaliação levantou uma série de evidências que podem subsidiar decisões as mais variadas: da reorganização das regiões, uma demanda atual da Secretaria de Estado de Saúde, passando ao enfrentamento de problemas específicos levantados nas cinco regiões-caso, até a revisão do papel da gestão estadual na condução do processo de regionalização. No entanto, a autonomia acadêmica para o desenvolvimento de uma pesquisa-avaliativa (e do quê, como e quem investigar), no caso de uma estratégia política como a regionalização da saúde, é limitada pelo seu baixo poder de intervenção sobre o produto dessa avaliação. Nesse caso, pelo menos três alternativas, não excludentes, ficam como lição ou possibilidades:

a. "vender o peixe" – buscar estratégias e fazer esforços para que os vários produtos da presente avaliação cheguem aos potenciais interessados;

b. "casar interesses" – compatibilizar o interesse acadêmico ao dos potenciais interessados, envolvendo-os nas várias etapas da avaliação, ampliando, assim, a possibilidade de utilização de seus resultados;

c. "fomentar avaliadores no SUS" – estimular a institucionalidade da avaliação no cotidiano das instâncias responsáveis pelas políticas e pelas práticas de saúde.

O sucesso de tais alternativas pode qualificar a tomada de decisão dos diferentes atores envolvidos, fortalecendo, no caso em tela, a governança para a gestão regionalizada do SUS.

Referências Bibliográficas

1. Hartz Z. Avaliação dos programas de saúde: perspectivas teórico-metodológicas e políticas institucionais. Rev C S Col. 1999; 4:341-54.
2. Contandriopoulos AP. Avaliando a institucionalização da avaliação. Rev C S Col. 2006; 11(3): 705-711.
3. Guba E, Lincoln Y. The fourth evaluation generation. Thousand Oaks, Calif.: Sage Publications, 1988.
4. Patton MQ. Utilization-focused evaluation: the new century text. Beverly Hills: Sage Publications; 1997.
5. Furtado JP. A avaliação de programas e serviços. In: Campos GWS, Minayo MC et al. (org.). Tratado de Saúde Coletiva. São Paulo: Hucitec, 2006, p. 715-740.
6. Scriven M. O conceito de avaliação. In: Instituto Fonte para o Desenvolvimento Social, organizador. Introdução à avaliação de programas sociais – coletânea de textos. São Paulo: Instituto Fonte para o Desenvolvimento Social; 2004. P. 8-33.
7. Vieira da Silva LM, Formigli VLA. Conceitos, abordagens e estratégias para avaliação em saúde. In: Hartz ZMA, Vieira da Silva LM (org). Avaliação em saúde: dos modelos teóricos à prática na avaliação de programas e sistemas de saúde. Salvador: EDUFBA/Rio de Janeiro: Editora Fiocruz, 2005. p. 15-39.
8. Worthen B, Sanders J, Fitzpatrick J. Avaliação de programas: concepções e práticas. São Paulo: Editora Gente; 2004.
9. Viana ALd'Á, Lima LD. Regionalização e relações federativas na política de saúde no Brasil. Rio de Janeiro: Contracapa, 2011.
10. RIPSA. Rede Interagencial de Informação para a Saúde. Indicadores básicos para a saúde no Brasil: conceitos e aplicações/Rede Interagencial de Informação para a Saúde - RIPSA. 2 ed. Brasília: Organização Pan-Americana da Saúde, 2008.
11. Bardin L. Análise de Conteúdo. 4 ed. Lisboa: Edições 70, 2009.
12. Scatena JHG, Kehrig RT, Spinelli MA. Regiões de saúde: diversidade e processo de regionalização em Mato Grosso. São Paulo: Hucitec, 2014.
13. Costa Lima JR, Pordeus AMJ, Rouquayrol MZ. Medida de saúde coletiva. In: Rouquayrol MZ, Gurgel M. Epidemiologia e Saúde. 7 ed. Rio de Janeiro: Medsibook, 2012, pp. 25-64.

14. Tanaka OY, Tamaki EM. O papel da avaliação para a tomada de decisão na gestão de serviços de saúde. Rev C S Col. 2012; 17(4):821-828.

15. Martinelli NL, Viana ALd'Á, Scatena JHG. O pacto pela saúde e o processo de regionalização no estado de Mato Grosso. Saúde em Debate 2015; 39 (nº especial): 78-90.

16. Paim JS. Avaliação em saúde: uma prática em construção no Brasil. In: Hartz ZMA, Vieira da Silva LM, (org.) Avaliação em saúde: dos modelos teóricos à prática na avaliação de programas e sistemas de saúde. Rio de Janeiro, Salvador: Editora Fiocruz, EDUFBA; 2005. p. 9-10.

17. Fernandes FMB, Ribeiro JM, Moreira MR. Reflexões sobre avaliação de políticas de saúde no Brasil. Cad. Saúde Pública 2011; 27(9): 1667-1677.

18. Carvalho ALB, MF Souza, HE Shimizu, IMVB Senra e KC Oliveira. A gestão do SUS e as práticas de monitoramento e avaliação: possibilidades e desafios para a construção de uma agenda estratégica. Rev C S Col. 2012; 17(4):901-911, 2012.

19. Tamaki EM, Tanaka OY, Felisberto E, de Almeida Alves CK, Junior MD, Calvo MCM, et al. Metodologia de construção de um painel de indicadores para o monitoramento e a avaliação da gestão do SUS. Rev C S Col. 2012; 17(4):839-849.

20. Felisberto E. Da teoria à formulação de uma política nacional de avaliação em saúde: reabrindo o debate. Rev C S Col. 2006; 11(3): 553-63.

21. Tanaka OY. Caminhos alternativos para a institucionalização da avaliação em saúde. Rev C S Col. 2006; 11(3):564-576.

O Monitoramento como Prática Apoiadora nos Processos de Decisão na Gestão da Saúde

Sylvia Christina de Andrade Grimm

Oswaldo Yoshimi Tanaka

Introdução

O desempenho das políticas no campo da Saúde tem sido uma importante preocupação na agenda global e a informação em saúde tem se destacado como uma área estratégica para a inovação das práticas na busca da superação das iniquidades nas condições de saúde e no acesso a uma atenção de qualidade. Experiências de desenvolvimento e uso de indicadores para processos de monitoramento e avaliação são empreendidas em todo o mundo, bem como iniciativas que priorizam o investimento em tecnologia para possibilitar a disponibilização oportuna de dados, o acesso à informação e a construção de indicadores de forma mais próxima à ação dos serviços.[1,2]

No Brasil, diversas experiências vêm sendo desenvolvidas de forma progressiva, nas últimas décadas e o interesse não se restringe ao âmbito acadêmico. O próprio Ministério da Saúde (MS) tem solicitado diferentes estudos de avaliação, partindo de questionamentos sobre eficiência e efetividade do Sistema Único de Saúde (SUS), da importância crescente no controle dos gastos, da maior complexidade do perfil epidemiológico do país e da incorporação das novas tecnologias.[3,4]

Existe um consenso de que as práticas de monitoramento e de avaliação não fazem parte da cultura institucional, embora sejam consideradas, muitas vezes, responsabilidade dos serviços de saúde. É fato, entretanto, que diante das incertezas que envolvem os processos decisórios, planejar, avaliar e monitorar são ações essenciais para a consecução das políticas públicas e têm demandado do SUS uma harmonização de diversos instrumentos considerando a função estratégica da gestão. O sucesso de qualquer ação, seja de monitoramento, seja de avaliação, depende de um efetivo planejamento e gestão da informação e sua adoção como objetivo de governo, portanto uma decisão política.

Monitoramento e avaliação: limites que separam essas práticas

É no campo da avaliação que mais se têm discutido e também apresentado experiências de monitoramento. Porém a percepção concomitante dessas práticas está acompanhada de grande diversidade teórico–conceitual. As propostas metodológicas são múltiplas e a incorporação dessa atividade pelos profissionais de saúde e gestores ainda está por ser feita.

Compartilhando a ideia de que o monitoramento e a avaliação são atividades intimamente relacionadas, porém distintas, é necessário destacar a natureza investigativa da avaliação do enfoque gerencial e conjuntural do monitoramento e, além disso, a inserção e papel de cada um na instância decisional.[5] Porém, mesmo distintas e relacionadas, os desafios enfrentados para a construção, implementação e uma correta utilização desses produtos são bastante semelhantes. O conhecimento da efetividade dos serviços e a equidade em sua prestação, cada vez mais, são importantes na atenção à saúde e mostram-se como constante desafio frente à dificuldade de avaliações do impacto das diferentes ações nos indicadores epidemiológicos clássicos.

Pode-se também destacar que "medir" desempenho nos serviços de saúde é uma tarefa complexa e multidimensional em que se confrontam, a todo momento, os diferentes "estilos" de gestão com as diversas propostas de monitoramento e avaliação. É um campo de limites imprecisos, influenciado pelo conceito de desempenho perseguido por cada organização, podendo ser modificado a qualquer tempo devido às múltiplas inter-relações e influências existentes nesses processos.[6]

Acredita-se que não exista contraposição entre monitoramento e avaliação, mas sim uma complementariedade de esforços na produção de informações e conectividade nos resultados alcançados. O monitoramento, ao assumir que existe uma lógica de encadeamento de atividades, esboça comportamentos esperados dos indicadores; já os processos de avaliação, alertados pelos desvios não esperados na evolução dos indicadores, buscam as explicações valendo-se de outros métodos e técnicas.[7]

Monitoramento enquanto prática

Uma sistemática de monitoramento tem um potencial para além da simples informação sobre um conjunto de indicadores em determinado momento. A possibilidade de organizá-la de uma forma que conte a história do desempenho e incorpore elementos que valorem estes resultados são características que aprimoram a prática.

É uma atividade que privilegia os gestores e as equipes próximos à tomada de decisão, tem um caráter interno e gerencial. Sua realização deve acontecer durante o período de execução de uma ação sem o compromisso de um juízo de valor imediato, mas sim da sinalização de possíveis erros e falhas.[5]

O emprego de metodologias participativas e compartilhadas na construção dos processos de monitoramento, desde a elaboração de instrumentos até a interpretação de indicadores, tem se mostrado com potencialidade para o entendimento e sua utilização, além de contribuir para despertar a cultura e a institucionalização dessas práticas.

Reflexões sobre "o quê" e "como" monitorar

Considerando as possibilidades que o monitoramento traz como estratégia apoiadora nos processos decisórios, mostra-se necessário resgatar as características que o potencializam enquanto uma prática de apreciação continuada.

Essa atividade propõe-se a verificar a existência de mudanças, mas não as suas razões. Diante disso, contrapõe a oportunidade e a disponibilidade ao rigor metodológico com seus indicadores.

Considerar a temporalidade da coleta e sistematização dos dados é uma importante etapa e a variação temporal é seu objetivo principal. A oferta atualizada das informações deve ser regular e adequada ao tempo da decisão.

Não preconiza o diagnóstico de estados fixos, mas as mudanças que os indicadores apontam no tempo. É uma atividade que, mesmo não realizada por especialistas, deve ser conduzida com metodologia adequada e clara. É essencial saber de "onde" se parte e "aonde" se quer chegar, o quanto podemos modificar e em que tempo isso é possível (velocidade e direção). Essa análise distingue-se do diagnóstico por exigir, além da descrição da situação que se quer conhecer, uma análise do desempenho das ações programadas.[8]

É importante ressaltar que somente problemas bem definidos e ações bem desenhadas e programadas são passíveis de monitoramento, podendo ser aprofundados de forma consequente e oportuna. Do contrário, serão apenas tentativas de acompanhamento, produzidas com lapsos de tempo, sem nenhuma sintonia com os processos reais exigentes da atenção e intervenção.

São os indicadores que estruturam processos formais de monitoramento. Com isso, escolhê-los é uma etapa essencial. Captar mudanças no desempenho dos serviços ou na situação de saúde de forma ágil e consistente é um importante desafio.

Devem ser sensíveis para informar sobre o objetivo a que se propõem e específicos às ações propostas para o enfrentamento de determinada questão (validade). Seus resultados precisam possibilitar intervenções que permitam transformar situações problemáticas captadas em tempo oportuno (oportunidade) e para isso a utilização de dados secundários é o indicado (disponibilidade). A prática de monitoramento não pode esperar a qualificação plena do dado e perde em agilidade quando se vale de coletas primárias.

Não se monitora tudo, opções serão necessárias e recortes definidos. É preciso ter clareza do que se quer priorizar, existe um componente eliminatório durante o processo de escolha. O contexto em que as ações são propostas deve ser considerado, devem adequar-se à gestão, refletir problemas cuja decisão está na governabilidade de gestores e técnicos e que possuam um potencial de mudanças. As dimensões política e prática que envolvem as decisões são relevantes na definição das questões e das variáveis a monitorar.

Um bom conjunto de indicadores de monitoramento deve ser suficiente para prover indicações da "situação geral" que está sendo acompanhada, mas não amplo demais a ponto de trazer ambiguidade, redundância e perda de objetividade no que é essencial analisar.

Considerando a abordagem de estrutura, processo e resultado trazida por Donabedian[9] para o monitoramento, acredita-se que são os processos os pontos primordiais para se pensar os indicadores. Um indicador adequado ao monitoramento pode não servir para aproximar-se de um resultado ou impacto na situação de saúde, mas deve contemplar as ações propostas para o enfrentamento de diferentes questões. Vários dos componentes incluídos quando se pensa em estrutura nessa mesma abordagem, não são os mais sensíveis para o monitoramento. Não se justifica acompanhar sistematicamente questões que não tenham a possibilidade de grandes mudanças em pequeno período de tempo.

Outra possibilidade concreta que potencializa essa ação é a incorporação de metodologias de análise temporal que organizam e analisam os dados disponibilizando com rapidez informações qualificadas, contribuindo, assim, para a tomada de decisão e o desencadeamento de ações.

Uma experiência com essas características é o Painel de Monitoramento da Secretaria Municipal da Saúde de São Paulo (SMS-SP).[10] O Painel surge a partir de um incômodo diante da dificuldade de se acompanhar as ações de saúde de forma crítica e oportuna.

Painel de Monitoramento da Secretaria Municipal da Saúde de São Paulo

O Painel de Monitoramento é um instrumento de gestão construído para acompanhar o desempenho e os resultados alcançados pela política de saúde escolhida para a cidade de São Paulo. A proposta foi idealizada em 2001 e continua em aprimoramento desde então, percorrendo diferentes administrações.

É composto por um elenco de indicadores que informam sobre as ações propostas para o enfrentamento dos aspectos prioritários da política municipal, definidos em conjunto com as áreas da SMS-SP, gestores e técnicos dos níveis descentralizados do sistema de saúde municipal.

Utiliza metodologia de análise de séries temporais que calcula tendência e sazonalidade. Constrói faixas esperadas para emissão de sinais mensais a partir do cálculo da média e desvio-padrão. A análise sintética considerando direção, intensidade e consistência de desvios-padrão permite a emissão de avisos de desempenho. Além disso, faz previsão de até quatro meses futuros nos valores dos indicadores.

O aplicativo do Painel é um instrumento construído para a prática do monitoramento e está disponível para o uso de gestores e técnicos desde 2009. Mesmo com uma metodologia adequada, foi preciso conhecer o uso dessa ferramenta de gestão em níveis do sistema mais próximos à ação concreta.

Análise crítica do Painel de Monitoramento da SMS-SP: uma abordagem quanti-qualitativa

Foi realizado um estudo de métodos mistos quanti-qualitativos, integrando as abordagens de forma sequencial, complementando e aprofundando a compreensão das relações e dos significados achados. Nesse estudo, buscou-se avançar no conhecimento sobre a utilização do Painel por meio da análise da rotina local em territórios descentralizados da gestão.

Em função da extensa dimensão territorial, populacional e, ainda, da complexidade da rede de serviços de saúde do município de São Paulo, optou-se por delimitar o campo à Supervisão Técnica de Saúde (STS). A STS foi escolhida como território de análise, em função de ser o nível técnico-político mais próximo às Unidades Básicas de Saúde (UBS) e das ações de saúde e com considerável oportunidade de decisão.

A abordagem quantitativa foi utilizada na escolha do território e, nessa fase, foram analisadas as 25 STS que compõem o município.

Para a coleta de dados nesse passo, foram usados os registros de acessos, parte integrante do aplicativo do Painel de Monitoramento. O número total de acessos realizados teve como hipótese explicativa a plena utilização da ferramenta para uma boa prática de monitoramento nos territórios estudados. Como fatores de influência na qualidade da utilização foram considerados o envolvimento de um número maior de gestores e técnicos na utilização, os acessos que caracterizassem o acompanhamento dos níveis mais descentralizados sob gestão das STS e o uso de relatórios com o máximo de conteúdo analítico.

Para essa análise, utilizou-se a metodologia de *clustering*,[11] uma abordagem de análise estatística multivariada que possibilita a identificação de grupos com características homogêneas, seguindo cálculos matemáticos de distância para a atribuição de medidas de proximidade (similaridade) aos pares de objetos. O processo propiciou a seleção de duas STS – das 25 existentes – para uma aproximação qualitativa. Foram escolhidas duas em função do comportamento semelhante nos indicadores utilizados para a formação dos clusters.

Identificadas as duas STS, partiu-se para a abordagem qualitativa que teve como foco a caracterização da utilização do Painel, o aprofundamento do conhecimento de fatores que favorecem ou dificultam o uso do aplicativo. Como utilizam? Para quê? O que levam em conta? Apoia a tomada de decisão? Essas foram as perguntas que nortearam essa etapa.

Foram realizadas entrevistas semiestruturadas com gestores e técnicos desse nível do sistema. Utilizou-se a técnica de Análise de Conteúdo[12] para a extração das dimensões empíricas de análise. E, como forma de delimitação da suficiência dos dados e encerrar a etapa das entrevistas foi utilizado o critério de saturação, quando as informações se tornaram reincidentes e deram mostras de exaustão.

No material empírico obtido, foram identificadas, a partir da utilização da metodologia de Análise Temática, as seguintes dimensões de análise:

1) Possibilidades de uso do aplicativo;
2) Recursos valorizados pelos usuários;
3) Dificuldades encontradas para utilização;
4) Sustentabilidade da prática de utilização.

Possibilidades de uso do aplicativo

■ Detecção oportuna de resultados indesejados

A identificação dos "desempenhos acionadores", ou seja, resultados apresentados pela ferramenta que caminham para uma direção indesejada, é o principal motivo pelo qual os entrevistados procuram o Painel. É com base em tais dados que discussões são desencadeadas para a busca de ações de enfrentamento aos problemas detectados.

■ Agenda política e programas priorizados pela gestão

Indicadores relativos à agenda política ou de prioridades que envolvam o repasse de verbas são muito consultados e acompanhados e, nesses casos, independem do desempenho apresentado pelos relatórios do Painel. Foram também citados os assuntos ou indicadores de programas mais relevantes para os níveis superiores de gestão.

■ Troca de experiências

Algumas estratégias locais, como seminários para troca de experiências, foram relatadas como estímulos para o aprimoramento no uso da ferramenta e para o compartilhamento de soluções encontradas.

Recursos valorizados pelos usuários

■ Visão do todo

A possibilidade de extrair relatórios que tragam uma análise ampla de um determinado nível do sistema (unidade, supervisão ou município), uma *"visão do todo"*, foi apontada como potencialidade do Painel. Selecionar uma agregação territorial específica e visualizar o desempenho de todos os indicadores, permitindo uma aproximação rápida e analítica do território, foi identificado pelos distintos atores sociais como conduta muito útil à gestão dos serviços e sistemas de saúde.

■ "Descentralização" de um indicador a diferentes agregações territoriais

Uma possibilidade oferecida pelo aplicativo e apontada como potencialidade é a "localização do problema", ou seja, o monitoramento de um mesmo indicador nos diferentes níveis do sistema de saúde. Essa desagregação traz para as equipes a possibilidade de concentrar esforços, focar e definir ações em locais que realmente estão com o desempenho ruim em determinado aspecto. Desse modo, além de proporcionar maior efetividade das ações, contribui para a consolidação de uma prática que se apropria das diferentes necessidades em um território específico, superando, desse modo, o desencadeamento de ações uniformes, normativas e, em alguns casos, desnecessárias.

■ Informações atualizadas

O emprego no Painel de dados secundários das bases nacionais do SUS foi citado como uma de suas qualidades, pois propicia agilidade na atualização e, com isso, a chance de se utilizar uma informação oportuna e recente.

Dificuldades encontradas para utilização

■ Compreensão da metodologia utilizada

Embora tenham sido relatadas a facilidade de acesso e a presença de uma interface "amigável", a compreensão do significado dos indicadores (qual sua possibilidade real de utilização) e da metodologia de análise incorporada (métodos estatísticos utilizados para observação de tendência, sazonalidade, desempenho e previsão) não é, na visão dos entrevistados, imediata ou intuitiva.

A dificuldade de entendimento da razão de escolha de determinados indicadores para o elenco foi frequente e constitui um ponto de fragilidade que pode levar à falta de confiança na proposta como um todo.

■ Adequação de um indicador para monitoramento

A conferência dos dados apresentados nos relatórios também é relatada como uma prática constante dos usuários. Retornam aos bancos de dados originais afirmando que os números apresentados pelo Painel não estão corretos.

Algumas vezes essa atitude se deve a uma dificuldade na compreensão da suficiência necessária do dado para um indicador de monitoramento, qual seja, o entendimento de que o comportamento dos números ao longo do tempo – análise temporal – é mais importante do que sua exatidão. O monitoramento propõe-se a verificar a existência de mudanças, mas não as suas razões. Valoriza a temporalidade da coleta e a sistematização dos dados, contrapondo oportunidade e disponibilidade ao rigor metodológico dos seus indicadores.

Outras vezes, a desconfiança em relação aos dados apresenta-se como uma forma de justificativa diante de algum desempenho indesejado.

■ Utilização da ferramenta para um "controle" gerencial

A utilização do Painel pela STS como uma estratégia de controle do desempenho das unidades de saúde é uma prática que ainda permeia o cotidiano de gestão. Tal fator pode contribuir para a negação dos problemas e desconfiança quanto aos resultados insatisfatórios pelos gerentes.

O tom normativo que acompanha esse tipo de discurso pode reforçar a dificuldade do usuário em lidar com o desempenho indesejado dos indicadores, e despertar o receio de inadequação perante os níveis superiores do sistema ou os próprios pares. É possível que, caso as supervisões trabalhassem resultados negativos como parte de um processo de aprendizagem, as equipes pudessem encará-los de uma forma mais confortável.

■ Competição entre sistemas de informação

Destaca-se um entrave ao uso do Painel trazido por uma das assessoras, antes interlocutora do Painel (portanto, com grande domínio da ferramenta), que no momento da entrevista havia deixado de utilizá-lo.

A utilização da ferramenta é "atravessada" pelas exigências de outra atividade que envolve o uso de informação. Percebe-se uma competição entre o monitoramento promovido por diferentes áreas/programas e aquele possibilitado pelo Painel, levando gestores e técnicos muitas vezes a priorizar o uso de bases "formais" (sistemas desenvolvidos pelo SUS nacional ou municipal) e "informais" (dados primários solicitados pelos níveis superiores de gestão). Esse fato facilita a dispersão no uso da informação e não favorece a plena utilização do Painel.

Sustentabilidade da prática de utilização

■ Papel do gestor

O interesse do gestor pelos resultados oferecidos pelo aplicativo é fator determinante para sua utilização nos processos locais e foi considerado tanto potencializador como limitador do uso nas Supervisões.

Ficou claro que a maioria dos gestores não acessa pessoalmente o aplicativo. Vários deles foram capacitados, possuem senha de acesso, mas não o fazem diretamente. São os interlocutores ou assessores que consultam os relatórios disponibilizados e repassam as informações solicitadas. Alguns utilizam seus produtos apenas de forma pontual.

■ *Aprimoramento constante e participativo da ferramenta*

Diante de uma metodologia pensada para o monitoramento, o aplicativo tem sido aprimorado principalmente nos processos de revisão do elenco de indicadores. Este trabalho envolve os gestores e técnicos dos diferentes níveis do sistema de saúde numa discussão bienal. Além de entenderem melhor o que é monitorar, os profissionais se apropriam da elaboração dos indicadores. Foi mencionado que a construção participativa é o principal ponto facilitador no entendimento e na prática, superando até as capacitações, e que a validação dos indicadores se dá principalmente na utilização cotidiana que se faz deles.

■ *Fortalecimento da cultura do uso da informação em saúde*

A proposta de organização e utilização dos dados trazida pela experiência do Painel foi considerada, pelos entrevistados, um passo na direção de uma boa prática do uso da informação em saúde, como apoio no processo decisório, contribuindo, assim, para o fortalecimento dessa cultura ainda em construção.

Considerações finais

O Painel de Monitoramento é uma ferramenta aceita pelos gestores e técnicos e considerada adequada na organização das informações, tendo o monitoramento como foco principal. Fortalece o processo de descentralização para o nível gerencial dos estabelecimentos de saúde e, na medida em que facilita o acesso a uma informação organizada e sistematizada, tem o potencial de superar o desencadeamento de ações uniformes para o município com pouca repercussão concreta.

A experiência das equipes parte de hipóteses da prática cotidiana. Indicadores de desempenho satisfatório ou insatisfatório podem confirmar ou não hipóteses iniciais, facilitando a abordagem do problema em direção ao processo de decisão.

A participação de gestores e técnicos dos distintos níveis do sistema de saúde na escolha dos indicadores e nas discussões sobre as ações a serem monitoradas são fatores que aprimoram a ferramenta, fortalecem a confiança nas informações e aumentam a capacidade de utilização por parte das equipes. Aponta também para a ideia de que priorizar a perspectiva participativa como mecanismo de aproximação dessas realidades complexas é um fator importante para o fortalecimento das práticas em busca de melhores resultados.

A interpretação dos sinais emitidos pelo Painel tem sido uma responsabilidade atribuída ao interlocutor institucional, mas constatou-se que a apropriação dos resultados deve ser feita por toda a equipe. O fato de ficar concentrada em uma pessoa não favorece a tomada de decisão.

Considerando a qualidade necessária da informação para apoio da gestão na tomada de decisão, o monitoramento permite o uso de dados "incompletos" porque valoriza as mudanças temporais. Contudo, verificou-se que a prática cotidiana ainda é pautada por prioridades normativas em que a precisão do registro, a coerência das fontes e a quantidade apontada sobrepõem-se à informação em si, seu significado e ações necessárias para o enfrentamento dos problemas.

O uso da informação para a tomada de decisão é uma cultura ainda em construção, um desafio para a gestão dos sistemas de saúde. O Painel traz a possibilidade de organizar, qualificar e difundir dados secundários dos diferentes sistemas de informação do SUS. Tem contribuído não apenas como ferramenta, mas também para fomentar discussões descentralizadas acerca das prioridades da gestão.

A partir das diferentes características descritas, é importante avançar na utilização e valorização do monitoramento como um instrumento multifacetado na gestão da saúde. Em alguns momentos, configura-se como uma estratégia apoiadora para o aumento da capacidade de gerenciar com efetividade e eficiência os recursos no setor Saúde, voltada para um melhor atendimento ao cidadão. Em outros, caracterizar-se-á como uma prática gerencial de acompanhamento oportuno das intervenções, permitindo uma apreciação continuada e sintética que teria como efeito esperado não só a adequada implementação das ações planejadas, como também o fortalecimento da competência avaliativa de todos os atores envolvidos.

Considerando a proximidade e a complementaridade que existem entre o monitoramento e a avaliação, é preciso apoiar a construção do caminho para essas práticas na busca de informações disponíveis, confiáveis e oportunas para a tomada de decisão.

A utilização de indicadores, principal via e ferramenta dessa atividade, deve ser conduzida de forma cautelosa. É preciso considerar que as infinitas possibilidades e a abrangência de uso podem propiciar produtos com visões reducionistas e passíveis de homogeneização, imputando aos indicadores um grande poder de utilidade e resolutividade para questões diversas, mas negligenciando o aprofundamento nas singularidades que permeiam as atividades em saúde.

É preciso buscar formas capazes de despertar o interesse dos diferentes atores sociais na utilização crítica e cidadã das informações em saúde, desenvolvendo habilidades e promovendo subsídios para a correção de rumos, permitindo o alcance dos resultados desejados. A possibilidade de tornar mais objetivas e efetivas as decisões permite legitimar esses processos com os interessados e, dessa maneira, ganhar espaço e confiança dentro das organizações.

O monitoramento e a avaliação podem ser complementares e partes de um mesmo objetivo: ajudar a melhorar o desempenho dos programas e ações; conseguir os resultados pretendidos; melhorar a aprendizagem coletiva; e tornar mais objetiva e resolutiva a tomada de decisão pelos gestores e técnicos responsáveis pela gestão no SUS.

Referências Bibliográficas

1. Lahey R. The Canadian M&E System: lessons learned from 30 years of development. Washington: Word Bank ECD Working Paper Series. 2010.
2. Pencheon D. The good indicators guide: understanding how to use and choose indicators. UK: NHS Institute for Innovation and Improvement. 2009.
3. Tanaka OY, Tamaki EM. O papel da avaliação para a tomada de decisão na gestão de serviços de saúde. Cien Saúde Colet. 2012; 17: 821-28.
4. Carvalho ALB, Souza MF, Senra IMVB, Oliveira KC. A gestão do SUS e as práticas de monitoramento e avaliação: possibilidades e desafios para a construção de uma agenda estratégica. Cien Saúde Colet. 2012; 17(4): 901-11.
5. Hartz Z. Do monitoramento do desempenho ao desempenho do monitoramento: novas oportunidades para a avaliação na gestão da vigilância em saúde. Cien Saúde Colet. 2013; 18(5): 1217-24.
6. Tamaki EM, Tanaka OY, Felisberto E, Alves CKA, Drumond Junior M, Bezerra LCA, Calvo MCM, Miranda AS. Metodologia de construção de um painel de indicadores para o monitoramento e a avaliação da gestão do SUS. Cien Saúde Colet. 2012; 17(4): 839-49.
7. Jannuzzi PM. Sistema de monitoramento e avaliação de programas sociais: revisitando mitos e recolocando premissas para sua maior efetividade na gestão. Revista Brasileira de Monitoramento e Avaliação, Brasília, 2013; 5: 4-27.
8. Drumond Jr M. Painel de monitoramento da situação de saúde e da atuação dos serviços da Secretaria Municipal de Saúde de São Paulo. In: Moya J, Risi Junior JB, Martinello A, Bandara E, Bueno H, Morais Neto

OL, organizadores. Sala de Situação em Saúde: compartilhando as experiências do Brasil/Organização Pan-Americana da Saúde. Brasília: Organização Pan-Americana da Saúde, Ministério da Saúde; 2010. p. 141-46.

9. Donabedian A. The definition of quality: a conceptual exploration. In: Explorations in quality assessment and monitoring. Michigan: Health Administration Press, p. 3-31, 1980.

10. Drumond Jr M, Mendes R. O painel de monitoramento das condições de vida e da situação dos serviços de saúde: instrumento para uma gestão cidadã. In: Mendes A, Sobrinho EJMA. Tempos radicais da saúde em São Paulo. São Paulo: Hucitec; 2003. p. 341-63.

11. Tanaka OY, Drumond Junior M, Cristo EB, Spedo SM, Pinto NRS. Uso da análise de clusters como ferramenta de apoio à gestão no SUS. Saúde Soc. 2015; 24(1): 34-45.

12. Bardin L. Análise de conteúdo. Lisboa: Edições 70; 2002.

Leituras Complementares

- Brasil. Ministério da Saúde. Índice de Desempenho do Sistema Único de Saúde – IDSUS – Fichas Técnicas dos Indicadores. Brasília, DF, 2013b.

- _____. Secretaria de Gestão Estratégica e Participativa. Departamento de Articulação Interfederativa. Caderno de Diretrizes, Objetivos, Metas e Indicadores: 2013 – 2015. Brasília, DF, 2013a.

- _____. Secretaria-Executiva. Coordenação de Apoio à Gestão Descentralizada. Diretrizes operacionais para os pactos pela vida, em defesa do SUS e de gestão. Brasília, DF, 2006.

- Champagne F, Contandriopoulos AP. Elementos de arquitetura dos sistemas de avaliação de desempenho dos serviços de saúde. In: Contandriopoulos AP, Hartz ZMA, Gerhir M, Nguyn A (orgs). Saúde e Cidadania: as experiências do Brasil e do Quebec. Campinas: Saberes Editora; 2010. p. 297- 340.

- Costa JMBS, Felisberto E, Bezerra LCA, Cesse EAP e Samico IC. Monitoramento do desempenho da gestão da vigilância em saúde: instrumento e estratégias de uso. Cien Saúde Colet. 2013; 18(5):1201-16.

- Johnson R, Wichern D. Applied multivariate statistical analysis. New Jersey: Prentice-Hall; 1995.

- Matta GC, Moreno AB. Saúde global: uma análise sobre as relações entre os processos de globalização e o uso dos indicadores de saúde. Interface, Botucatu, 2014; 18: 9-22.

- Minayo MCS. O desafio do conhecimento: pesquisa qualitativa em saúde. São Paulo: Hucitec, 2007.

- Miranda AS, Carvalho ALB, Cavalcante CGCS. Subsídios sobre práticas de monitoramento e avaliação sobre gestão governamental em Secretarias Municipais de Saúde. Cien Saúde Colet. 2012; 17(4):913-20.

- NHS UK. A commitment to quality, a quest for excellence: a statement on behalf of the Government, the medical profession and the NHS, NHS, 2001. Disponível em: www. dh.gov.uk. Acessado em: set 2015.

- Sampaio J, Carvalho EMF, Pereira GFC, Mello FMB. Avaliação da capacidade de governo de uma secretaria estadual de saúde para o monitoramento e avaliação da atenção básica: lições relevantes. Cien Saúde Colet. 2011; 16(1): 279-90.

- Tanaka OY, Melo C. Avaliação de programas de saúde do adolescente: um modo de fazer. São Paulo: Edusp, 2004.

- Yin RK. Estudo de caso: planejamento e métodos. 3 ed. Porto Alegre: Bookman; 2005.

Avaliação da Atenção à Saúde Bucal

Paulo Capel Narvai

Paulo Frazão

Introdução

Avaliar ações, serviços e programas de saúde constitui desafio permanente aos profissionais do setor, administradores e gestores de vários níveis, tanto no setor privado como no público. No interior do setor Saúde, são raras as iniciativas voltadas a avaliar a resposta que é dada aos problemas de saúde bucal de interesse em Saúde Pública. Além disso, são poucos os programas de atenção à saúde bucal, sejam os voltados à prevenção das doenças bucais, sejam os dirigidos a assegurar assistência odontológica, que mantêm uma rotina de produção de informações a partir dos dados administrativos destinados à avaliação para tomada de decisão no âmbito da gestão. De fato, a área odontológica se apresenta, historicamente, como uma verdadeira "caixa preta". Tudo parece muito difícil e complexo, sempre a requerer a participação de especialistas e, muitas vezes, não basta que sejam cirurgiões-dentistas: têm de ser sanitaristas ou especialistas em administração. Sem negar a relativa complexidade da avaliação da atenção à saúde bucal, deve-se reconhecer que esse trabalho, indispensável para que não se desperdicem recursos e para que não se perca o rumo dos objetivos a alcançar, não é nem mais fácil nem mais difícil do que avaliar ações de saúde em qualquer outra área.

Um ponto de partida crucial é não tergiversar e admitir desde logo que nenhuma avaliação é politicamente neutra. Avaliar é um ato político e, portanto, toda avaliação está circunscrita a um referencial político e seu produto (relatórios etc.) está marcado, igualmente, pela postura e expectativa política de quem participa e faz a avaliação.

Entretanto, reconhecer essa dimensão política da avaliação não resolve os problemas envolvidos com o como fazer a avaliação, quais instrumentos utilizar, entre outros aspectos com implicações metodológicas de vários tipos.

Neste capítulo, busca-se produzir uma síntese a partir da experiência brasileira com avaliação de programas odontológicos e, mais amplamente, em saúde bucal, partindo-se do marco histórico representado; nesse sentido, pelo início dos primeiros programas de odontologia escolar, em Aimorés - MG, em meados do século XX, com os esforços para planejar (e, portanto, avaliar) no âmbito do SESP, o Serviço Especial de Saúde Pública.[1] Apresenta-se uma sistematização não exaustiva dos instrumentos que a odontologia em saúde pública brasileira construiu desde a experiência pioneira de Aimorés.[2]

Nessa experiência pioneira e outras que lhe seguiram, assistiu-se ao desenvolvimento do sistema incremental:[3] um método de trabalho que visava "o completo atendimento dental de uma população dada, eliminando suas necessidades acumuladas e posteriormente mantendo-a sob controle, segundo critérios de prioridades quanto a idades e problemas", no qual estava previsto "uma ação horizontal por meio de um programa preventivo, o qual controla a incidência dos problemas, e uma ação vertical por meio de um programa curativo, solucionando os problemas prevalentes". Paralelamente, um programa educativo fornecia apoio a estas ações.[4] É no interior desses programas escolares que são utilizados indicadores como "tratamento completado" e "tratamento de manutenção". Em que pese o contexto, marcado pela administração científica clássica e pelas técnicas de planejamento normativo mantidas por organizações verticais de base burocrática, as propostas formuladas representaram um significativo avanço para aquele período, quando a oferta de cuidados odontológicos assistemáticos predominava. Noções de planejamento e programação, uso da epidemiologia, incorporação de pessoal auxiliar e emprego de métodos contendo substâncias fluoradas foram algumas das inovações colocadas em prática que têm influenciado as características dos chamados modelos de atenção à saúde bucal, ou seja, o conjunto articulado de ações de assistência individual, ações de saúde coletiva e iniciativas intersetoriais que conformam os traços principais da resposta aos problemas, e que têm por finalidade produzir impacto positivo nos níveis de saúde bucal da população.[5]

A criação do Sistema Único de Saúde e as diretrizes da universalidade – equidade e integralidade – exigem que a atenção à saúde bucal da população não se limite à atenção de apenas um grupo populacional representado pelos escolares de 1º grau como predominava antes da promulgação da Constituição de 1988, e colocam o desafio de universalizar as ações para todos os grupos etários (crianças, adultos e idosos) e de integrá-las aos demais programas, serviços e redes de atenção à saúde.

Parte-se do pressuposto, desenvolvido de modo mais aprofundado em outros capítulos deste livro, de que a avaliação é parte do processo de gestão, influenciada pelo contexto organizacional e político e que se constitui em poderoso e indispensável instrumento de transformação, não se limitando à mera atividade acadêmica.

O processo de gestão para grande parte dos gestores se resume às atividades voltadas à administração de recursos, nas quais a maior parte do tempo é dedicada à manutenção do fluxo de receitas e a busca de novas fontes de recursos. Entretanto, o processo de gestão é muito mais do que isso e diz respeito, sobretudo, à formulação de políticas e estratégias destinadas à mudança do modelo de atenção, ou seja, a modificação da lógica que orienta a resposta às doenças e agravos de saúde bucal que constituem problemas de saúde pública, a fim de imprimir um caráter cada vez mais voltado ao controle dos determinantes de saúde-doença e ao controle dos riscos, assegurando onde seja imprescindível, e no momento oportuno, o adequado controle dos danos e alívio ao sofrimento.

Na área de saúde bucal, a mudança da lógica que orienta o modelo de atenção requer adequado planejamento do que fazer, considerando os contextos histórico, político, econômico e institucional nos quais estão imersos os diferentes atores sociais, seus respectivos interesses e, portanto, suas contradições e conflitos. Nesse sentido, qualquer modelo de atenção em saúde bucal é parte integrante e inseparável do modelo de atenção à saúde, em sentido lato, que se logre produzir em cada território – tenha este dimensão nacional, regional ou local. Não é coerente, portanto, nessa perspectiva, pensar um modelo de atenção em saúde bucal em separado, desconectado de outras "saúdes".[6]

A gestão comprometida com um modelo pautado pela Vigilância à Saúde implica a formulação de planos e estratégias de ações intersetoriais, transversais e integradas no plano municipal ou intermunicipal dirigidas ao controle dos determinantes de saúde-doença, dos riscos e dos danos.[7] Um exemplo de controle de determinantes tem sido alcançado com políticas públicas intersetoriais que asseguram o acesso a fluoretos por meio de medidas como o ajuste de sua concentração na água de abastecimento público e iniciativas relacionadas à implementação de programas que garantem o uso diário de cremes dentais fluoretados. O resultado observado é a redução da prevalência da cárie dentária entre grupos etários iguais ao longo dos anos.[1,8] Outras políticas públicas que redundem em aumento da renda, da escolaridade e maior acesso a alimentação saudável e produtos de higiene bucal têm potencial impacto na saúde bucal do ponto de vista populacional.

Com relação ao controle dos riscos, diferentes iniciativas conduzidas de forma integrada junto aos programas de saúde materna, infantil e escolar têm redundado na interrupção da livre progressão da doença em grupos populacionais específicos, evitando novas lesões de cárie e/ou novas lesões periodontais.[9-16]

Para controlar os danos, é necessário dotar a rede de atenção à saúde de recursos para assistência odontológica. Censo das unidades básicas de saúde brasileiras que avaliou 38.812 unidades mostrou que 40% delas não tinham equipe de saúde bucal (um cirurgião-dentista e um auxiliar ou técnico de saúde bucal) e 35,6% não tinham ao menos um cirurgião-dentista.[17] Além disso, é importante dotar os ambulatórios especializados e as unidades hospitalares de recursos compatíveis a fim de assegurar a reabilitação (procedimentos cirúrgico-restauradores, inclusive prótese) para diminuir a incapacidade bucal e qualificar a assistência médico-sanitária.[18,19]

Qualquer que seja o processo de avaliação, cabe destacar a importância da formulação das diretrizes, objetivos e metas que orientarão o planejamento. Essa formulação não é atividade trivial e requer conhecimento especializado e experiência em gestão de sistemas, serviços e programas de Saúde. Não é incomum se verificar a formulação de metas que correspondem incorretamente a objetivos que dizem respeito a diretrizes. Além disso, esforços devem ser realizados para a institucionalização dessas atividades[20,21] a exemplo do Programa de Melhoria do Acesso e Qualidade da Atenção Básica[22] entre outras iniciativas.

Avaliação: qualidade e quantidade

Frequentemente, o complexo processo de avaliar o trabalho humano é reduzido ao mero dimensionamento (quantitativo, portanto) de variáveis e categorias de interesse de quem avalia. Tais reduções podem ser feitas, mas, a rigor, não se deveria denominar de avaliação a tais processos, o que ocorre apenas porque muitos dos que se utilizam do termo "avaliação" o fazem incorretamente. Avaliar um objeto de qualquer natureza implica considerá-lo, concomitantemente, em seus aspectos qualitativos e quantitativos, uma vez que, previamente à mensuração de suas características, constitui condição *sine qua non* qualificar as variáveis e categorias que lhe são inerentes. Atribui-se a Lord Kelvin a afirmação de que "não se pode medir o que não se define". Assim, não o fazer pode ter consequências danosas ao processo avaliativo, comprometendo-o de tal modo que se pode chegar ao extremo de torná-lo inútil. Tal é o caso de meras caracterizações quantitativas de determinadas situações, tomadas como sínteses de avaliações. Em certas situações, caracterizações quantitativas dão origem a hierarquizações (*rankings*) que deformam o sentido e a finalidade do processo avaliativo.

Um processo de avaliação em saúde pode assumir, condicionado que é pelos interesses que o norteiam, vários sentidos (vetores) tendo em vista distintas finalidades políticas e necessidades da gestão. Na publicação "Desenvolvimento e fortalecimento dos Sistemas Locais de Saúde: Avaliação para a transformação", a Organização Pan-Americana de Saúde (OPAS) identifica algumas dessas dimensões, a saber: contexto político; instrumentos de política; desconcentração e descentralização; processos de planejamento e administração (recursos humanos e materiais); sistemas de financiamento; estrutura organizacional; definição de espaços políticos; administrativos; geográficos e populacionais; sistemas de informação; formas e estilos de coordenação e articulação intra e intersetorial; participação social; programação e enfoque de risco; integralidade das ações; tipos de serviços oferecidos; acessibilidade; cobertura; utilização e produção de serviços; qualidade e eficácia; impacto; satisfação; eficiência; pesquisa de serviços de saúde; entre outras.[23]

Alguns desses vetores são preocupação tradicional nos bons programas de odontologia em saúde coletiva, como a cobertura e os aspectos administrativos, mas acessibilidade e impacto, entre outros, ainda constituem desafios importantes no Brasil, não obstante os avanços avaliativos que marcaram as ações de saúde bucal no âmbito do Sistema Único de Saúde (SUS) desde sua criação em 1988.

No plano qualitativo da avaliação, cabe enfatizar a importância de detectar e valorizar as mais diferentes manifestações que ocorrem no âmbito da participação social, seja quanto às possibilidades de compartilhar processos de planejamento e programação, seja na dimensão mais restrita, mas não menos importante, da denominada "satisfação do usuário". Tais manifestações apresentam extraordinário potencial para aferir com mais exatidão a realidade objeto da avaliação e seus instrumentos incluem desde simples desenhos ou redações realizadas por escolares, até reuniões com lideranças comunitárias, dirigentes de partidos políticos, passando por seminários mais amplos com participação de servidores, autoridades e pessoas interessadas num determinado problema de saúde e até mesmo conversas e bate-papos informais. Demo assinala, de modo muito oportuno, que "não se faz avaliação qualitativa à distância, seja através de relatórios de terceiros, seja através de contatos esporádicos, intermitentes e breves, seja através de simples observação externa. Convivência é o mínimo que se exige".[24]

Alguns indicadores

Preliminarmente, cabe reiterar que indicadores quantitativos (mas também os qualitativos) se referem a realidades complexas que, embora reduzidas a dados e narrativas em processos avaliativos, não devem ser simplificados em termos analíticos, mas compreendidos em sua complexidade. Contudo, para fins quantitativos, opera-se essa redução (da realidade complexa para dados em modelos estatísticos, nos quais articulam-se variáveis e suas categorias), pois busca-se apreender uma ou mais característica(s) de interesse dessa realidade e transformá-la(s) em número(s). Isso não é necessariamente ruim, desde que não se perca a referência da realidade como um todo e desde que se compreenda a redução que se está fazendo, colocando-a no seu devido lugar. Por isso, junto com números hão de haver outras informações e há que se valorizar também, outras formas de conhecimento e mesmo a intuição. Tudo isso para enfatizar que números são importantes, expressam uma dimensão da realidade, mas não são a realidade. E sobretudo, ao contrário do que assevera o adágio popular, números nunca falam por si mesmos, pois requerem sempre, contexto e interpretação para que deles seja possível extrair as informações que se busca.

Ramos, *apud* Tinôco,[25] construiu o esquema que se apresenta no Quadro 16.1, que nos auxilia a compreender a estrutura de uma realidade complexa.

Observa-se, no Esquema de Ramos, que uma infinidade de variáveis compõe uma determinada realidade ou evento. Entre as quais algumas são as manifestações de efeito dessa realidade ou evento, outras são as variáveis relacionadas aos fatores causais ou condicionantes da realidade ou evento. Decompondo as variáveis em conhecidas, significativas, controláveis e mensuráveis, verificamos que apenas uma dimensão (ou aspecto) da realidade ou evento de interesse é objeto da mensuração. Em decorrência, colocam-se, aos que avaliam, muitas questões dentre as quais: a) até que ponto essa medida é suficiente para dela serem extraídas conclusões úteis à finalidade da avaliação; ou ainda, por outro lado, b) até que ponto pode-se abrir mão de tais medidas e ficar "achando coisas" a respeito da realidade?

Quadro 16.1 – Esquema de Ramos: estrutura de uma realidade complexa

Manifestação de efeito		Fatores causais ou condicionantes	
Variáveis			
Conhecidas			Desconhecidas
Significativas		Não significativas	
Controláveis	Não controláveis		
Mensuráveis (em si mesmas e/ou seus efeitos)	Não mensuráveis		

Assim, com os números é preciso cautela, mas não se pode desdenhá-los, pois conforme afirmou Lord Kelvin "quando se pode medir aquilo de que se fala e expressá-lo em números, sabe-se algo a seu respeito; quando não se pode expressá-lo em números, o conhecimento é pobre e insatisfatório".[26]

Os instrumentos de avaliação quantitativa mais comumente utilizados na prática odontológica em saúde pública podem ser agrupados de diferentes formas e utilizados em diferentes níveis do sistema de saúde. Seja qual for a base adotada, o valor obtido para cada indicador deve ser localizado no tempo e no espaço. Ou seja, cada indicador tem como referência o desempenho de algo (uma base: um profissional de saúde, uma equipe de saúde, uma unidade de saúde, um estado, um país), num determinado espaço (área geográfica, grupo populacional etc.), num momento definido (1 mês, 1 ano, 1 quinquênio etc.). Assim, no nível local, por exemplo, os indicadores podem ser utilizados tomando como base uma unidade de saúde, ou mesmo uma equipe de saúde bucal. Requerem, por isso mesmo, um sistema de informações mais detalhado. No âmbito de uma região de saúde, por exemplo, algumas informações essenciais no âmbito local podem não ser necessárias de forma detalhada. No nível estadual ou nacional, o mais comum é a utilização de dados agrupados ou "consolidados" empregados para obtenção de indicadores mais gerais.

Os indicadores de uso mais disseminado nas organizações responsáveis por ações de saúde bucal que resultam de planejamento e programação costumam ser agrupados segundo diferentes finalidades avaliativas. Um desses agrupamentos é o que identifica subconjuntos relacionados com:

a. Indicadores do modelo de atenção (referem-se à programação e enfoque de risco e indicam o grau de integralidade das ações);
b. Indicadores da eficiência (relacionados à utilização dos recursos humanos e materiais e aos custos das ações e serviços);
c. Indicadores da efetividade (expressam o grau de acessibilidade às ações e serviços, a cobertura e a satisfação/insatisfação dos usuários, bem como os tipos de serviços oferecidos e a produção e utilização dos recursos existentes); e,
d. Indicadores da eficácia (referem-se à qualidade das ações e serviços e seu impacto nos níveis de saúde bucal da população).

Eficiência, efetividade e eficácia são termos utilizados, neste capítulo, com o significado que lhes atribuiu o Centro Pan-Americano de Planejamento em Saúde, *apud* Tinôco (1977).[25] A eficácia diz respeito aos objetivos substantivos ou finalidade das ações desenvolvidas; a efetividade está relacionada aos objetivos imediatos, aos aspectos operacionais; e a eficiência se refere à relação entre custos e efeitos.

Indicadores do modelo de atenção

Alguns números dizem mais sobre o modelo de atenção em saúde bucal do que páginas e páginas de texto descrevendo-o. Os números são, certamente, insuficientes, mas oferecem indicações válidas para a compreensão do modelo de atenção em desenvolvimento. Pode-se citar, entre outros, os seguintes indicadores:

a. Priorização da saúde bucal no conjunto da assistência ambulatorial (Quadro 16.2)
b. Ênfase em Ações Coletivas (em certas situações, o emprego de um indicador permite a dedução óbvia de outro. É evidente que quando se obtém, por exemplo, 41,8% para "ênfase em AC", decorre disso que 58,2% do total de procedimentos foram PI (procedimentos individuais);

Quadro 16.2 – Indicador de priorização da saúde bucal na assistência ambulatorial

Indicador	Cálculo
Priorização da saúde bucal na assistência ambulatorial	$\dfrac{\text{Valores financeiros creditados ao agrupamento atendimento odontológico}}{\text{Valores financeiros creditados aos demais agrupamentos, incluindo o atendimento odontológico}} \times 100$

c. Ênfase em serviços especializados;

d. Ações de saúde bucal nos demais programas e políticas (Quadro 16.3).

Quadro 16.3 – Indicador de priorização da saúde bucal nos demais programas e políticas

Indicador	Cálculo
Ações de saúde bucal nos demais programas e políticas	$\dfrac{\text{Número de programas/políticas com com inclusão de ações de saúde bucal}}{\text{Número total de programas/ políticas de saúde}} \times 100$

Os valores desses indicadores permitem avaliar as linhas gerais do modelo de atenção, seu grau de transversalidade e podem auxiliar bastante na tomada de decisão para mudanças mais profundas ou aperfeiçoamentos.

Colussi e Calvo[27] propuseram um modelo de avaliação da qualidade da atenção básica à saúde bucal composto por "duas dimensões (1) Gestão da Saúde Bucal (GSB) e (2) Provimento da Atenção Básica em Saúde Bucal (PABSB). A dimensão de PABSB considera a integralidade e a universalidade nas subdimensões de "promoção e prevenção" e de "diagnóstico e tratamento", durante o ciclo vital – a criança, o adolescente, o adulto e o idoso. Por sua vez, a GSB tem como foco as ações relacionadas aos princípios de equidade. É composta pelas subdimensões "atuação intersetorial", "participação popular", "recursos humanos e infraestrutura", que englobam a intersetorialidade e resolutividade, com a garantia de acesso aos serviços. O modelo reúne um conjunto importante de aspectos ligados à estrutura de recursos disponíveis por meio de indicadores quantitativos.

Ao testar a precisão do instrumento num grupo de 11 municípios do estado de Santa Catarina, Brasil, Pires et al[28] observaram imprecisões de resposta relativas ao conceito, à fonte utilizada e ao perfil dos respondentes. " A taxa de concordância bruta observada para as duas coletas foi de 87%, e as imprecisões somaram 36% das respostas. Sugestões de fontes preferenciais, modificações de enunciado e orientações para o correto preenchimento do formulário foram algumas mudanças propostas, aperfeiçoando a matriz original e seu instrumento de coleta de dados.

Indicadores da eficiência

Dizem respeito à utilização dos recursos humanos e materiais e aos custos. O cálculo de custos não é comum, infelizmente, no setor público. As intensas mudanças que vêm ocorrendo na administração pública em nível mundial, e também no Brasil, têm levado os administradores e as autoridades públicas a enfrentar o desafio dos custos. É, de fato, inaceitável que responsáveis pela *res publica* não saibam o custo de suas ações para atender necessidades da sociedade.

Alguns indicadores de eficiência são tradicionais no planejamento e programação em saúde bucal, incluindo-se entre eles:

a. Horas-CD (ou horas-Equipe de Saúde Bucal - ESB) na assistência (o valor indica a porcentagem do tempo de trabalho do CD – ou da ESB – efetivamente utilizado na assistência odontológica) (Quadro 16.4);

Quadro 16.4 – Indicador de horas do cirurgião dentista na assistência

Indicador	Cálculo	Interpretação
Horas-CD na Assistência	$\dfrac{\text{Total de horas CD contratadas utilizadas na assistência}}{\text{Total de horas CD contratadas}} \times 100$	O valor indica a porcentagem do tempo de trabalho do CD efetivamente utilizado na assistência odontológica. Analisar a porcentagem quanto à participação em PC, reuniões, quebra de equipamentos etc.

b. Duração do atendimento (o valor é influenciado pelas técnicas de atendimento e de trabalho);

c. Utilização da capacidade instalada (Quadro 16.5);

Quadro 16.5 – Indicador de utilização da capacidade instalada

Indicador	Cálculo	Interpretação
Utilização da capacidade instalada	$\dfrac{\text{Total de atendimentos agendados}}{\text{Total de atendimentos realizados}} \times 100$	Valores inferiores a 90% merecem análise detalhada dos fatores envolvidos

d. Custo do atendimento (este é um dos indicadores mais difíceis de se encontrar nas instituições. Sua importância é óbvia e a interpretação exige análise minuciosa dos vários fatores envolvidos) (Quadro 16.6);

Quadro 16.6 – Indicador de custo do atendimento odontológico

Indicador	Cálculo	Interpretação
Custo do atendimento	$\dfrac{\text{Total das despesas com recursos humanos, materiais e equipamentos odontológicos, serviços de terceiros e instalações}}{\text{Total de pessoas atendidas}}$	É um dos indicadores mais difíceis de se encontrar nas instituições. Sua importância é óbvia e a interpretação exige análise minuciosa dos vários fatores envolvidos.

e. Composição dos custos com saúde bucal (recursos humanos representam, de modo geral, cerca de 80% dos custos da assistência odontológica) (Quadro 16.7);

Quadro 16.7 – Indicador da composição dos custos com saúde bucal

Indicador	Cálculo	Interpretação
Composição dos custos com saúde bucal	**Recursos Humanos:** $\dfrac{\text{Total das despesas com recursos humanos odontológicos}}{\text{Total das despesas com recursos humanos, materiais e equipamentos odontológicos, serviços de terceiros e instalações}} \times 100$	Recursos humanos representam, de modo geral, cerca de 80% dos custos da assistência odontológica.
	Recursos Materiais: $\dfrac{\text{Total das despesas com materiais odontológicos}}{\text{Total das despesas com recursos humanos, materiais e equipamentos odontológicos, serviços de terceiros e instalações}} \times 100$	
	Equipamentos, Terceiros e Instalações: $\dfrac{\text{Total das despesas com equipamentos, terceiros e instalações}}{\text{Total das despesas com recursos humanos, materiais e equipamentos odontológicos, serviços de terceiros e instalações}} \times 100$	Para cálculo dos custos em equipamentos, considerar 10 anos como tempo médio de duração.

Entre outros, esses indicadores de eficiência permitem uma análise geral da utilização dos recursos e dos custos. No âmbito da eficiência a comparação é fundamental. Uma boa técnica é construir séries históricas e cotejar os números relativos ao desempenho em diferentes momentos, além claro, de conhecer os padrões de eficiência e tomá-los como referencial para a avaliação.

Indicadores da efetividade

A efetividade, conforme referido, expressa o desempenho do programa ou das ações em desenvolvimento, em termos meramente quantitativos. Não permitem muito, em termos avaliativos, além disso. Em conjunto, porém, com indicadores de eficiência e de eficácia, são importantes auxiliares na compreensão do quadro geral. Entre esses indicadores, estão:

a. Cobertura de Ações Coletivas (AC) (de modo geral, AC são realizadas tendo como população--alvo o grupo populacional de 3 a 14 anos de idade do território de referência) (Quadro 16.8);

Quadro 16.8 – Indicador de cobertura de ações coletivas (AC)

Indicador	Cálculo
Cobertura de AC	$\dfrac{\text{Número de envolvidos em AC}}{\text{Total/população de 3 a 14 anos da área}} \times 100$

b. Acesso à assistência (Quadro 16.9) (ver primeira consulta programática);

Quadro 16.9 – Indicador de acesso à assistência odontológica

Indicador	Cálculo
Cobertura à assistência	$\dfrac{\text{Total de exames clínicos}}{\text{População total da área}} \times 100$

c. Relação restauração/extração dentária (expressa a orientação das ações para a reabilitação ou para a mutilação) (Quadro 16.10);

Quadro 16.10 – Indicador da relação restauração-extração

Indicador	Cálculo	Interpretação
Relação restauração/ extração	$\dfrac{\text{Total de restaurações}}{\text{Total de exodontias}}$	Expressa a orientação das ações para a reabilitação ou para a mutilação.

d. Indicadores do sistema incremental:[29] quando se opta por essa técnica de programação, recomenda-se utilizar os indicadores identificados no Quadro 16.11;

Quadro 16.11 – Indicadores clássicos utilizados no sistema incremental

Indicador	Cálculo	Interpretação
Consultas por TC	$\dfrac{\text{Total de consultas}}{\text{Total de TC}}$	Valores baixos (1 a 4, p. ex.) indicam bom desempenho
Rendimento	$\dfrac{\text{Total de PI + PE (cirurgia)}}{\text{Total de horas-CD na assistência}}$	Expressa a composição da consulta em termos da quantidade de unidades de trabalho que a compõem
Atrição	$\dfrac{\text{Total de TC}}{\text{Total de exames clínicos}} \times 100$	Valores inferiores a 90% indicam dificuldades para atingir a população-alvo
Tempo do TC (em minutos)	$\dfrac{\text{Total de horas CD utilizadas na assistência}}{\text{Total de TC}} \times 60$	Duração relacionada à prevalência de cárie na área e às características do sistema de trabalho empregado
Unidades de trabalho por TC	$\dfrac{\text{Total de PI + PE (cirurgia)}}{\text{Total de TC}}$	Valor influenciado pela prevalência de cárie na área e pelo grau de atenção à saúde bucal

Nota: TC= Tratamento Completado; PI=Procedimentos Individuais; PE=Procedimentos Especializados.

Um programa de atenção à saúde bucal poderia se beneficiar se fossem monitorados os dados mostrados no Quadro 16.12 relativos à assistência odontológica programática na atenção básica. O registro do número de consultas odontológicas realizadas segundo o tipo de consulta, os grupos etários e os programas, combinado a outros indicadores de estrutura, é essencial para auxiliar o gestor a compreender as características do processo e da demanda que utiliza efetivamente os serviços odontológicos, as taxas de utilização por adolescentes, adultos e idosos, o grau de articulação com os demais programas de Saúde (quando a consulta teve origem em um encaminhamento realizado por outro programa) e a demanda por assistência especializada.

Quadro 16.12 – Modelo de registro de atividades da assistência odontológica

Tipos de consulta	Grupos etários					Programas						
	0 a 4	5 a 14	15 a 24	25 a 64	65 e +	Pré-natal	Pós-natal	Pré-escolar	Escolar	Adolescente	Hiperdia	Idoso
Consulta não programática												
Primeira consulta programática												
Consulta programática de retorno												
Consulta programática de conclusão												
Encaminhamento para a assistência especializada												

Indicadores da eficácia

A dimensão da eficácia é, certamente, a que envolve maiores dificuldades de avaliação no cotidiano gerencial das instituições. O dia a dia é mais voltado para o imediato e tende-se, por essa razão, a valorizar os objetivos operativos: quantas consultas; quantos TC; quantas AC etc. Além disso, analisar a eficácia das ações exige também uma boa dose de humildade, reconhecer que, às vezes, superestima-se a própria capacidade ou que, apesar dos esforços, as coisas não aconteceram conforme se almejava e assim por diante. Essa dimensão da avaliação remete, em última instância, à continuidade dos programas e projetos com os quais se está envolvido. Mas é fundamental que bons processos avaliativos não deixem de contemplar indicadores desse âmbito e todo empenho deve ser feito para que, por exemplo, a qualidade das ações desenvolvidas sejam verificadas e possam subsidiar mudanças. O impacto das ações, medido com o instrumental proporcionado pela epidemiologia é outro recurso do qual não se pode abrir mão.[30]

Indicadores qualitativos

Conforme mencionado, avaliar um objeto de qualquer natureza implica considerá-lo, concomitantemente, em seus aspectos qualitativos e quantitativos. Entre os indicadores qualitativos relacionados à atenção à saúde bucal, pode-se destacar indicadores que expressam a inclusão da saúde bucal (1) no planejamento estratégico, nos planos operativos e nas progra-mações;[31,32] (2) na pauta dos conselhos de saúde;[33] (3) no currículo escolar.[34] Pode-se recorrer ainda a uma matriz de descritores que reúnam indicadores para aferir se ações multidimen-sionais e intercomplementares, de base populacional, que potencializem fatores protetivos (positivos) de saúde, são desenvolvidas; para ponderar o grau com que tais ações são compro-metidas com o direito à saúde, à equidade e à cidadania.[35]

Sistemas de informações

Os instrumentos aqui apresentados têm pré-requisitos à sua utilização. Um deles é a existência e/ou o desenvolvimento, na instituição que pretenda utilizá-los, de um efetivo sis-tema de informações, isto é, um mecanismo de coleta, processamento, análise e transmissão da informação necessária para organizar e operar os serviços de Saúde, e também para a in-tervenção e o planejamento com vistas ao controle das doenças.[36] Desnecessário dizer que tal sistema deve ser construído/desenvolvido com a participação de todos os que trabalham na instituição e/ou tenham interesse nas informações nele geradas, de modo que sejam adequa-das e pertinentes. Essa pertinência significa definir bem que tipo de informação se necessita. Não ajuda muito, por exemplo, saber que num determinado município 14 CD trabalham para o SUS. É preciso saber, entre outras coisas, qual a sua jornada de trabalho e para quais atividades o seu trabalho está orientado. Assim, a forma mais adequada de registrar esse tipo de informação é saber de quantas horas-CD dispõe o referido município e sua composição em termos de horas-CD na assistência e horas-CD em outras atividades (ações coletivas, co-ordenação, supervisão etc.). Ou seja: algumas informações são estratégicas, pois são base para o cálculo de vários indicadores. Se informações desse tipo forem maldefinidas, as avaliações que nelas estejam embasadas serão tão vagas e ambíguas quanto elas próprias.

Alguns sistemas de informação contêm dados que podem ser úteis para a produção de conhecimentos relacionados à saúde bucal. Dados sobre acesso, uso e tipo de serviço odonto-lógico utilizado por adultos e idosos das capitais brasileiras podem ser encontrados no Sistema de Vigilância de Fatores de Risco e Proteção para Doenças Crônicas por Inquérito Telefônico (VIGITEL); dados sobre frequência de escovação dentária, dor de dente e comportamentos em saúde em adolescentes brasileiros podem ser acessados na Pesquisa Nacional de Saúde do Escolar (PeNSE); dados sobre fatores associados aos atendimentos de emergência por lesões bucodentais decorrentes de causas externas podem ser extraídos do Sistema de Vigilância de Violências e Acidentes (VIVA). O Sistema de Informação de Vigilância da Qualidade da Água para Consumo Humano (SISAGUA) deveria fornecer dados sobre a concentração de fluoreto em sistemas de abastecimento de água.

Em sistemas de saúde bem estruturados, é possível por meio dos registros relativos à Classificação Internacional das Doenças (CID-10), monitorar a internação hospitalar e a mortalidade por câncer de cavidade oral e faringe (C00-C06: lábio, língua e boca; C07-C08: glândulas salivares; C09-C10: orofaringe; C11-C13: outros sítios faríngeos; e C14: faringe). Os estados brasileiros e as regiões mais desenvolvidas, deveriam monitorar a taxa de internações com diagnóstico de lesão maligna em estágio I e também a mortalidade por câncer de boca e orofaringe.

As fendas orais situam-se entre os quatro defeitos congênitos mais frequentes no Brasil com mais de 5 mil casos por ano. O preenchimento completo das declarações de nascido vivo permitiria a produção de informações valiosas sobre a incidência e os fatores de risco ligados a esses defeitos. É importante, nesse sentido, que municípios com mais de 50 mil habitantes dimensionem e qualifiquem suas equipes de vigilância epidemiológica para monitorar as taxas de recém-nascidos com fendas labiopalatais.

Contudo, não basta ter um bom sistema de informações: é preciso que ele seja conhecido e reconhecido, tenha legitimidade e se oriente, fundamentalmente, ao desenvolvimento institucional, ao desempenho profissional e à melhoria das condições de vida e saúde dos cidadãos. Se ficar restrito à lógica da "fiscalização" dos trabalhadores e à produção de dados necessários ao preenchimento de faturas, estará fadado ao fracasso. Tais distorções dos sistemas de informação têm levado, lamentavelmente, à produção de dados espúrios, originados em ações e serviços fantasmas. Tais falcatruas têm alimentado o folclore sanitário no meio odontológico como as tristemente conhecidas "restaurações a lápis" ou as "ações coletivas a grafite" (uma adaptação aos novos tempos preventivos). Em suma, os responsáveis pela gestão do SUS, em cada nível de governo, são os principais interessados na existência de adequados sistemas de informações em saúde. São, em consequência, os principais responsáveis pela fidedignidade dos dados e pelas informações geradas em tais sistemas, os quais são, em todos os níveis, imprescindíveis à avaliação e à tomada de decisões. Em outras palavras, bons sistemas de informações são necessários, mas não garantem dados confiáveis para a avaliação. Sistemas de informações contribuem para o desenvolvimento organizacional e são de grande utilidade tanto para as decisões estratégicas como gerenciais. Mas tais sistemas também resultam e são influenciados por essas decisões estratégicas e gerenciais. O sistema de informações refletirá, mais cedo ou mais tarde, essas decisões. Assim, num contexto organizacional em que não há comando ou não se faz acompanhamento e controle, por exemplo, o que se pode esperar do sistema de informações ou dos indicadores de avaliação?

Metas em saúde bucal

Muito comumente, a complexidade dos processos avaliativos fica reduzida ao cumprimento de metas. Mas metas, *per se*, não significam muito, sobretudo quando se restringem ao alcance de objetivos ou, em outros termos, aos resultados. Metas requerem, para serem bem interpretadas e úteis à resolução de problemas e reorientação de rumos, que seja levado em consideração o maior número possível de variáveis implicadas nos âmbitos da estrutura, dos processos e dos resultados. No Brasil, desde Aimorés e os primeiros programas incrementais do SESP, a fixação de metas constitui rotina na programação e avaliação das ações de saúde bucal.[2] Em 1981, porém, a Federação Dentária Internacional (FDI), em conjunto com a Organização Mundial da Saúde (OMS), resolveu estabelecer cinco metas que os países deveriam levar em conta para avaliar suas situações no ano 2000.[37] Não houve imposição de "cumprimento de metas" aos países pela OMS, nem poderia, mas alguns entenderam assim e reagiram mal, também aqui no Brasil. Argumentava-se, basicamente, que não fazia sentido propor metas globais, dadas as características dessa área e também ao fato de que se as metas são globais, elas deveriam corresponder a um planejamento global – o que não acontece no setor. Em todo caso, as denominadas 'Metas da OMS em Saúde Bucal para o Ano 2000' (Metas-OMS-2000) tiveram bom impacto em nosso meio, e vários municípios passaram a utilizá-las para avaliar suas condições.[38] As metas funcionaram como um poderoso fator de motivação de países, regiões e comunidades locais. Ainda nas primeiras décadas do século XXI não é raro encontrar as Metas-OMS-2000 em publicações especializadas, mesmo quando as análises se referem a outros momentos do tempo. É compreensível que seja assim, pois as comparações são um excelente recurso analítico em processos avaliativos bem conduzidos. São úteis para conferir metas e fixar novos objetivos. Por essa razão, vale reproduzir as cinco Metas-OMS-2000:

- Meta número 1: 50% das crianças de 5 anos de idade livres de cárie;
- Meta número 2: Valor do índice CPO menor ou igual a 3 aos 12 anos de idade;
- Meta número 3: Aos 18 anos de idade, 85% das pessoas devem apresentar todos os dentes permanentes irrompidos presentes (P = 0);
- Meta número 4: Na faixa etária de 35-44 anos, 75% das pessoas devem apresentar pelo menos 20 dentes em condições funcionais;
- Meta número 5: Na faixa etária de 65-74 anos, 50% das pessoas devem apresentar pelo menos 20 dentes em condições funcionais.

Onde quer que tenha havido ações bem planejadas de saúde bucal, as Metas-OMS-2000 foram utilizadas como referência para organizar e avaliar as ações desenvolvidas. Contudo, por razões que ainda precisam ser investigadas, essas metas foram praticamente ignoradas nos Estados Unidos e em boa parte da Europa. No Brasil, em parte devido ao importante trabalho desenvolvido pelos nossos dentistas de saúde pública, aconteceu o contrário, com as metas difundindo-se amplamente nos espaços de gestão e sendo utilizadas em grande número de municípios para a avaliação e o planejamento local.

Na medida em que se aproximava o ano 2000, especialistas de todo o mundo começaram a se perguntar sobre novas metas – menos naquela perspectiva global e muito mais de olho em seus problemas.

No final de 1993, começaram a circular no Brasil informações sobre metas que a OMS teria definido para 2010, em reunião da entidade durante o 4º Congresso Mundial de Odontologia Preventiva, realizado em Umea (Suécia), no período de 3 a 5 de setembro de 1993, da qual participou a Associação Internacional para Pesquisa em Odontologia (IADR). Nesta reunião foram efetivamente propostas metas em saúde bucal para o ano 2010, assim definidas:

a. Na idade de 5 a 6 anos: 90% de pessoas sem cárie;

b. Aos 12 anos de idade: CPO menor do que 1;

c. Aos 15 anos de idade: não mais que um sextante com CPI (Índice Periodontal Comunitário) 1 ou 2;

d. Aos 18 anos de idade: não haver perda dental devido à cárie ou doença periodontal;

e. No grupo etário de 35 a 44 anos: não mais que 2% de desdentados, 96% de pessoas com no mínimo 20 dentes funcionais e não mais que 0,25 sextante com CPI de 4; e,

f. No grupo etário de 65 a 74 anos: não mais que 5% de desdentados e não mais que 0,50 sextante com CPI de 4.[38]

A divulgação dessas metas foi suficiente para que alguns especialistas passassem a levá-las em conta. Mas ao mesmo tempo em que essa informação circulava, houve uma retomada das críticas segundo as quais não faz sentido estabelecer metas globais. Ao mesmo tempo, nos anos 1990, a área de saúde bucal da OMS viveu um dos seus piores períodos, com inexpressiva presença no debate mundial sobre saúde e, internamente, perdendo força crescentemente. Sua presença política no cenário odontológico mundial foi de enorme fragilidade, enquanto FDI e IADR (a entidade internacional voltada à pesquisa odontológica), por exemplo, ganhavam força a cada ano.

No âmbito da FDI, foi decisivo um artigo publicado no ano 2000 por Hobdell (Estados Unidos), Myburgh (África do Sul), Kelman (Israel) e Hausen (Finlândia), intitulado *Setting global goals for oral health for the year 2010,* para dissuadir a entidade de endossar metas para 2010.[39] Sem o apoio da FDI, a OMS recuou e não oficializou nenhuma meta para aquele ano. No referido artigo, os autores, além de reiterar as críticas (duras) à ideia de indicadores/metas globais, desenvolveram argumentos que iam de questões éticas ao próprio conceito de "saúde bucal" (que não poderia, argumentavam, ser reduzida a uma ou duas enfermidades, definidas arbitrariamente), chegando ao questionamento da autoridade (do mandato) que teriam a OMS e a FDI para definir metas dessa natureza. Ao contrário, remetiam quase tudo ao nível local, para que as comunidades expressem suas expectativas, desejos e demandas e os planejadores e tomadores de decisão considerem esses objetivos em seus processos de planejamento.

Mas, reconhecido ou não pela OMS, o conjunto de indicadores divulgado em 1993, pode ser muito útil aos gestores da saúde pública, em todos os níveis, ao estabelecer objetivos programáticos e fixar metas, desde que se observem os requisitos à sua fixação, como a análise da situação, levando em conta forças de sustentação e de oposição, e as tecnologias e recursos disponíveis. É indispensável, também, fixar metas intermediárias de curto e médio prazos.

Referências Bibliográficas

1. Narvai PC. Narvai PC. Saúde bucal coletiva: caminhos da odontologia sanitária à bucalidade. Rev Saúde Pública. 2006;40(Esp):141-7.
2. Chaves MM. Odontologia social. 2 ed. São Paulo: Editora Santos, 1976.
3. Freire PS. Planning and conducting an incremental dental program. The Journal of the American Dental Association 1964;68(1):199-205.
4. Pinto VG. Saúde bucal: odontologia social e preventiva. São Paulo: Ed. Santos; 1989. 415 p.
5. Frazão P, Narvai PC. Sistemas de trabalho em odontologia: origens históricas e principais aplicações. In: Pereira AC (org). Tratado de Saúde Coletiva. São Paulo: Editora Napoleão; 2009. p. 238-246.
6. Narvai PC, Frazão P. Saúde bucal no Brasil: muito além do céu da boca. Rio de Janeiro: Fiocruz; 2008.
7. Teixeira CF, Paim JS, Vilasbôas AL. SUS, modelos assistenciais e vigilância da saúde. IESUS. 1998;7(2):7-28.
8. Nascimento S, Frazão P, Bousquat A, Antunes JLF. Condições dentárias entre adultos brasileiros de 1986 a 2010. Rev Saúde Pública 2013;47(Supl 3):69-77.
9. Rodrigues CS, Watt RG, Sheiham A. Effects of dietary guidelines on sugar intake and dental caries in 3-year-olds attending nurseries in Brazil. Health Promot. Int. 1999;14(4):329-35.
10. Gomez SS, Weber AA. Effectiveness of a caries preventive program in pregnant women and new mothers on their offspring. Int J Paediatr Dent. 2001;11(2):117-22.
11. Brasil. Ministério da Saúde. Secretaria de Atenção à Saúde. Departamento de Atenção Básica. Cadernos de Atenção Básica – 17: Saúde bucal. Brasília: MS; 2006.
12. Moysés ST, Moysés SJ, Watt RG, Sheiham A. Associations between health promoting schools' policies and indicators of oral health in Brazil. Health Promot Int. 2003 Sep;18(3):209-18.
13. Feldens CA, Vítolo MR, Drachler ML. A randomized trial of the effectiveness of home visits in preventing early childhood caries. Community Dent Oral Epidemiol. 2007;35(3):215-23.
14. Frazão P. Effectiveness of the bucco-lingual technique within a school-based supervised toothbrushing program on preventing caries: a randomized controlled trial. BMC Oral Health. 2011;11:11.
15. OHCDPEW - Oral Health Care During Pregnancy Expert Workgroup. 2012. Oral health care during pregnancy: a national consensus statement. Washington, DC: National Maternal and Child Oral Health Resource Center; 2012.
16. Geisinger ML, Geurs NC, Bain JL, Kaur M, Vassilopoulos PJ, Cliver SP, Hauth JC, Reddy MS. Oral health education and therapy reduces gingivitis during pregnancy. J Clin Periodontol. 2014;41(2):141-8.
17. Giovanella L, Bousquat A, Fausto MCR, Fusaro ER, Mendonça MHM, Gagno J. Tipologia das unidades básicas de saúde brasileiras. Rio de Janeiro: Região e Redes – Caminhos da Universalização da Saúde no Brasil, 2015.

18. Sheiham A. Oral health, general health and quality of life. Bull World Health Organ. 2005;83(9):644.

19. Petersen PE. Global policy for improvement of oral health in the 21st century – implications to oral health research of World Health Assembly 2007, World Health Organization. Community Dent Oral Epidemiol. 2009;37(1):1-8.

20. Contandriopoulos AP. Avaliando a institucionalização da avaliação. Ciência & Saúde Coletiva. 2006;11(3):705-11.

21. Felisberto E, Freese E, Natal S, Alves CKA. Contribuindo com a institucionalização da avaliação em saúde: uma proposta de auto-avaliação. Cad. Saúde Pública 2008;24(9):2091-102.

22. Pinto HA, Sousa ANA, Ferla AA. O Programa Nacional de Melhoria do Acesso e da Qualidade da Atenção Básica: várias faces de uma política inovadora. Saúde em Debate 2014;38(N. Esp):358-372.

23. OPAS – Organização Pan-americana da Saúde. Desenvolvimento e fortalecimento dos Sistemas Locais de Saúde: avaliação para a transformação. Washinton, DC: OPAS-Hucitec, 1995.

24. Demo P. Avaliação qualitativa. São Paulo: Cortez; 1988.

25. Tinôco AF. Manual de planejamento do setor saúde. São Paulo: FSP-USP, 1977.

26. Thomson W (Lord Kelvin). Popular lectures and addresses. London: Macmillan, 1891.

27. Colussi CF, Calvo MCM. Modelo de avaliação da saúde bucal na atenção básica. Cad. Saúde Pública. 201127(9):1731-45.

28. Pires DA, Colussi CF, Calvo MCM. Avaliação da gestão municipal da saúde bucal na Atenção Básica: precisão do instrumento de pesquisa. Ciência & Saúde Coletiva. 2014;19(11):4525-34.

29. Brasil. Ministérios da Educação & da Saúde. Fundação de Assistência ao Estudante & Divisão Nacional de Saúde Bucal. Sistema incremental de atenção odontológica para escolares. Brasília: FAE-DNSB; 1989. (Série: Educação em saúde, Odontologia II)

30. Castiel LD. Considerações acerca da utilização da epidemiologia na avaliação dos sistemas de saúde. Cad Saúde Públ. 1986;2(2):184-90.

31. Padilha WWN, Valença AMG, Cavalcanti AL, Gomes LB, Almeida RVD, Taveira GS. Planejamento e programação odontológico no programa saúde da família do estado da Paraíba: estudo qualitativo. Pesqui. Bras. Odontopediatria Clín. Integr. 2005;5(1):65-75.

32. Lessa CFM, Vettore MV. Gestão da atenção básica em saúde bucal no Município de Fortaleza, Ceará, entre 1999 e 2006. Saúde e Sociedade. 2010;19(3):547-56.

33. Alves-Souza RA, Saliba O. A saúde bucal em pauta: análise de registros dos Conselhos Municipais de Saúde de municípios pertencentes à 17ª Regional de Saúde do Estado do Paraná, Brasil. Cad. Saúde Pública. 2003;19(5):1381-8.

34. Tanaka C, Borghi WMMC, Moimaz SAS, Saliba NA, Garbin CAS. Analysis of the content about oral health in the pedagogical material of the science discipline in the primary school. Rev Odontol UNESP. 2008;37(2):103-7.

35. SZ Kusma, ST Moysés, SJ Moysés. Promoção da saúde: perspectivas avaliativas para a saúde bucal na atenção primária em saúde. Cad Saúde Pública. 2012;28:9-19.

36. Moraes IHS. Informações em saúde: da prática fragmentada ao exercício da cidadania. São Paulo: Hucitec--Abrasco, 1994.

37. FDI – Federation Dentaire Internacionale. Global goals for oral health in the year 2000. Int Dent J. 1982;32(1):74-7.

38. Narvai PC. Há metas em saúde bucal para 2010? Jornal do Site Odonto. 2002;4(52). Publicação eletrônica. Disponível em: <http://www.jornaldosite.com.br/arquivo/anteriores/capel/artcapel51.htm>. Acesso em 20 mar 2017.

39. Hobdell MH, Myburgh NG, Kelman M, Hausen H. Setting global goals for oral health for the year 2010. Int Dent J. 2000;50(5):245-9.

Sobre a Avaliação do Financiamento, do Gasto e da Gestão dos Recursos do SUS

Aquilas Mendes

Introdução

Quando se discute os problemas do SUS, dois temas ganham destaque: o financiamento e gasto, de um lado; e a gestão dos recursos orçamentário-financeiros, de outro. Ainda que possamos ter clareza que são temas de problemáticas específicas e que exigem tratamentos particulares, como o subfinanciamento histórico do sistema,[1,2] não se pode desconhecer que devem ser enfrentados com a mesma intensidade de disposição por parte dos envolvidos com o SUS. Trata-se de admitir que, no campo da avaliação da política de saúde, o município deve estar vigilante para o seu padrão de financiamento e gasto da saúde e também para a melhor gestão possível dos recursos orçamentários-financeiro, isto é, "fazer bem com o pouco que se tem". Considera-se essencial esse tipo de avaliação do gestor municipal para que ele possa se responsabilizar por todas as ações e serviços públicos de saúde no âmbito de seu território. Nesse sentido, seria importante orientarmos os gestores, os trabalhadores e os usuários municipais, ainda que de maneira breve, para que se apoderem dessas duas dimensões, assegurando, assim, uma avaliação do SUS municipal com objetivos de melhoria de seus resultados.

Este trabalho tem como objetivo geral discutir a importância da avaliação da capacidade de financiamento e gasto do SUS realizado pelos municípios, bem como abordar os mecanismos que contribuem para a avaliação da gestão dos seus recursos orçamentário-financeiros no âmbito da saúde local. Para tanto, está estruturado em duas partes. A primeira parte trata das características gerais que devem orientar um estudo sobre a capacidade e financiamento do gasto do SUS dos municípios, de forma a potencializar a capacidade de análise dos gestores municipais no processo de pactuação do SUS, com destaque ao potencial da ferramenta do Sistema de Informações sobre Orçamentos Públicos em Saúde (SIOPS). São destacadas, de maneira geral, as dimensões de análise a serem trabalhadas, de acordo com: a capacidade da receita municipal; o comportamento das transferências SUS; a dimensão do gasto do SUS realizados pelos municípios, ressaltando a magnitude do gasto total e com recursos municipais; a direção do gasto em saúde, incluindo o gasto por subfunção da despesa pública. A segunda parte apresenta as características estruturais e legais da gestão orçamentário-financeira integrada na Saúde, ressaltando a importância de relacionar, de forma articulada, as funções dessa gestão: planejamento; orçamento; fiscalização; e avaliação. Destaca-se, neste capítulo, a importância do "orçamento por desempenho" como ferramenta para gestão e avaliação da política de saúde municipal.

A avaliação do financiamento e gasto do SUS: o potencial do SIOPS

Entende-se que a saúde pública brasileira vem enfrentando uma série de conflitos políticos e econômicos no que tange ao seu financiamento. O resultado dessa situação tem indicado um reduzido volume de recursos públicos aplicados no Sistema Único de Saúde (SUS).[1] Sabe-se que a consolidação desse sistema depende de se enfrentar com o grave e permanente problema do seu financiamento, ainda muito malconduzido ao longo dos quase 30 anos de existência do SUS.

Nessa perspectiva, torna-se fundamental que se incentivem iniciativas que busquem o acompanhamento sistemático das fontes e usos desses recursos, especialmente por parte dos municípios nas regiões de saúde.

Acompanhar o desempenho dos municípios na sua capacidade de financiamento e gasto contribui para a identificação do cumprimento dos compromissos firmados nesse processo mais recente de regionalização que experimenta a política de saúde no SUS.

Nesse sentido, os municípios de algumas regiões de saúde no Brasil estariam efetivamente aperfeiçoando sua capacidade de financiamento e gasto, evidenciando um novo padrão nesse campo? Algumas indagações importantes merecem tratamento específico: qual tem sido a capacidade da receita dos municípios para contribuírem na sustentação do gasto do SUS, realizado em período mais recente? Qual tem sido a direção do gasto em saúde, destacando, principalmente, os níveis de atenção à saúde? Como tem se dado o comportamento das transferências SUS dos governos federal e estadual para esses municípios, a fim de que se permita dimensionar o seu grau de dependência para o desenvolvimento do SUS em nível local e regional?

Com a finalidade de discutir essas e outras indagações a respeito do campo econômico-financeiro dos municípios brasileiros, considera-se fundamental o desenvolvimento de uma primeira dimensão da avaliação: o financiamento e gasto. Trata-se de considerar a utilização do Sistema de Informações sobre Orçamentos Públicos em Saúde (SIOPS) para a avaliação do financiamento e gasto. Este sistema, como instrumento de gestão, garante suporte para a tomada de decisão do gestor municipal em relação aos recursos a serem alocados e gastos, de maneira a melhor responderem às necessidades de saúde da população local.

De modo geral, esse sistema, criado em 2000, constitui importante instrumento para o acompanhamento do cumprimento de dispositivo constitucional que determina aplicação mínima de recursos em ações e serviços públicos de saúde. Ele gera automaticamente um conjunto de indicadores que relacionam valores da receita total e da despesa com ações e serviços públicos de saúde dos entes da Federação.

De acordo com Teixeira e Teixeira,[2] o SIOPS reúne informações sobre o financiamento e o gasto com saúde pública dos municípios, dos estados e da União, constituindo-se em banco de dados único no âmbito das políticas sociais no Brasil. Tais informações podem viabilizar o aprimoramento da gestão, a disseminação de experiências bem-sucedidas entre os entes federados e a adequada distribuição dos gastos entre investimento e custeio e entre as esferas governamentais, tendo em vista o dimensionamento das redes de atenção, entre outras questões. Os autores argumentam, inclusive, que as informações geradas pelo SIOPS subsidiaram a participação do Ministério da Saúde na defesa da então Proposta de Emenda Constitucional (PEC) nº 86, conformada na EC-29.

Com a Lei nº 141/2012,[3] o SIOPS alcançou um papel de real significância para o SUS, à medida que o seu preenchimento passou a ser obrigatório, atribuindo ao gestor declarante a responsabilidade pela fidedignidade dos dados e possibilitando informações essenciais para o monitoramento e avaliação do padrão de financiamento e gasto dos municípios, sendo parte integrante do relatório de gestão (art. 39). O SIOPS passou a ser integrado ao Sistema Integrado de Administração Financeira (SIAFI) para controle das transferências da União, cabendo ao Ministério da Saúde o estabelecimento de prazos e regras de seu funcionamento e, no caso em que se detecte o descumprimento do disposto, deve ser comunicado à direção local do SUS, Auditoria, Conselho de Saúde, Ministério Público, Controle interno e externo do respectivo ente. Tal descumprimento também implica suspensão das transferências voluntárias (art. 39). Desse modo, não resta dúvida de que o SIOPS, por meio da Lei 141/2012, adquiriu um poder fundamental para a gestão do SUS. Daí sua importância para se realizar uma avaliação do financiamento e gasto, à medida que a noção mais geral de avaliação pressupõe a sua relação com o poder, transformando e/ou mantendo o curso da ação da política de saúde. Insiste-se na potencialidade do SIOPS enquanto uma ferramenta poderosa de avaliação. Não basta somente preenchê-lo para responder à exigência legal. Trata-se de utilizá-lo como instrumento significativo para a avaliação dos dados orçamentários-financeiro.

Nesse sentido, sugerimos uma metodologia que contemple essa avaliação das informações do SIOPS, sendo organizada em quatro partes. A primeira parte diz respeito à análise da capacidade da receita municipal, evidenciando o papel das finanças próprias e os graus de autonomia e disponibilidade de recursos desses municípios para sustentarem o gasto SUS nas suas regiões de saúde. A segunda parte aborda o comportamento das transferências SUS do governo federal, dimensionando o grau de dependência para o desenvolvimento do sistema de saúde no âmbito do município. A terceira parte compreende a análise da magnitude do gasto total, por fonte de recursos com destaque aos recursos municipais e ao comportamento do indicador previsto na Emenda Constitucional nº 29/2000. A quarta parte trata da identificação da direção do gasto em saúde, isto é, sua finalidade, para qual tipo de despesa e com qual nível de atenção o gasto foi direcionado. Tal metodologia adotada para a compilação e avaliação dos dados orçamentário-financeiros foi criada e descrita por MENDES.[4-6]

Antes de expor o detalhamento dos passos metodológicos para a avaliação proposta, entende-se ser importante apresentar os procedimentos mais gerais das fontes de coleta de dados e das informações.

Fontes e técnicas de coleta de dados e informações

Para efeito da proposta de avaliação do gasto municipal em saúde, deve-se utilizar o conceito definido por Mendes, Marques, Leite e Tubone,[7] denominado "o gasto do SUS realizado pelo município". Esse gasto compreende os recursos do poder público municipal, diretamente aplicado pela Secretaria Municipal de Saúde. Esses recursos abrangem, além dos recursos municipais, as transferências dos governos federal e estadual contabilizadas no orçamento municipal. Aqui não devem ser considerados os recursos do governo estadual nos municípios que integram as regiões de saúde. Entende-se que há certa dificuldade em computar o montante investido pelo Estado pelo fato de grande parte dos gastos serem indiretos ou em espécie, a exemplo de vacinas, medicamentos, servidores federais e/ou estaduais municipalizados etc. São gastos realizados diretamente por essas instâncias governamentais "no" município e "na" região em saúde. Cabe advertir que essas categorias de recursos, quando destinadas aos municípios, integram gastos dessas esferas de poder "no" município e não diretamente repassados à Secretaria Municipal de Saúde – e, portanto, não são contabilizados pelo orçamento municipal. Dito de outra maneira, esses recursos não constituem fontes do gasto "do" município e sim "no" município. Autores como Piola e Vianna,[8] posteriormente ao trabalho de Mendes, Marques, Leite e Tubone,[7] sugerem que a análise do gasto público com saúde identifica a abrangência do gasto em observação como "no" e/ou "do".

Para as informações financeiras, deve ser utilizada a despesa liquidada (conceito de despesa utilizada na apuração do gasto em saúde, conforme a Emenda Constitucional nº 29/2000). De acordo com o art. 63 da Lei de Orçamento Público nº 4.320/64, considera-se despesa liquidada o ato da "verificação do direito adquirido pelo credor, tendo por base os títulos e documentos comprobatórios do respectivo crédito". Os valores não incluem os chamados "Restos a Pagar" daquele mesmo ano. Esses restos a pagar são definidos no art. 36 da referida lei como despesas empenhadas, mas não pagas até o dia 31 de dezembro, distinguindo-se as processadas (empenhos executados, liquidados e prontos para pagamento, ou seja, o direito do credor anteriormente verificado) das não processadas (contratos em plena execução, sem que haja ainda o pleno recolhimento do direito do credor).[4,5]

Como a maior parte dos dados orçamentários (receitas e despesas) deve compreender uma série histórica de dados, eles devem ser deflacionados, utilizando-se o Índice Geral de Preços-Disponibilidade Interna (IGP-DI) da Fundação Getúlio Vargas, com base em agosto de 1994, valor médio do ano, convertidos a preços do ano mais recente que se pretende avaliar. Desse modo, é possível compatibilizar as séries estatísticas.

A capacidade da receita municipal

Esta parte compreende o diagnóstico da capacidade da receita disponível (arrecadação tributária e as transferências constitucionais para os municípios), contribuindo ao entendimento acerca do reforço das finanças próprias e os graus de autonomia e disponibilidade de recursos desses municípios para sustentarem o gasto com o SUS.

Para a análise dos dados, devem ser definidos os seguintes indicadores do SIOPS, segundo municípios:

1) Evolução da Receita Disponível (Impostos + Transferências Constitucionais) – indicador R.Imp.Transf.Const. (*per capita*)

Indica a disponibilidade de recursos de que o gestor municipal dispõe para realizar a política de saúde, o gasto em saúde com recursos municipais.

2) Evolução do Grau de Dependência da Receita Disponível em relação aos Impostos – indicador 1,1% Receita Líquida Total

Indica o Grau de Dependência que os municípios têm de impostos para poderem elaborar políticas públicas em geral e na saúde em particular. Se a Receita Disponível for mais dependente dos recursos de Impostos, a possibilidade para implementação da política de saúde é maior, uma vez que o esforço de arrecadação dos impostos é de total responsabilidade do município. Desse modo, é possível dizer que os municípios dispõem de maior autonomia financeira.

Para efeito de exemplificar a avaliação da capacidade da receita municipal, apresentamos os dados do município de São Bernardo do Campo na Tabela 17.1, em valores *per capita*.

Observa-se que, entre 2013 e 2015, a receita disponível apresentou uma queda de 5,6%, dificultando a capacidade de recursos municipais para executar a política de saúde. Por sua vez, as receitas municipais de São Bernardo do Campo apresentam baixa dependência dos recursos de Impostos (indicador 1,1% R. Líquida Total), cerca de 27,71, 29,10 e 28,25%, respectivamente no período, o que indica pouca autonomia financeira para implementação da política de saúde. Constata-se que o município depende, na maior parte, dos recursos das transferências constitucionais dos governos federal e estadual.

Tabela 17.1 – Capacidade da receita municipal no município de São Bernardo do Campo,
2013 a 2015

Indicadores do SIOPS	Em R$ de dez. 2015		
	2013	2014	2015
R.Imp.Transf.Const.	2.930,81	2.950,42	2.767,39
1,1% R.Líquida Total	27,71	29,1	28,25

Fonte: SIOPS/MS

O Comportamento das Transferências SUS

Abrange a avaliação do *comportamento das transferências SUS do Governo Federal*, dimensionando o grau de dependência para o desenvolvimento do sistema de Saúde no âmbito do município.

Devem ser definidos e analisados os seguintes indicadores do SIOPS.

1) Evolução da Participação % das Transferências para a Saúde (SUS) no total dos recursos transferidos para o Município – indicador 1,3% Transf. Para a Saúde (SUS)

Indica a importância da Transferência SUS, enquanto uma receita destacada no município. Permite identificar a contribuição do SUS Federal para a condução do sistema local de saúde, na medida em que a maior parte das Transferências SUS é de origem do governo federal.

2) Evolução da Participação % das Transferências da União para a Saúde no total de recursos transferidos para a saúde no município – indicador 1,4% Transf. União Para a Saúde.

Indica, de um lado, a significância das Transferências da União SUS para o gasto em Saúde local e, de outro, a baixa participação das transferências estaduais SUS nesse gasto.

3) Evolução das Transferências União SUS *per capita* dos municípios – indicador R. Transf. SUS/Hab.

Permite verificar a importância das transferências federais SUS por habitante/ano para o gasto em Saúde *per capita* nos municípios.

Ao exemplificarmos a avaliação das Transferências SUS, apresentamos os dados do município de São Bernardo do Campo na Tabela 17.2, também em valores *per capita*.

Tabela 17.2 – Comportamento das transferências SUS no município de São Bernardo do Campo, 2013 a 2015

Indicadores do SIOPS	Em R$ de dez. 2015		
	2013	2014	2015
1,3% Transf. para a Saúde (SUS)	15,85	18,39	20,06
1,4% Transf. União p/Saúde	94,11	96,51	99,15
R. Transf. SUS/Hab	391,82	443,99	455,00

Fonte: SIOPS/MS

Verifica-se que as Transferências para a Saúde (SUS) correspondem a uma parcela importante das transferências do governo federal no total das transferências para o município de São Bernardo, com tendência crescente, passando de 15,85% para 20,06%, entre 2013 e 2015. Esse quadro mostra a importância que o SUS local contribui para a capacidade das receitas municipais. Ainda, destaca-se que, entre as transferências para a saúde municipal, as transferências da União correspondem a quase totalidade, 94,11%, em 2013; 96,51%, em 2014; e 99,15, em 2015. De outra forma, é possível dizer que o governo estadual quase não repassa recursos diretamente para a Saúde no município de São Bernardo. Por fim, cabe destacar que as Transferências Federais SUS foram crescentes no período, registrando um aumento de 16,12%.

Dimensão do gasto do SUS realizado pelos municípios

No tocante ao campo do gasto do SUS, ao se seguir a metodologia de Mendes,[5,6] procura-se verificar duas questões: magnitude dos gastos e direção dos gastos.

A magnitude do gasto total e com recursos municipais

A primeira refere-se à magnitude do gasto realizado pelos municípios a partir dos indicadores: magnitude do Gasto Total e com recursos municipais; evolução do Gasto Total *per capita* do SUS realizado pelos municípios; e percentagem da Receita Própria aplicada em Saúde nos municípios, conforme a EC n. 29/2000.

Para tanto, devem ser utilizados os seguintes indicadores do SIOPS:

1) Evolução do gasto total *per capita* do SUS realizado pelos municípios – indicador D.Total Saúde (*per capita*)

Indica a magnitude do gasto total (transferências + recursos municipais) por habitante/ano do SUS realizado pelos municípios.

2) Evolução do gasto *per capita* do SUS realizado com recursos municipais – indicador D.R.Próprios em Saúde/Hab.

Indica a magnitude do gasto do SUS com recursos municipais por habitante/ano. Demonstra o esforço aplicado em Saúde por meio da receita disponível do município.

3) % da Receita própria aplicada em saúde nos municípios, conforme a EC29 – indicador 3,2% R.Próprios em Saúde-EC29

Indica o compromisso do município no gasto com ações e serviços, conforme o estabelecido na Emenda Constitucional 29/2000, isto é, o município deve aplicar no mínimo 15% de suas receitas de impostos compreendidas as transferências constitucionais.

Para a avaliação da magnitude do gasto, também apresentamos os dados do município de São Bernardo do Campo na Tabela 17.3, também em valores *per capita*.

O gasto total *per capita* do SUS realizado pelo município de São Bernardo, no período de 2013 a 2015 cresceu apenas 6%, passando de R$ 1.040,52 para R$ 1.103,02. Contudo, esse pequeno aumento não se deveu à parcela do gasto com recursos próprios em saúde *per capita*, à medida que ele praticamente se manteve estável ao longo do período, isto é, R$ 630,55, em 2013 e R$ 631,38, em 2015. Como já observado anteriormente, tal crescimento pequeno do gasto total deve ser atribuído à parte do gasto com fonte das Transferências Federal SUS que ampliaram em 16,12%, conforme indicado na Tabela 17.2.

Desde a Emenda Constitucional 29, de setembro de 2000, ficou estabelecido que os municípios devem aplicar em ações e serviços de Saúde, no mínimo, 15% do total de sua receita de impostos, compreendidas as transferências constitucionais. Essa base de aplicação foi mantida com a Lei nº 141/2012.

Entre 2013 e 2015, o município de São Bernardo apresentou crescimento de seus percentuais de aplicação em Saúde, passando de 20,46%, em 2013 para 22,82%, em 2015. Sem dúvida, essa situação revela o esforço do município em aplicar em saúde.

Tabela 17.3 – A magnitude do gasto do SUS realizado pelo município de São Bernardo do Campo, 2013 a 2015

	Em R$ de dez. 2015		
Indicadores do SIOPS	2013	2014	2015
D.Total Saúde/hab.	1.040,52	1.102,86	1.103,02
D.R.Próprios em Saúde/hab.	630,55	621,87	631,38
3,2% R.Próprios em Saúde-EC 29	20,46	21,08	22,82

Fonte: SIOPS/MS

A direção do gasto em saúde

A avaliação da direção do gasto em Saúde compreende a análise dos indicadores segundo sua finalidade por categoria econômica das despesas – despesas correntes e de investimento – e por nível de atenção à saúde, por meio da representação das despesas com saúde por subfunção: Atenção Básica; Assistência Hospitalar e Ambulatorial; Suporte Profilático e Terapêutico; Vigilância Sanitária; Vigilância Epidemiológica; Alimentação e Nutrição.

■ Por finalidade do gasto – despesa por categoria econômica

Devem ser utilizados os seguintes indicadores:

1) Evolução da participação % da despesa com pessoal na despesa total com Saúde – Indicador 2,2% D.Pessoal/D.Total
2) Evolução da participação % da despesa com medicamentos na despesa total com Saúde – Indicador 2,3% D.com Medicamentos
3) Evolução da Participação % da despesa com serviços com serviços de terceiros na despesa total com saúde – Indicador 2,4% D.Serv.Terc/D.Total
4) Evolução da Participação % da despesa com investimentos na despesa total com saúde – Indicador 2,5% D.Invest/D.Total

Para a avaliação da direção do gasto, apresentamos os dados do município de São Bernardo do Campo na Tabela 17.4.

Tabela 17.4 – A direção do gasto do SUS realizado pelo município de São Bernardo do Campo, segundo percentual das despesas por categoria econômica em relação à despesa total com saúde, 2013 a 2015

Indicadores do SIOPS	2013	2014	Em R$ de dez. 2015 2015
2,2%D.Pessoal/D.Total	13,64	11,99	10,62
2,3%D.com Medicamentos	2,32	2,5	2,22
2,4%D.Serv.Terc/D.Total	72,65	78,12	81,26
2,5%D.Invest/D.Total	9,03	5,05	3,86

Fonte: SIOPS/MS

No tocante à direção do gasto do SUS realizado pelo município de São Bernardo, é importante registrar que, ao longo do período, houve um predomínio das despesas de serviços de terceiros, em relação às demais despesas correntes e de investimento. Pode-se dizer que tal retração da participação das despesas de pessoal no total do gasto com Saúde foi compensada pelo aumento das despesas com serviços de terceiros – pessoa jurídica –, na medida em que esse item de registro abrange a contratação de pessoal por meio de diferentes modalidades de entidades terceirizadas, tal como a OSS (Organização Social de Saúde), denominada Fundação do ABC.

■ Por nível de atenção em saúde – despesa por subfunção

Esta parte destina-se a apresentar a avaliação da direção dos gastos do SUS realizados pelo município (no nosso caso, São Bernardo do Campo), no tocante ao nível de atenção à saúde, buscando o entendimento das despesas por classificação funcional programática, em termos de subfunção.

A subfunção representa uma partição da "função saúde", visando agregar determinado subconjunto de despesa do setor público. O SIOPS disponibiliza a informação por indicadores conforme 2.10 Subfunções administrativas, 2.20 Subfunções vinculadas e 2.30 Subfunções complementares. As subfunções vinculadas na saúde compreende seis subfunções: Atenção Básica; Assistência Hospitalar e Ambulatorial; Suporte Profilático e Terapêutico; Vigilância Sanitária; Vigilância Epidemiológica; e Alimentação e Nutrição (Tabela 17.5).

Tabela 17.5 – A direção do gasto do SUS realizado pelo município de São Bernardo do Campo, segundo percentual das despesas por subfunção em relação à despesa total com saúde, 2013 a 2015

	Em R$ de dez. 2015		
Indicadores do SIOPS	2013	2014	2015
2.10 Subfunções Administrativas	9,4	8,4	9,3
2.20 Subfunções Vinculadas	90,0	91,0	90,4
2.30 Informações Complementares	0,7	0,6	0,4
Total	100,0	100,0	100,0
Subfunções vinculadas			
2.21 Atenção Básica	19,7	19,0	18,8
2.22 Assis.Hosp.e Ambulat	64,7	66,3	65,9
2.23 Sup.Profilático e Terap.	3,6	3,8	3,4
2.24 Vigilância Sanitária	0,9	0,8	0,8
2.25 Vilância Epidemiológica	1,0	1,1	1,5
2.26 Alimentação e Nutrição	-	-	-

Fonte: SIOPS/MS

Ao analisar a alocação do gasto por subfunção geral de São Bernardo, entre 2013 e 2015, constata-se que as subfunções vinculadas respondem por cerca de 90% do total da despesa com saúde. Entre elas, as despesas por subfunção "Assistência Hospitalar e Ambulatorial" correspondem a maior parte, cerca de 65%, no período. Em segundo lugar, a subfunção "Atenção Básica" representa aproximadamente 19%. Não era de se esperar algo diferenciado do indicado, à medida que nesse município de grande porte a rede hospitalar abrange a maior parte dos recursos.

Uma avaliação mais geral do financiamento e gasto

Para uma referência mais global sobre o financiamento e gasto em saúde, entende-se ser suficiente a utilização de poucos indicadores que permitem a avaliação do comportamento das finanças municipais, em geral, e da identificação de um padrão de gasto em saúde e das transferências federais, de forma a potencializar a capacidade de avaliação dos gestores municipais no processo de pactuação exigido pelo SUS. Para atender a esse tipo de avaliação, sugere-se a utilização de apenas quatro indicadores:

1) Receita de Impostos e Transferências Constitucionais – contribui para o esclarecimento sobre a disponibilidade de recursos próprios da prefeitura de que o gestor municipal dispõe para realizar a política de saúde;

2) Despesa Total Saúde – indica a magnitude do gasto total (transferências + recursos municipais) do SUS realizado pelos municípios;

3) Receita Transferência SUS – indica a significância das transferências do Ministério da Saúde para o gasto de saúde local, uma vez que a maior parte dessas é de origem do governo federal;

4) Despesa Recursos Próprios em Saúde – indica a magnitude do gasto do SUS com recursos municipais, demonstrando o esforço aplicado em saúde por meio da *R. Impostos e Transf. Const.* do município. A simples avaliação desses quatro indicadores, a partir de uma série histórica, de no mínimo 3 anos e sua transformação em valores *per capita* – facilitando a leitura dos dados para qualquer leigo – permite verificar, de um lado, a intencionalidade do governo municipal em investir em saúde nesse período e, de outro, o esforço de um secretário municipal, por meio de sua equipe, reforçar a gestão da saúde local. Para se ter uma melhor ideia do que apontamos, é importante apresentar um exemplo da utilização desses indicadores e de sua avaliação possível, por meio da seguinte indagação: "o que nos revela o padrão do financiamento e gasto do município 'X'?".

Supõe-se que esse Município "X" apresente os seguintes dados para 2013 a 2015, já deflacionados pela média anual a preços de dezembro de 2015, conforme o Índice Geral de Preços-Disponibilidade Interna (IGP-DI) da FGV, dispostos na Tabela 17.6:

Conforme a Tabela 17.6, entre 2013 e 2015, observa-se que a *Receita Impostos e Transferências per capita* do Município apresentou um crescimento pequeno de 2,73%, passando de R$ 1.553,36 para R$ 1.595,73. Contudo, o reduzido aumento dos recursos próprios do governo não significou menor *Despesa Total Saúde per capita*, aumentando-a no período em 3,11%, de R$ 541,47 para R$ 558,30. Assim, se a *Despesa Total Saúde* elevou-se, nesse período, deveu-se especialmente à real intencionalidade do governo municipal em investir em saúde, à medida que a *Despesa Recursos Próprios em Saúde per capita* apresentou um aumento superior aos demais indicadores, 6,67%, passando de R$ 410,58 para 437,97. Por sua vez, a *Receita Transferência SUS per capita* apresentou uma estabilidade, passando de R$ 121,64 para

Tabela 17.6 – Indicadores do SIOPS sobre o padrão do financiamento e gasto de um município "X", 2013 s 2015

Indicadores do SIOPS	Em R$ de dez. 2015			
	2013	2014	2015	Taxa de crescm.
R. Impoistos e Transf. Const.	1.553,36	1.639,32	1.595,73	2,73%
D. Total Saúde	541,47	520,51	558,30	3,11%
R. Transf. SUS	121,64	121,33	121,79	0,12%
D. R. Próprios em Saúde	410,58	405,04	437,97	6,67%

Fonte: SIOPS

R$ 121,79, o que indica que o esforço do secretário municipal e sua equipe em aprimorar a gestão foi pequeno, à medida que as transferências decorrem, em linhas gerais, dos incentivos financeiros repassados para a implementação de políticas definidas pelo MS.

Vejamos que, com apenas quatro indicadores, pode-se obter uma avaliação do quadro geral do padrão de financiamento e gasto, permitindo que os gestores municipais se apropriem de um maior poder de suas responsabilidades para a execução das ações e serviços de saúde. Em suma, trata-se de valorizar a potencialidade do SIOPS para a avaliação da gestão municipal.

A avaliação da gestão dos recursos do SUS

As décadas de 1990 e 2000 foram marcadas, no Brasil, por um intenso processo de reforma do Estado. Isto é perceptível em termos do alcance de suas ações como da revisão de suas práticas gerenciais, em especial a introdução de uma série de inovações no campo da gestão dos recursos públicos, do ponto de vista da maior relação entre o planejamento e o orçamento público. Merecem menção as várias medidas legais criadas que contribuíram para uma relação mais estreita entre planejamento e processo orçamentário. Desde a Constituição Federal de 1988, no seu artigo nº 165, foram introduzidos três instrumentos de planejamento do processo orçamentário no País — o Plano Plurianual (PPA), a Lei de Diretrizes Orçamentárias (LDO) e a Lei Orçamentária Anual (LOA) (BRASIL, 1988). Já na segunda metade dos anos 1990, novas medidas legais foram instituídas, visando garantir que o processo de planejamento e orçamento não fosse conduzido apenas de maneira formal, mas que fosse incorporado pelas práticas de atuação do Estado. Foram duas as principais alterações na legislação: a Portaria nº 42, de 14 de abril de 1999, da Secretaria de Orçamento e Finanças (SOF) do Ministério de Planejamento, Orçamento e Gestão;[9] e a Lei de Responsabilidade Fiscal nº 101/2000.[10] Ambas contribuíram para o aprimoramento do processo orçamentário, uma vez que colocam os programas como elementos-chaves para a efetivação das políticas públicas e, consequentemente, de seus gastos, tornando o planejamento instrumento essencial para determinar as prioridades de recursos, seja no âmbito das receitas, seja no das despesas.

A área da saúde, em particular, não escapou a esse processo de inovação legal. Com o objetivo de avançar na implementação do SUS, assegurando a efetivação das políticas e dos programas de trabalho das Secretarias Estaduais e Municipais de Saúde, o Ministério da Saúde reforçou tal lógica de trabalhar os recursos orçamentários de forma planejada, incorporando-a em suas portarias para o sistema nacional de saúde.

Mesmo diante dessas várias exigências legais, a experiência brasileira tem apontado que, na maioria das vezes, a elaboração do processo orçamentário, por parte dos governos federal, estaduais e municipais, e da área da saúde em particular, é distante dessa sistemática integrada entre planejamento e orçamento. São poucas as administrações públicas que olham a realidade local com seus problemas e potencialidades e se organizam do ponto de vista gerencial para enfrentá-la. Na prática, o que vem ocorrendo é que os instrumentos do processo orçamentário acabam por não responder às necessidades locais e dificilmente são elaborados de forma a permitir a sua compatibilidade entre planejamento e orçamento, dificultando o acompanhamento, a fiscalização e a avaliação do gasto em saúde, *vis-à-vis*, o cumprimento das ações e metas planejadas.

Para se contrapor a essa forma de elaboração do planejamento e processo orçamentário, o SUS adota um conceito normativo de gestão definido pela NOB SUS 01/96.[11] Essa norma, ao consolidar a plena responsabilidade do poder público municipal sobre as ações e os serviços de saúde e aperfeiçoar a própria organização do sistema, definiu gestão como a responsabilidade de dirigir um sistema de saúde, pelo exercício de funções de coordenação, articulação, negociação, planejamento, execução, acompanhamento, controle e avaliação. Esse enfoque de gestão foi assimilado gradativamente pelo processo orçamentário do SUS, definindo a gestão orçamentário-financeira como um instrumento de integração dessas funções aos objetivos, produtos e resultados da política de saúde.

Nessa perspectiva, um novo modelo de gestão orçamentário-financeira que contemple uma lógica de relação entre planejamento da política de saúde e orçamento deve ser pensado à luz de um ciclo do conceito de gestão mais ampliado. Esse novo modelo, então, deve seguir uma lógica que compreenda a relação entre as funções de planejamento, orçamento, execução orçamentária, acompanhamento, controle público (exercido pela sociedade como um todo) e a avaliação.[12] Desse modo, a gestão orçamentário-financeira deve ser encarada como um instrumento de integração dessas funções aos objetivos, produtos e resultados das políticas públicas.

A Figura 17.1 mostra as funções integradas dessa gestão orçamentária-financeira, indicando a existência de um fluxo permanente do planejamento até a avaliação, produzindo o resultado em saúde esperado.

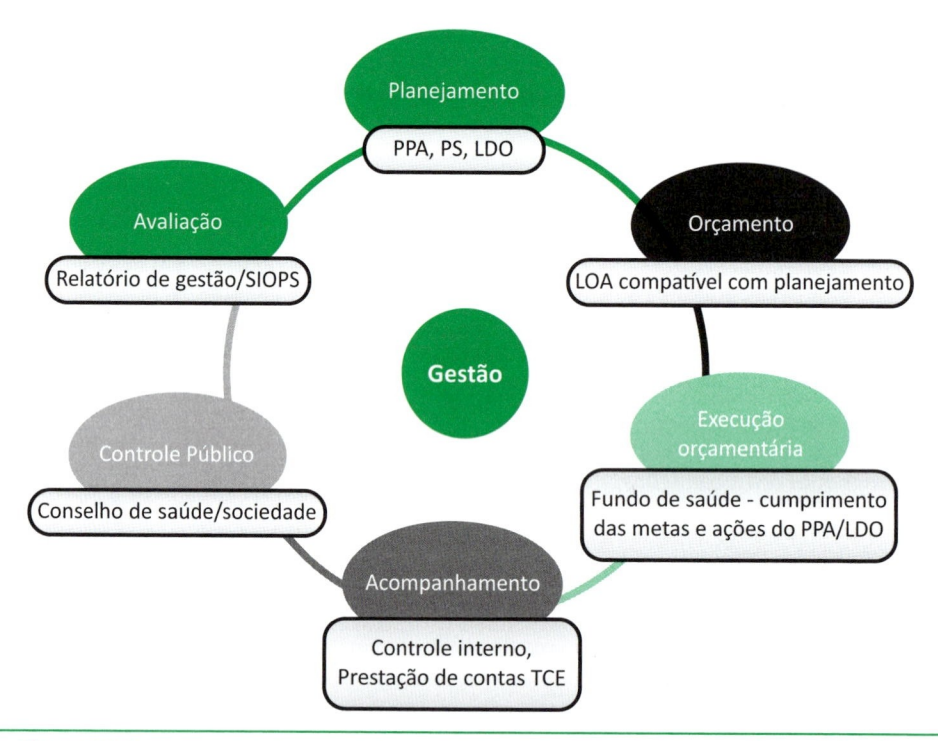

Figura 17.1 – Funções integradas da gestão orçamentária-financeira. Fonte: Mendes.[4]
PPA – Plano Plurianual (a cada 4 anos); PS – Plano de Saúde (a cada 4 anos); PAS – Programação Anual de Saúde (a cada ano); LDO – Lei de Diretrizes Orçamentárias (a cada ano); LOA – Lei Orçamentária Anual (a cada ano); RG – Relatório Anual de Gestão da Saúde (a cada ano); SIOPS – Sistema de Informações sobre Orçamentos Públicos em Saúde

Ora, se esse é o quadro sobre o qual se apoiam as funções da gestão orçamentário-financeira, interessante é verificar, mesmo nos aspectos mais gerais, o conteúdo dessas funções, para que se possa proceder à avaliação dos recursos no SUS. Dito de outro modo, é fundamental para a avaliação relacionar todos os instrumentos utilizados nessas funções.

As funções de planejamento e orçamento

A Figura 17.1 reforça a ideia de que o gasto em saúde deve estar ligado ao planejamento como um instrumento que baliza o orçamento. Se o gasto é caracterizado por um dispêndio de recursos, representado por uma saída de recursos financeiros, ele só pode ser viabilizado se estiver em acordo com o que foi planejado e orçado. É importante assinalar que nenhum gasto deve ser realizado sem que haja disponibilidade de recursos orçamentários e financeiros. Para tanto, é importante que se resgate o planejamento como primeira função da gestão orçamentário-financeira.

A primeira etapa do planejamento refere-se à elaboração de um diagnóstico, no qual devem ser identificados os problemas e as potencialidades. A partir desse diagnóstico, são elaborados programas que buscam a solução dos problemas e/ou o melhor aproveitamento das potencialidades. Cada programa deve constituir-se em uma das formas de expressão da política de saúde, com a finalidade de produzir uma alteração na situação atual. Assim, o programa de saúde deve indicar objetivos, metas (objetivo quantificado) e indicadores, para que possa ser acompanhado, controlado e avaliado. Dito de outra maneira, não há a possibilidade de se efetuar um gasto em saúde sem antes relacioná-lo ao seu programa — objetivos, metas e indicadores.

Na realidade, essa lógica de trabalhar os recursos de forma planejada foi instituída, em primeiro plano, pela Constituição de 1988, que introduziu três instrumentos do processo orçamentário — o Plano Plurianual (PPA), a Lei de Diretrizes Orçamentárias (LDO) e a Lei Orçamentária Anual (LOA). No novo modelo, os programas e ações devem ser elaborados com base nos problemas e nas demandas da sociedade identificadas pelo planejamento e devem se constituir em unidades de gestão, com estruturas idênticas no planejamento e nos orçamentos. Pela nova sistemática, os governos municipais têm liberdade para solucionar seus problemas, organizando suas ações em programas, projetos e atividades de acordo com suas especificidades, originárias do Plano Plurianual. A proposta é transformar o Plano Plurianual num instrumento de gestão, em que dois aspectos são importantes: a cobrança de resultados e a realidade problematizada. Em síntese, os projetos e atividades que integram o orçamento têm origem nas ações de cada programa definido no Plano Plurianual.

A Lei de Responsabilidade Fiscal (nº101/2000) estabelece de forma específica o conteúdo da LDO e obriga a interação dos instrumentos de planejamento e orçamento — PPA, LDO e LOA. Esses instrumentos são leis que exprimem, em termos financeiros, a alocação dos recursos públicos, refletindo as decisões políticas e estabelecendo as ações prioritárias para o atendimento das demandas da sociedade. Nessa perspectiva, há uma lógica para a construção desses instrumentos em caráter sequencial: em primeiro, o PPA; em seguida, a LDO; e, por fim, a LOA. Na realidade, o PPA, elaborado no primeiro ano de gestão dos governos para vigorar nos quatro anos seguintes, deve orientar a elaboração de quatro LDO – anuais – e cada LDO deve orientar a elaboração de uma LOA. Cabe lembrar que todos eles devem ser precedidos do Plano de Governo, no qual são dispostas as grandes linhas de atuação, ou seja, as diretrizes do governo eleito.

No tocante à área da saúde, o orçamento do Fundo de Saúde deve respeitar as políticas e os programas de trabalho das Secretarias de Saúde. Para tanto, a elaboração do PPA, da LDO e da LOA deve seguir as definições do Plano de Saúde (PS) e da Programação Anual de Saúde (PAS), elaborados e aprovados pelos respectivos Conselhos de Saúde. Este último instrumento operacionaliza as intenções expressas no PS e assegura as diretrizes que devem ser contempladas na LDO e os recursos alocados na LOA. Apenas posteriormente, com a elaboração do Relatório Anual de Gestão (RG) será, então, possível avaliar os resultados alcançados em saúde e orientar eventuais redirecionamentos que se fizerem necessários.[13]

O Plano de Saúde (PS) consolida o processo de planejamento em saúde, devendo incorporar a programação da política de saúde, indicando as intenções políticas, o diagnóstico, as estratégias, as prioridades, os programas de atuação, seus objetivos, metas e indicadores de avaliação. O Plano de Saúde (PS) é elaborado a cada 4 anos – como no PPA –, sendo revisto a cada ano em função de novas metas de gestão e de adequação à dinâmica da política de saúde.

Na PAS, são detalhados as ações, as metas e os recursos financeiros que operacionalizam o respectivo Plano, assim como apresentados os indicadores para a avaliação (a partir dos objetivos, das diretrizes e das metas do Plano de Saúde).

Reitera-se que os programas previstos no PS e na PAS devem constituir a base para a elaboração dos instrumentos do processo orçamentário – Plano Plurianual (PPA), Lei de Diretrizes Orçamentárias (LDO) e Lei Orçamentária Anual (LOA).

A função da execução orçamentária

Já a execução da gestão orçamentário-financeira integrada, particularmente na área da saúde, é função do Fundo de Saúde. Esse fundo se constitui em mecanismo de gestão financeira de recursos, vinculados ou alocados às Secretarias de Saúde para o cumprimento de seus programas e metas, e seus projetos e atividades orçamentárias.

A Constituição, em seu artigo 195, define que os recursos do SUS, enquanto integrante da Seguridade Social, são compostos por recursos provenientes da União, dos Estados, do Distrito Federal e dos Municípios *e não apenas por recursos de transferências de uma esfera de governo para outra*. Na realidade, a Emenda Constitucional nº29 e a Lei nº 141/2012 tratam da exigência de que todos os recursos transferidos e próprios devem estar no Fundo de Saúde e acompanhados e fiscalizados pelo Conselho de Saúde. Desse modo, todos os recursos do SUS, nos municípios, devem ser provenientes do Fundo de Saúde e nenhuma despesa com ações e serviços de saúde pode ser realizada sem constar do Fundo de Saúde.

Assim, o orçamento do Fundo de Saúde deve expressar as políticas e os programas de trabalho da Secretaria Municipal de Saúde, observando a Programação Anual da Saúde, o Plano de Saúde, o PPA e a LDO, e os princípios da universalidade e do equilíbrio do orçamento público. A execução do gasto em saúde por meio do Fundo deve permitir permanentemente o acompanhamento de cada uma de suas dotações orçamentárias, visando o cumprimento das metas estabelecidas pelos programas nos instrumentos PAS, PS, PPA e LDO. Desse modo, a programação financeira e o cronograma de execução mensal de desembolso devem ser compatíveis com o estabelecido nesses instrumentos.

As funções de acompanhamento e fiscalização

Em relação às funções de acompanhamento e fiscalização da gestão orçamentário-financeira integrada, elas devem ser, também, exercidas por meio do Fundo de Saúde. Isso porque é a partir dele que o sistema de acompanhamento dos programas e projetos/atividades (compatíveis com a PAS, o PS, o PPA e a LDO) é operacionalizado, garantindo o controle dos recursos aplicados na área da saúde e o cumprimento das metas definidas nos programas, seus prazos e os resultados esperados.

Para a avaliação da gestão dos recursos do Fundo de Saúde, do ponto de vista operacional, é imprescindível se apoiar nos demonstrativos orçamentário-financeiros. Esses demonstrativos se constituem materiais essenciais para o acompanhamento e a fiscalização por parte do Conselho de Saúde, do Poder Legislativo e do Tribunal de Contas. É bom lembrar também que a Lei de Responsabilidade Fiscal enfatizou a necessidade da transparência da ação pública ao exigir a elaboração de relatórios de acompanhamento da gestão fiscal e a realização de audiências públicas para a prestação de contas.

A prestação de contas em audiência pública, a cada 4 meses, no Legislativo, foi uma exigência da Lei nº 141/2012 (art. 36, § 5º) restrita ao setor da saúde, não existindo essa determinação legal específica para outras áreas das políticas públicas.[14]

A função da avaliação

A função da avaliação da gestão orçamentário-integrada deve ser pensada já no momento do planejamento. Desse modo, o planejamento deve ser detalhado de forma que cada programa apresente os objetivos, metas e indicadores, o que, segundo o Ministério da Saúde, permitirá uma gestão com foco nos resultados. A avaliação deve ser permanente, sendo parte de todo o processo da gestão orçamentário-financeira local do SUS.

Nesse sentido, a avaliação deve orientar-se pela busca da constante adequação do processo em curso ao objetivo explicitado no plano. Vale acrescentar que é mediante instrumentos de avaliação que "correções de rota" podem ser realizadas. Para a avaliação de um Programa de Saúde (estabelecido no Plano de Saúde, no PPA, na Programação Anual de Saúde, na LDO e na LOA), devem ser criados indicadores suficientemente claros, permitindo a sua adequada avaliação.

Cabe assinalar que o SUS dispõe de instrumentos de avaliação importantes: o Plano de Saúde; e o Relatório de Gestão (RG). O RG constitui-se instrumento essencial para a avaliação dos recursos aplicados nos programas de saúde. Ele deve estar compatível com o Plano de Saúde, demonstrando sua relação com as metas, os resultados e a aplicação dos recursos planejados.

O RG permite a sistematização e divulgação das informações sobre os resultados alcançados com o desenvolvimento dos programas do SUS, bem como a avaliação da probidade dos gestores do sistema. Assim como o Plano de Saúde, o RG deve ser submetido ao Conselho de Saúde e aprovado por ele.

Feitas essas observações sobre o conteúdo das funções da gestão orçamentário-financeira na área da saúde, cabe enfatizar que a avaliação da gestão dos recursos tem de ser realizada por meio da relação entre todos os instrumentos descritos: o PPA; o PS; a PAS; a LDO; a LOA; a execução do Fundo de Saúde; e o RG.

Desde 2010, o Relatório de Gestão dispõe do SARGSUS – Sistema de Apoio à Construção do Relatório de Gestão do SUS. O SARGSUS é uma ferramenta eletrônica que fornece aos gestores municipais um instrumento informatizado que facilite a elaboração e o envio do RG. Utiliza as bases de dados nacionais com informações que servem para qualificar os processos e práticas do monitoramento e avaliação da gestão dos recursos.

O orçamento por desempenho como instrumento para a avaliação dos recursos do SUS

Uma interessante ferramenta para a avaliação dos recursos do SUS, que relaciona o orçamento e os resultados da política planejada, refere-se ao *Performance Budget* (PB), isto é, "Orçamento por Desempenho". Robinson[14] argumenta que o PB tem a função básica de relacionar, a partir de diferentes eixos de avaliação com indicadores específicos, os recursos despendidos em ações públicas e seus respectivos resultados, visando alcançar impactos nas condições de vida da sociedade. O principal objetivo do PB é aprimorar a alocação e a eficiência dos recursos públicos. Assim, a informação sobre o desempenho dos gastos e os recursos alocados são funções centrais para esse tipo de orçamento.

O "Orçamento por Desempenho",[15] já praticado em vários países que compõem a OCDE (Organização para Cooperação e Desenvolvimento Econômico),[16] constitui passo à frente na qualificação do orçamento-programa, uma vez que os indicadores das políticas públicas organizados, segundo sua lógica, contribuem para avaliar os resultados alcançados e para tanto necessitam que os instrumentos orçamentários – no nosso caso PPA, LDO e LOA – estejam bem organizados e propostos.

Para Weiller e Mendes (*apud* Nóbrega, 2011),[17,18] os resultados, evidenciados pelo PB, podem ser indicados por meio do impacto que o programa tem sobre os indivíduos, as estruturas sociais e o próprio governo. É necessária uma definição prévia dos resultados esperados para que, então, eles possam ser analisados. Desse modo, para esses autores, a definição de produtos exige evidenciar algumas categorias importantes, em que os indicadores para a avaliação devem ser agrupados:

- Recursos: indicadores como número de médicos, unidades básicas de saúde construídas, medicamentos distribuídos etc. Embora esses elementos não representem indicadores de performance, podem prover valiosas informações para controle de custos e para a elaboração de outros indicadores. Se o número de pessoas atendidas por determinado programa de governo está bem aquém daquilo que fora esperado, certamente medidas corretivas devem ser tomadas.

- *Outputs*: reúne indicadores cuja medida é fundamental porque representa o resultado imediato. É interessante observar que, na maioria das vezes, apenas há atenção na questão do resultado imediato.

- Eficiência: abrange indicadores relacionados ao conceito econômico, sendo *output* por unidade monetária; no entanto, quando avaliamos programas de governo, a resposta não pode ser tão simples. Os programas de governo devem atender outros critérios além da mera questão quantitativa. Aspectos com efeitos redistributivos devem ser avaliados e, muitas vezes, passam ao largo de avaliações dos órgãos ou instâncias de controle. Assim, eficiência não é um conceito absoluto. Deve relacionar-se ao programa que está sendo avaliado.

- *Outcomes*: contempla indicadores que representam um passo adiante na avaliação dos programas de governo. São indicadores mais amplos dos verdadeiros resultados, avaliando se o programa está tendo uma função transformadora na sociedade. São fundamentais para sinalizar ao governo se os objetivos estão sendo alcançados e quais medidas corretivas podem ser tomadas.

No tocante ao setor saúde, em nível de um município, o Secretário de Saúde já dispõe de um vasto rol de indicadores para serem agregados/desenvolvidos nas categorias do PB, juntamente com o processo de orçamentação. Importante destacar que com a implantação do Pacto pela Saúde no SUS, instituído por meio da Portaria nº 399, de 22 de fevereiro de 2006,[19] ficou estabelecida uma relação de indicadores a serem pactuados, ano a ano, entre os gestores do SUS.[17] A partir da instituição do Pacto pela Saúde, criou-se o Sistema de Pactuação de Diretrizes, Objetivos, Metas e Indicadores (Sispacto) que permite o registro de metas pactuadas por Municípios, dispondo sobre as regras do processo de pactuação de indicadores para cada ano, com vistas ao fortalecimento do planejamento no SUS.[12]

Nesse contexto, a avaliação dos recursos do SUS por meio da ferramenta PB deve buscar responder à seguinte indagação: em que medida é possível manter a relação entre o planejamento, o orçamento e o gasto em saúde e os efeitos sobre a melhoria da saúde da população?

Para que se possa dar adequado tratamento à essa indagação, devem ser utilizadas as informações orçamentárias do PPA, das LDO e das LOA, além das agregações das despesas conforme as subfunções: atenção básica; assistência ambulatorial e hospitalar; produtos profiláticos e terapêuticos; vigilância sanitária; vigilância epidemiológica; alimentação e nutrição e outras subfunções. Essas informações devem ser relacionadas com os indicadores do Sispacto, do município a ser avaliado, e agrupados segundo as quatro categorias do PB ou "Orçamento por Desempenho": recursos, *outputs*, eficiência e *outcomes*.

Weiller e Mendes[16] realizam essa avaliação do desempenho do gasto em saúde do município de São Bernardo do Campo, a partir da utilização da ferramenta PB, buscando relacionar os instrumentos de planejamento orçamentários (PPA, LDO e LOA) com os resultados da política de Saúde alcançados. Para tanto, consolidam os indicadores do município que tiveram sua frequência em mais de 3 anos no período analisado (2006-2012), totalizando um conjunto de 33 indicadores, distribuídos nas quatro categorias do PB. Desse modo, avaliam a relação entre as metas alcançadas no município de São Bernardo do Campo, os recursos envolvidos e os resultados das políticas de Saúde sob a ótica do orçamento.

Para a melhor compreensão da avaliação por desempenho nesse município, Weiller e Mendes[15] averiguam o alcance ou não das metas propostas aos indicadores, ano a ano, disponibilizando tabelas com colunas organizadas em Meta proposta (P^1) e Resultado alcançado (A^2) (Tabela 17.7). Assim, comparou-se cada resultado obtido no ano com a sua respectiva meta proposta. Além disso, organizou-se uma tipologia dos indicadores e seus resultados por meio de cores distintas, sendo que para a meta alcançada, utilizou-se a cor cinza claro e, para as metas não alcançadas, cinza escuro. A fim de exemplificar esses procedimentos metodológicos, apresentamos apenas uma tabela que se refere à categoria *Outcomes*, utilizada por esses autores em seu estudo, relacionada aqui como Tabela 17.7.

Weiller e Mendes[16] mostram que, para o indicador "Taxa de mortalidade por Aids" por 100 mil habitantes, ocorreu um cumprimento das metas em quase todos os anos analisados, com exceção de 2011. Já o "Coeficiente de mortalidade infantil", nos dois primeiros anos, obteve resultados abaixo da meta, com melhora a partir de 2011 e 2012. Os "Coeficientes de

Tabela 17.7 – Relação de indicadores estabelecidos para a categoria *Outcomes* do "Orçamento por Desempenho", segundo despesas por subfunção de São Bernardo do Campo, de 2006 a 2012, conforme estudo de Weiller e Mendes[16]

		2006	2007		2008		2009		2010		2011		2012	
Subfunção	Indicador	A[2]	P[1]	A[2]	P[1]	A[2]	P[1]	A[2]	P[1]	A[2]	P[1]	A[2]	P[1]	A[2]
302- Assistência Hospitalar e Ambulatorial	Taxa de letalidade por febre hemorrágica de dengue	-	-	-	0	0	0	0	0	0	0	0	0	0
303- Suporte Profilático e Terapêutico	Taxa de mortalidade por AIDS	5,58	6	0	3,1	0	3,1	0	1	0	1,2	3,67	3,3	2
Outras subfunções	Coeficiente de mortalidade infantil	12,5	12,5	12,5	-	-	-	-	-	-	12	10	9,9	9,4
Outras subfunções	Coeficiente de mortalidade neonatal	7,64	7,25	8,08	7,7	7,8	7,7	6,9	-	-	7,45	6,29	-	-
Outras subfunções	Coeficiente de mortalidade neonatal tardia	2,64	2	5,04	4,7	4,2	4,7	6	-	-	4,54	3,74	-	-

[1] Meta proposta

[2] Resultado alcançado

(-) Sem registro

Fonte: SISPACTO – Elaboração própria (Weiller e Mendes)[16]

mortalidade neonatal e neonatal tardia" tiveram, na maioria dos quatro primeiros anos, um desempenho ruim, vindo a apresentar melhores resultados no ano de 2011.

Para completar a avaliação, Weiller e Mendes[16] fazem uma relação importante entre os indicadores e as Despesas segundo a subfunção. Os autores destacam que, a partir de 2010, as despesas com as "outras subfunções" obtêm crescimento considerado, o que pode ter garantido suficiência de recursos para o cumprimento das metas para os indicadores sobre "Coeficiente de mortalidade infantil", "Coeficiente de mortalidade neonatal" e "Coeficiente de mortalidade neonatal tardia", conforme indica a Tabela 17.7.

Weiller e Mendes[16] contribuem de forma importante para concretizar a avaliação por desempenho ao organizarem os vários tipos de indicadores numa matriz que pudesse responder se as políticas públicas de saúde existentes em São Bernardo do Campo geraram, de fato, melhora das condições de vida da população.

Nessa perspectiva, considera-se fundamental ressaltar que os gestores públicos devem se preocupar, fundamentalmente, com a melhor elaboração dos instrumentos orçamentários – PPA, LDO e LOA – para possibilitar o uso da ferramenta "Orçamento por Desempenho". Somente desse modo será possível enfrentar o desafio de se utilizar essa nova ferramenta, possibilitando ampliar a avaliação da gestão dos recursos do SUS, por meio da avaliação por desempenho.

Referências Bibliográficas

1. Mendes A. Tempos turbulentos na saúde pública brasileira: impasses do financiamento no capitalismo financeirizado. São Paulo: Hucitec, 2012. 170p.
2. Mendes A, Funcia F. O SUS e seu financiamento. In: Marques R, Piola SF; Roa AC (orgs). Sistema de Saúde no Brasil: organização e financiamento. Rio de Janeiro: Abres; Brasília: Ministério da Saúde, Departamento de Economia da Saúde, Investimentos e Desenvolvimento; OPAS/OMS no Brasil, 2016. 260p.
3. BRASIL. Lei complementar nº 141, de 13 de janeiro de 2012. Regulamenta o parágrafo 3º da Constituição Federal para dispor sobre os valores mínimos a serem aplicados anualmente pela União, estados, Distrito Federal e municípios em ações e serviços públicos de saúde; estabelece critérios de rateio dos recursos de transferências para a saúde e outras providências. Diário Oficial da União, Brasília, 16 jan. 2012. Disponível em: http://www.planalto.gov.br/ccivil_03/leis/LCP/Lcp141.htm. Acesso em: 6 out. 2014.
4. Teixeira HV, Teixeira MG. Financiamento da saúde pública no Brasil: a experiência do Siops. Ciência & Saúde Coletiva, vol.8, n.2, 2003, pp. 379-391.
5. Mendes AN. Financiamento, gasto e gestão do Sistema Único de Saúde (SUS): a gestão descentralizada semiplena e plena do Sistema municipal no Estado de São Paulo (1995-2001). (Tese de Doutorado em Economia). Campinas: SP, 2005.
6. Mendes A (coord). Financiamento e gasto do Sistema Único de Saúde (SUS) realizados pelos municípios da Região Metropolitana de São Paulo 2002 a 2008. Observatório de Saúde da Região Metropolitana de São Paulo, São Paulo: FUNDAP, 2010.
7. Mendes A. Estudo de viabilidade econômico-financeira dos municípios. São Paulo: Secretaria de Estado da Saúde, Projeto de fortalecimento da gestão estadual da saúde de São Paulo. C.E. nº: 3051/OC-BR, Produtos 1, 2 e 3, 2014/2015.
8. Mendes A, Marques RM, Leite MG, Tubone M. Financiamento da Saúde: análise dos gastos estaduais e municipais do Estado de São Paulo. Brasília, DF: IPEA, Relatório de Pesquisa, Projeto BRA 97/03, 1999. Mimeografado.
9. Piola S, Vianna S. Regionalização dos gastos federais com saúde: desigualdades na distribuição espacial dos recursos. Brasília, DF: Ministério da Saúde; São Paulo: Fundap, Projeto Análise da Regionalização dos Gastos Federais em Saúde, no Brasil e no Estdo de São Paulo, 2002.
10. BRASIL. Ministério de Orçamento e Gestão. Portaria no 42, de 14 de abril de 1999. Atualiza a discriminação da despesa por funções de que tratam o inciso I do § 1o do art. 2o e § 2o do art. 80, ambos da Lei no 4.320, de 17 de março de 1964... Diário Oficial [da] República Federativa do Brasil, Brasília, DF, 15 abr. 1999. Disponível em: <http://www3.tesouro.gov.br/legislacao/download/contabilidade/portaria42.pdf>. Acesso em: 26 jun. 2016.

11. BRASIL. Lei complementar nº 101, de 4 de maio de 2000. Estabelece normas de finanças públicas voltadas para a responsabilidade na gestão fiscal e dá outras providências. Diário Oficial [da] República Federativa do Brasil, Poder Executivo, Brasília, DF, 5 maio 2000. p. 1. Disponível em: <http://www.planalto.gov.br/ccivil_03/leis/LCP/Lcp101.htm>. Acesso em: 26 jun. 2016.

12. BRASIL. Ministério da Saúde. Portaria no 2.023, de 6 de novembro de 1996. Dispõe sobre a NOB 01/96 Norma Operacional Básica do SUS. Diário Oficial [da] República Federativa do Brasil, Poder Executivo, Brasília, DF, 6 nov. 1996. Disponível em: <http://bvsms.saude.gov.br/bvs/saudelegis/gm/1996/prt2203_05_11_1996.html>. Acesso em: 8 jun. 2016.

13. Mendes NA, Santos SBS. Aperfeiçoamento em administração orçamentária e financeira governamental - Administração Orçamentária e Financeira Governamental. São Paulo: Escola Fazendária do Estado de São Paulo, set 2001. 64p.

14. BRASIL. Ministério da Saúde. Manual de planejamento no SUS/Ministério da Saúde, Fundação Oswaldo Cruz. – Brasília: Ministério da Saúde, 2015. 136p: – (Série Articulação Interfederativa; v. 4).

15. Robinson M. Orçamento por Desempenho (OD): modelos de orçamento por resultado e fatores chaves. São Paulo, 2008. Disponível em: <http://www.fazenda.sp.gov.br/seminario_orcamento%5C0112%5Cpainel3_0112_Marc_Robinson.pdf>. Acesso em: 20 fev. 2013.

16. Organization for Economic Co-Operation And Development. Performance budgeting in OECD countries. Paris: OECD, 2007. Disponível em: <http://www.planejamento.gov.br/secretarias/upload/Arquivos/seges/arquivos/ocde2011/oecd_performance_countries.pdf>. Acesso em: 20 jul. 2016.

17. Weiller JAB, Mendes A. O orçamento por desempenho como ferramenta para gestão e avaliação da política de saúde no município de São Bernardo do Campo, no período 2006 a 2012. Saúde em Debate, v. 40, p. 36-52, 2016.

18. Nóbrega M. Orçamento, eficiência e performance budget. In: Scaff FF, Conti JM. (org). Orçamentos públicos e direito financeiro. São Paulo: Revista dos Tribunais, 2011.

19. BRASIL. Ministério da Saúde. Gabinete do Ministro. Portaria n° 399, de 22 de fevereiro de 2006. Divulga o Pacto pela Saúde 2006 – Consolidação do SUS e aprova as Diretrizes Operacionais do Referido Pacto. Diário Oficial [da] União, Brasília, DF, 22 fev. 2006. Disponível em: <http://portal2.saude.gov.br/saudelegis/LEG_NORMA_PESQ_CONSULTA.CFM>. Acesso em: 22 fev. 2013.

D

Definição dos atributos essenciais e derivativos da APS e tipos de informação para medição, 104

Desafio da construção de modelos avaliativos de redes de atenção: um relato de experiência, O, 53
  percorrendo o caminho de construção, 55
  potencial do modelo, 59

Descrição e fundamentação de cada dimensão na literatura, 58

Dica, 5-6
  dados simples, 5
  métodos mistos, 6

Dimensões das redes de saúde, 59

Direção do gasto do SUS, segundo percentual das despesas, 208-209
  por categoria econômica, A, 208
  por subfunção, A, 209

E

Esquema, 19, 81, 189
  das abordagens quantitativa e qualitativa especificando respectivos dados e sentidos, 81
  de ramos: estrutura de uma realidade complexa, 189
  visual de um programa de saúde, 19

Estrutura e movimento, 57

Etapas para a elaboração de uma teoria da ação (teoria do programa), 16

Exemplo de matriz avaliativa, 21

F

Funções integradas da gestão orçamentária-financeira, 212

I

Indicador, 191-194
  da composição dos custos com saúde bucal, 193
  da relação restauração-extração, 194
  de acesso à assistência odontológica, 194
  de cobertura de ações coletivas (AC), 193
  de custo do atendimento odontológico, 192
  de horas do cirurgião dentista na assistência, 192
  de priorização da saúde bucal na assistência ambulatorial, 191
  de priorização da saúde bucal nos demais programas e políticas, 191
  de utilização da capacidade instalada, 192
  de utilização da capacidade instalada, 194

Indicadores, 45, 210
  de centros de atenção psicossociais tipo III, 45
  do SIOPS sobre o padrão do financiamento e gasto de um município "X", 210

M

Magnitude do gasto do SUS realizado pelo município de São Bernardo do Campo, A, 207

Matriz, 57, 164
  de análise da literatura, 57
  síntese de levantamento e análise da base empírica, 164

Meta-avaliação: processo reflexivo ou *checklist*?, 63
  considerações finais como síntese, 68
  metodologia da avaliação participativa: a prática com os gestores, 64
  processo de meta-avaliação, O, 66

Modelo, 84, 195
  de registro de atividades da assistência odontológica, 195